DUMM KICKT GUT

Ingo Froböse / Peter Großmann

INGO FROBÖSE   PETER GROSSMANN

DUMM KICKT GUT

UND 44
ANDERE
SPORT-
IRRTÜMER

mit Illustrationen von Peter Frommann

LÜBBE EHRENWIRTH

Lübbe Ehrenwirth in der Bastei Lübbe GmbH & Co. KG
Originalausgabe

Copyright © 2010 by Bastei Lübbe GmbH & Co. KG, Köln

Textredaktion: Angela Kuepper, München
Umschlaggestaltung: Christin Wilhelm
Einband-/Umschlagmotiv: © shutterstock/svetlin rusev
Illustrationen: Peter Frommann, Köln
Gestaltung: Sabine Pflitsch (probsteibooks), Köln
Gesetzt aus der Scala Sans
Druck und Einband: GGP Media GmbH, Pößneck

Printed in Germany
ISBN 978-3-431-03817-0

5   4   3   2   1

Sie finden uns im Internet unter: www.luebbe.de
Bitte beachten Sie auch: www.lesejury.de

INHALTSVERZEICHNIS

Vorwort...8

SPORT IST MORD

1. »No sports, please«.................................11
2. Sport muss wehtun...................................17
3. Auf Asphalt laufen schadet den Gelenken...............23
4. Sportunfälle kosten Unsummen.................29
5. Nach dem Essen schwimmt man nicht.................35
6. Geräteturnen ist schlecht für Kinder.......................41
Top-Mythen zu Vitamin C....................................47

GESUND DURCH SPORT?

7. Sport macht glücklich...................................49
8. Sportler sind seltener krank....................57
9. Dehnen verringert die Verletzungsgefahr.................63
10. Outdoorsport ist gesünder als Indoorsport.............69
11. Ausdauertraining ist gesünder
    als Krafttraining...75
12. Nordic Walking schont die Gelenke.................81
13. Radfahren und Schwimmen sind die
    gesündesten Sportarten.............................87
14. Rückenschule beugt Rückenschmerzen vor.............93
15. Alkohol lässt sich durch Sport ausschwitzen.........99
Top-Mythen zu Laktat......................................104

HÖHER! SCHNELLER! WEITER?

16. Je mehr, desto besser 107
17. Nichtraucher haben eine bessere Ausdauer 113
18. Die Fettverbrennung beginnt erst
    nach 30 Minuten 119
19. Wer wenig schwitzt, ist gut trainiert 125
Top-Mythen zu Magnesium und Natrium 130

SPORTLICHE ERNÄHRUNG

20. Wer kräftige Muckis will, braucht viel Eiweiß 133
21. Wer viel trainiert, sollte Nahrungs-
    ergänzungsmittel nehmen 139
22. Fünf kleine Mahlzeiten sind besser als drei
    Hauptmahlzeiten 145
23. Vegetarier sind die schlechteren Sportler 151
24. Pflanzliche Stoffe sind im Sport
    ungefährlich und erlaubt 157
25. Wasser mit Zusätzen steigern die Leistung 163
26. Apfelschorle ist das beste Sportgetränk 169
Top-Mythen zu L-Carnitin 175

WER SCHÖN SEIN WILL, MUSS SPORT TREIBEN

27. Sport macht schlank 177
28. Mit Jogging nimmt man am besten ab 183
29. Sixpack durch Bauchmuskeltraining 189
30. Frauen stehen auf dicke Muckis 195
Top-Mythen zu Kreatin 200

FRAUENSACHE

31. Sport verhindert Cellulite 203
32. Schwangere dürfen keinen Sport treiben 209
33. Die »unsportlichen Tage« 215
Top-Mythen zu Q10 220

MESSEN IST RELATIV

34. Der Trainingspuls lässt sich errechnen 223
35. Fahrradergometer messen
    die Leistungsfähigkeit..229
Top-Mythen zu Koffein...233

KEINE AUSREDEN!

36. Spazierengehen bringt nichts...................................235
37. Männer sind im Sport leistungsfähiger
    als Frauen 243
38. Im Alter Sport nur noch im Schongang...................249
39. Sex macht Sportler schlapp 255
40. Kopfbälle und Boxen machen dumm 261
Top-Mythen zu Cholesterin 265

DIE TOP-5-FUSSBALLMYTHEN

41. Dumm kickt gut..267
42. Das Spiel steckt in den Knochen 275
43. Im Fußball gilt der Heimvorteil 279
44. Der Gefoulte soll nie selber schießen......................285
45. Trainerentlassungen retten
    vor dem Abstieg 291
Top-Mythen zu freien Radikalen.....................................296

Register..298

VORWORT

Was ist wahr, was ist falsch? Die Frage ist auch im Sport ein zentrales Thema. Und häufig genug gibt es überraschende Antworten – schon was die Antike betrifft. Denken wir über diese Zeit nach, fallen uns als sportlich interessierte Menschen die Olympischen Spiele im alten Griechenland ein.

»Ach wie schön«, werden Sie sagen, »da waren die Spiele wahrhaftig noch Spiele, reine Amateure strebten nach dem Motto ›Dabei sein ist alles‹ rein und edel dem olympischen Glück entgegen.« Aber dies ist leider falsch! Ein olympischer Irrtum sozusagen. Denn schon damals gab es Zeiten, da kämpften ausschließlich Berufssportler um den Kranz aus Zweigen des Olivenbaums, tranken und aßen im Trainingslager alles, was die antike Dopingapotheke so hergab (Details wollen Sie nicht wirklich wissen), um Erster zu werden. Etwas anderes wollte nämlich damals keiner. Von wegen guter Vierter! Sieger erstrahlten im Glanz, Verlierer waren schon nach der Ziellinie vergessen. So viel zur guten alten Zeit.

Sie sehen, es gibt auch im Sport immer wieder Dinge, die wir zu wissen meinen, die aber einer Nachprüfung nicht standhalten. Und wer am Küchentisch zu Hause nicht nur einmal darüber diskutieren musste, dass man Spinat nicht aufwärmen sollte (doch, das darf man), der merkt genau: Im Laufe der Zeit schleichen sich hier und da Überlieferungen und Halbwahrheiten ein, die der Realität nicht entsprechen. Irrtümer, die oft keine wissenschaftliche Grundlage haben, begleiten auch unser sportliches Leben. Genau das soll dieses Buch aufzeigen. Denn die Dinge ändern sich ständig, und viele von uns weigern sich hartnäckig, das anzuerkennen. Es ist natürlich auch schwierig, sich vorzustellen, dass Fußballer im Trainingslager plötzlich Ethikvorlesungen eines Philosophieprofessors lauschen, wo wir doch annehmen, dass der durchschnittliche Fußballer eher ein schlichtes Gemüt hat, dass also dumm gut kickt. Aber des Fußballers Intellekt scheint sich ebenso gewandelt zu haben wie zahlreiche andere Erkenntnisse in Training und Wissenschaft.

Dieses Buch hat sich zum Ziel gesetzt, einige Mythen des Sports zu entlarven, sodass Sie mit gutem Gewissen demnächst in den Clinch mit denjenigen gehen können, die immer noch behaupten, der richtige Trainingspuls lasse sich errechnen, weil es so schön viele Formeln dafür gibt. Oder dass man Alkohol mit Sport »ausschwitzen« kann. Oder dass einem das Spiel vom letzten Sonntag hartnäckig »in den Knochen« steckt. Alles Irrtümer!

Das glauben Sie nicht?

Dieses Buch wird Sie in die Lage versetzen, nicht nur beim nächsten sportlichen Meeting für Aufklärung zu sorgen.

Viele Dinge stehen oftmals in einem anderen Licht, wenn man sie entspannt von der Seitenlinie betrachtet, quasi von der Trainerbank aus. Der sieht ja bekanntlich mehr als die Spieler.

Lassen Sie sich also auf unsere Wahrheit ein. Wir freuen uns darüber!

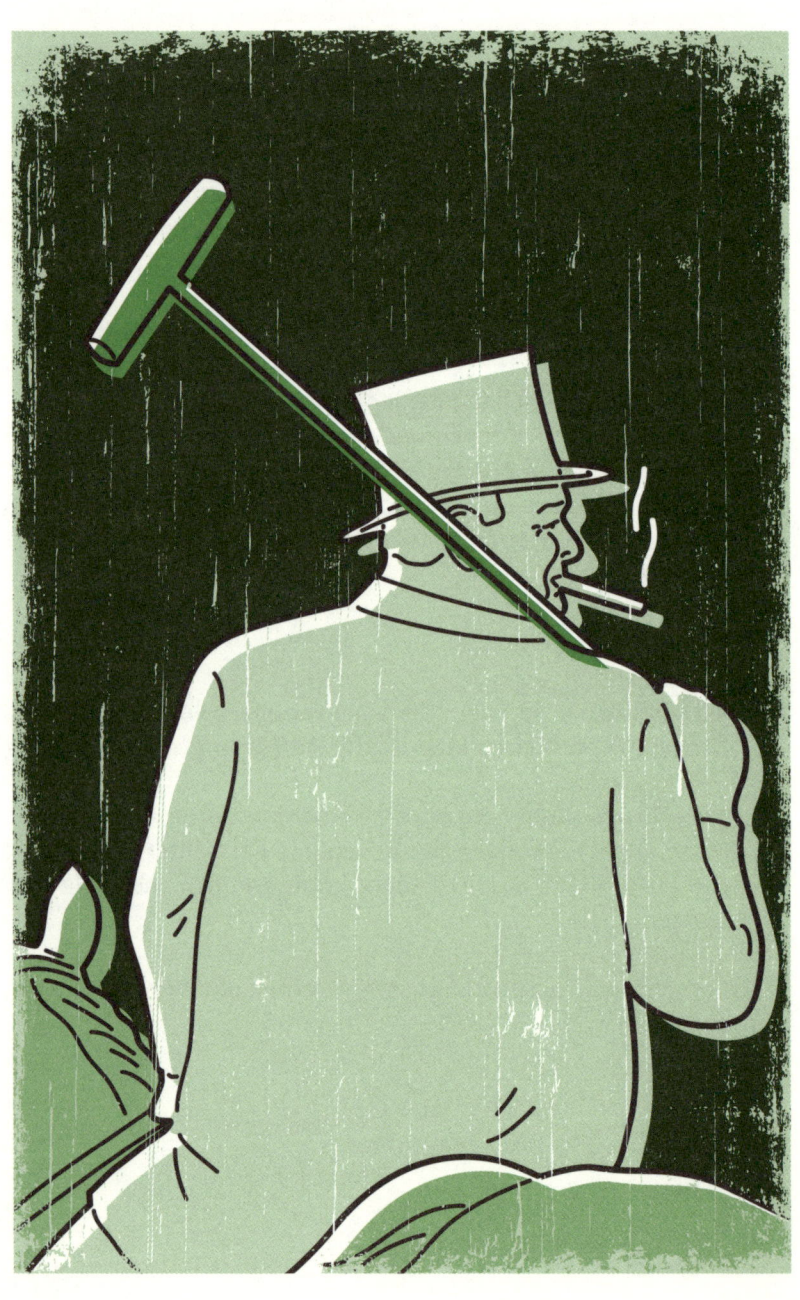

1. »NO SPORTS, PLEASE«

? *Wann immer Sportmuffel ein Argument finden wollen, warum sie sich aber nun rein gar nicht bewegen wollen, mag ein großer englischer Staatsmann eine bedeutende Rolle spielen. Denn Sir Winston Leonard Spencer Churchill, geboren am 30. November 1874 in Woodstock und gestorben am 24. Januar 1965 in London, gilt nicht nur als bedeutendster britischer Staatsmann des 20. Jahrhunderts, war zweimal Premierminister, Minister des Inneren und der Finanzen, führte Großbritannien durch den Zweiten Weltkrieg und tat sich als Autor politischer und historischer Werke hervor, für die er 1953 den Nobelpreis für Literatur erhielt: Nein, Winston Churchill kann als der Urvater allgemeiner Unsportlichkeit betrachtet werden. Für alle Sportgegner schafft sein oben erwähntes Zitat eine Art Absolution für das Lungern auf Stühlen und Sofas. Diese Antwort,»No Sports« nämlich, soll der Staatsmann einmal auf die Frage nach seinem Patentrezept für ein hohes und gesundes Alter gegeben haben.*
Richtig so. Mann kann nämlich auch ohne Sport alt werden.

Schon mal vorab: Einen gesunden Geist scheint Winston Churchill in jedem Fall gehabt zu haben. Denn zusammen mit diesem Ausspruch und der Tatsache, dass sich der in der Endphase seines Lebens äußerst leibesfüllige Politiker gern auf Roastbeef, Pudding und Whisky stürzte und dabei nicht nur die eine, sondern auch die andere Zigarre anzündete, ergibt sich das stimmige Bild eines Genussmenschen, der in seinen 91 Lebensjahren zumindest auf dem Herd nichts anbrennen ließ. Vergleichbar heute nur noch mit Helmut

Schmidt, für den das Abbrennen von Nikotinstangen bei gleichzeitigem Referieren über die Welt eine Einheit bildet und von dem man schwerlich annehmen kann, dass der Sport in seinem Leben eine wesentliche Rolle gespielt hat. Auch Schmidt liebt eher das Feingeistige, genau wie Churchill. Allerdings gerät das stimmige Bild sofort ins Wanken, wenn man zum Beispiel erfährt, dass es an der Helmut-Schmidt-Universität in Hamburg einen Verein zur Förderung von Sport gibt. Hätten Sie das gedacht? Ähnlich verhält es sich mit Churchill. Denn der vermeintliche Anti-Sportler hat in seiner Jugend vielfältige sportliche Erfahrungen vorzuweisen. So war er Reiter, Fechter und Schütze, gewann mit seiner Schule sogar Schwimmmeisterschaften und machte sich als Polo-Spieler verdient. Er ging sportlich gesehen keinem Risiko aus dem Weg und stellte sich furchtlos im Boxring seinen Konkurrenten. Kenner der politischen Szene Englands sehen hierin die Begründung für Churchills meisterliche Bewährung beim verbalen Schlagabtausch in Parlamentsdebatten. Beim Reiten ritt er ohne Zügel, Sattel und Steigbügel, stieg vom trabenden Pferd auf und ab. Kein Wunder also, dass er noch als über Siebzigjähriger querfeldein an Fuchsjagden teilnahm. Die frühe Ausdauerschulung sorgte anscheinend für eine außergewöhnliche Kondition Churchills, ein völlig ausgefüllter Achtzehn-Stunden-Tag war in seinem Politikerdasein nicht die Ausnahme, sondern die Regel. So ist es nicht verwunderlich, dass sich der Ausspruch »No Sports« in den Büchern Winston Churchills nicht finden lässt und im Churchill Center in Washington dessen Echtheit entschieden angezweifelt wird. Es existieren keine hinreichenden Belege, dass das Zitat überhaupt vom legendären Staatsmann stammt. Unabhängig davon wurde am vermutlich wenig echten Ausspruch noch ordentlich herumgefeilt. Denn manche behaupten, das Original laute sogar: »No sports, only Whisky«, in Anlehnung an Churchills Nähe zum goldgelb schimmernden Rachenputzer. Aber auch dieses kurze Zitat scheint so gar nicht passend zum ansonsten sprachlich versierten und ausschweifenden

Staatenlenker. So sagte er zum Beispiel bei anderen Gelegen-
heiten:

*»Ein leidenschaftlicher Raucher, der immer
von der Gefahr des Rauchens für die Gesundheit liest,
hört in den meisten Fällen auf – zu lesen.«*

*»Man soll dem Leib etwas Gutes bieten,
damit die Seele Lust hat, darin zu wohnen.«*

*»Die Kunst ist, einmal mehr aufzustehen,
als man umgeworfen wird.«*

So einer, das müssen Sie selbst anerkennen, sagt nicht einfach nur:»No Sports!« Und als wolle er diejenigen, die sich
mithilfe seines Zitats jeglicher Körperertüchtigung verwei-
gern, schon mal vorab bestrafen, betonte Churchill (zwar
wenig zitiert, aber dennoch verbrieft):

*»Keine Stunde, die man mit Sport verbringt,
ist verloren.«*

So können diejenigen nun einen schönen verbalen Return
landen, wenn der Aufschlag mit der Wucht angeblicher
Churchill'scher Verweigerung daherkommt.

Und wo wir gerade schon mal dabei sind: Auch manch andere Sprichwörter sind nicht von Churchill, wie etwa der dem
Staatsmann immer wieder angedichtete Ausspruch »Sport
ist Mord«. Der stammt nicht im Entferntesten von dem
Nobelpreisträger, sondern ist, wie sagt man so schön,
»sprichwörtlicher Volksmund unbekannter Herkunft«. Genau
wie das ebenfalls hier und da von Bewegungsverweigerern
zitierte »Turnen füllt Urnen«. Klingt lustig, stimmt aber natürlich nicht. Denn wie so oft werden hier die Ausnahmen argu-
mentativ zur Regel gemacht, jeder sportliche Todesfall als

Beweis für die Schädlichkeit von Bewegung aufgeführt. In der Regel aber verhält es sich anders. Es wird nämlich geschätzt, dass bei 100.000 Sport treibenden Männern mittleren Alters jährlich nur ganze sechs Todesfälle nach sportlicher Aktivität vorkommen. Das Risiko ist hier im Übrigen für Menschen, die überwiegend sitzender Tätigkeit nachgehen und relativ untrainiert sind, höher als bei denen, die sich täglich bewegen oder auch nur moderat trainieren. Im Gegensatz zu den sechs Todesfällen werden durch Sport die durch Herz-Kreislauf-Erkrankungen bedingten Todesfälle signifikant gesenkt. In einer Gruppe von 10.000 Menschen lassen sich 30 retten, wenn sie Sport treiben. Und das ist kein Wunder. Denn schließlich sinkt durch Sport der Blutdruck, das Herz wird trainiert, die Sauerstoffversorgung des Körpers wird verbessert. So gesehen also ist eher kein Sport Mord und füllt kein Turnen die Urnen.

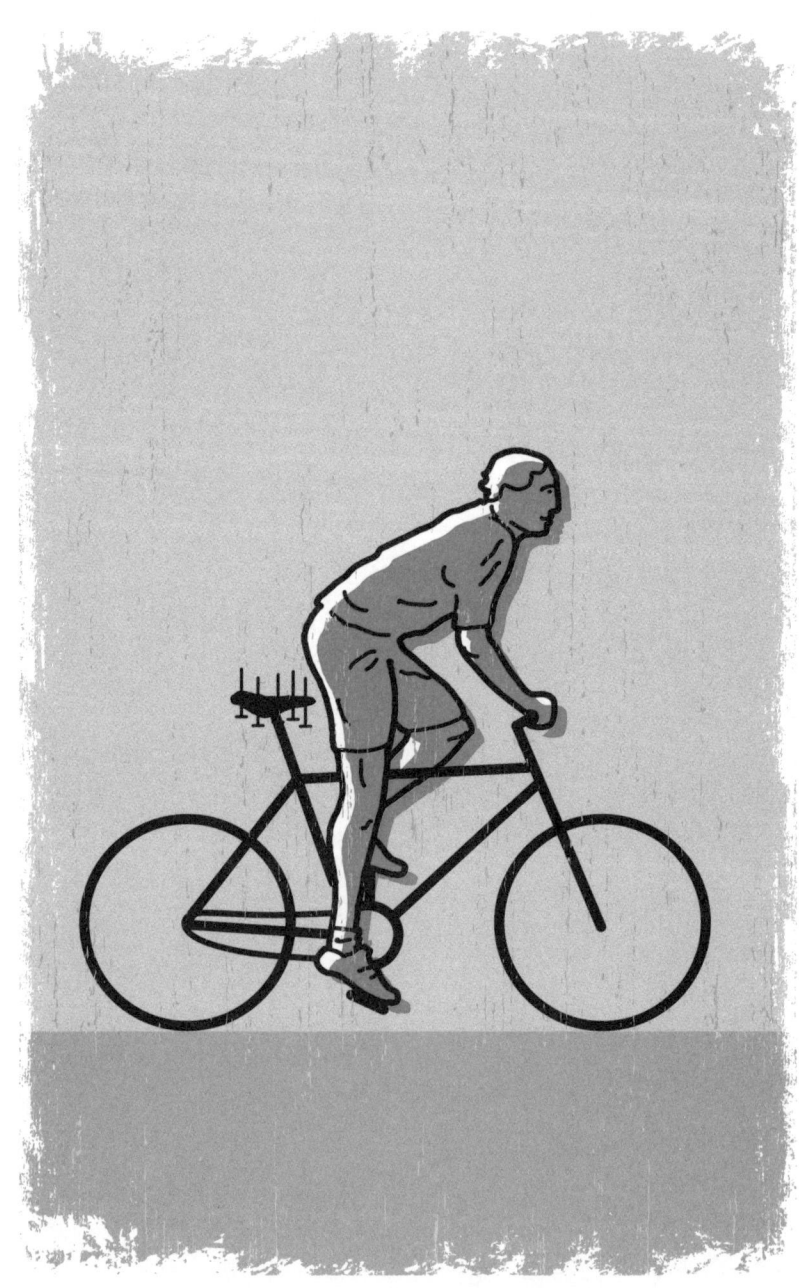

2. SPORT MUSS WEHTUN

? *Leistungssportler weisen uns den Weg, wie etwa Charles Barkley, eine Basketball-Ikone aus den USA, der bekannt war für seine Unfreundlichkeit auf dem Spielfeld. So wenig nett er gegenüber seinen Konkurrenten war, so hart war er jedoch auch gegen sich selbst. In einem Interview mit dem Nachrichtenmagazin DER SPIEGEL erklärte Sportsfreund Barkley:* »*Sport heißt Schmerz. Ich habe immer Schmerzen ... Solange ich bezahlt werde, habe ich das zu ertragen – wer mit Schmerz aussetzt, kann kein Profi sein.*«
Ein ganzer Kerl also, genau wie Fußballer, die sich fit gespritzt auf dem Spielfeld tummeln, oder Radfahrer, denen man – ob mit Doping oder ohne – die Schmerzen in fast allen Körperteilen beim Erkämpfen der Bergankunft deutlich ansieht. Leistungsbereit sein heißt also auch bereit sein für den Schmerz. Und was für den Spitzensportler gilt, sollte auch für den Freizeitsportler ein Vorbild sein. Schließlich soll unsere Quälerei in unserer Freizeit zu etwas führen. Und wenn es wehtut, weiß man: Erst jetzt ist man ein richtiger Athlet!

Sportler jeder Sportart treiben ihre oft schon geschundenen Körper an ihre Grenzen oder besser gesagt, fast immer darüber hinaus. Hierbei werden selbst beim gut trainierten Spitzensportler meist sämtliche Stoffwechselsysteme des Körpers überlastet, doch wie im Fall von Charles Barkley werden Verletzungen berufsbegleitend akzeptiert. Die meisten von uns werden für ihren Sport aber nicht mit Millionengehältern belohnt, nicht ständig medizinisch betreut, haben keine Psychologen und Ernährungsberater an der Seite. Dennoch verhalten wir uns genau wie die Top-Athleten. Wir ignorieren die eigentlich gut funktionierenden Warnsysteme des Körpers, unter anderem den Schmerz. Möglich, dass – wie die Psychologin Cora Besser-Siegmund vermutet – viele dieser Schmerzsportler schon in der Schule vom Sportlehrer bis an die Schmerzgrenze trainiert wurden. Vielleicht ist unser Um- und Arbeitsfeld auch zu langweilig, und der Schmerz signalisiert uns: Hurra, wir leben noch! Oder sind die Aua-Junkies womöglich ihrem Körper so weit entfremdet, dass es die einzige Chance ist, ihn zu spüren, wenn es wehtut. Antworten auf das Warum gibt es genug. Insgesamt aber ist diese Art der Sportgestaltung eines nicht: gesund! Sport nämlich sollte nicht nur Körper und Geist fördern, sondern vor allem zu jeder Zeit Spaß machen. Nur wenn die körperliche Belastung auch gut bewältigt werden kann, wird Spaß am Sport auftreten und vor allem bleiben, weiß Prof. Gernot Bartke aus Potsdam. Die Grenzen der Belastbarkeit sind dann erreicht, wenn der gesamte Organismus oder Teile davon das aktuelle Anpassungspotenzial an die Belastung erreicht oder überschritten haben. In dieser Situation werden Schutzmechanismen wirksam. Die ersten sind Schmerzsignale. Und auf sie reagiert zunächst die Muskulatur. Fehl- und Überbelastungen der Muskulatur sind die Ursachen für die meisten Verletzungen im Sport. Das gilt auch für den Freizeitsportler, wobei viele unfähig sind, die eigenen Grenzen zu erkennen, und sich so permanent überfordern. Das Gefährliche hierbei: Anscheinend macht bei den Freizeitathleten, nicht wie beim Profi das Geld oder der Erfolg, eher die Erschöpfung süchtig – ein weiteres Warnsignal für falsch verstandene sportliche Aktivität. So haben Untersuchungen gezeigt, dass einige Hobbysportler trotz jahrelangen Trainings keine besseren gesundheitlichen Werte hatten als Untrainierte. Die Erklärung liegt auf der Hand: falsches und nicht dem Leistungsniveau, sondern dem eigenen Empfinden angepasstes Training. Das Ziel, eine bessere Gesundheit nämlich, wird durch ein falsch verstandenes Leistungsprinzip eindeutig verpasst.

Aber bleiben wir zunächst beim Schmerz. Der tritt bei Freizeitsportlern oft in Form eines Muskelkaters auf, zumeist bei Untrainierten oder bei all denen, die ihre Fähigkeit überschätzt haben. Er ist ein Zeichen dafür, dass die Muskeln akut überlastet sind. Ermüdet die Muskulatur, dann zerreißen kleinste Eiweißstrukturen, aus denen Muskelfasern gebildet werden. Muskelkater ist also das Ergebnis von winzigen Verletzungen und Zerreißungen von Gewebe, was zwangsläufig zu Schmerzen führt. Um diese Miniverletzungen zu reparieren, reagiert der Organismus mit einer lokalen Entzündung an den verletzten Stellen. Dadurch erhöht sich die Durchblutung, das zerrissene Material wird abgebaut und abtransportiert, neues geliefert. Die Steigerung der Durchblutung und damit einhergehend eine Steigerung der Stoffwechselaktivität ist notwendig, damit »Wunden« schnell repariert werden können. »Der Schmerz, den man spürt, ist auf die Freisetzung von Entzündungsstoffen im Muskel zurückzuführen,« sagt Hans-Joachim Appell von der Deutschen Sporthochschule Köln. Diese Entzündungsstoffe entstammen Zellen, die aufgrund der Mikroverletzungen verzögert in den Muskel einwandern. Daher spüre man den Muskelkater erst Stunden später beziehungsweise am nächsten Tag. Es gebe bisher kein Mittel, so Appell, was die Dauer des Muskelkaters verkürzt. Wärme und Sauna verschaffen Linderung, weil die Durchblutung angeregt wird. Leichte Bewegung kann die Heilung ebenfalls unterstützen. Dann nimmt man den »Kater« während der Bewegung möglicherweise weniger wahr, auch wenn er anschließend wieder unvermindert zu spüren ist. Der Muskelkater als Schmerzsymptom ist fast immer das Anzeichen eines falschen oder ungewohnten Trainings, kann also eigentlich vermieden werden. In den meisten Fällen hat man seine persönlichen Belastungsgrenzen auf jeden Fall überschritten.

Der Muskelkater ist meist harmlos, im Gegensatz zu vielen anderen Überlastungssymptomen, die man als Schmerz wahrnehmen kann. Diese können den ganzen Körper und nicht nur Bänder, Sehnen und Gelenke betreffen. Überlastung lässt sich nur vermeiden, wenn beim regelmäßigen Training ein gesundes Mittelmaß an Bewegung angestrebt wird, was sich auch auf regelmäßige Erholungsphasen bezieht. Fallen die flach, ist die Motivation so hoch wie die Trainingsreize, wird der Sport zum Stress, kommen zum Schmerz vermutlich dann irgendwann Schlafstörungen, Appetitlosigkeit, Gereiztheit und eine erhöhte Herzfrequenz in Ruhe hinzu. Das nennt man dann Übertrainingssyndrom; dies ist ein chronisches Missverhältnis zwischen hohen Anforderungen im Training und einem verhältnismäßig geringen Leistungsvermögen beziehungsweise geringer Belastbarkeit. Berufliche und private Konflikte können die Symptome verstärken. Vor Problemen »davonzulaufen« ist also keine Lösung, sondern führt eher zu einer Verschlimmerung zumindest der körperlichen Symptomatik. Die einzige Lösung: der Entzug, die Pause, das kontrollierte Nichtstun – für den stressgeplagten Hobbyrekordjäger sicher eine neue, aber notwendige Erfahrung. Eine zuverlässige Diagnose des Übertrainingssymptoms ist zwar eher schwierig, aber für den Freizeitsportler hat die eigene Empfindung einen wichtigen Erkenntniswert. Habe ich Spaß beim Sport, keine bis wenig Schmerzen, bin ich nachher ausgeruht und fühle mich fit, dann bin ich sicher auf dem richtigen Weg und trainiere innerhalb meines persönlichen Leistungsvermögens. Dies sollte der Maßstab sein. Dann bleibt Sport gesund. Und das sollte er sein. Sport also kann ab und an, muss aber nicht wehtun!

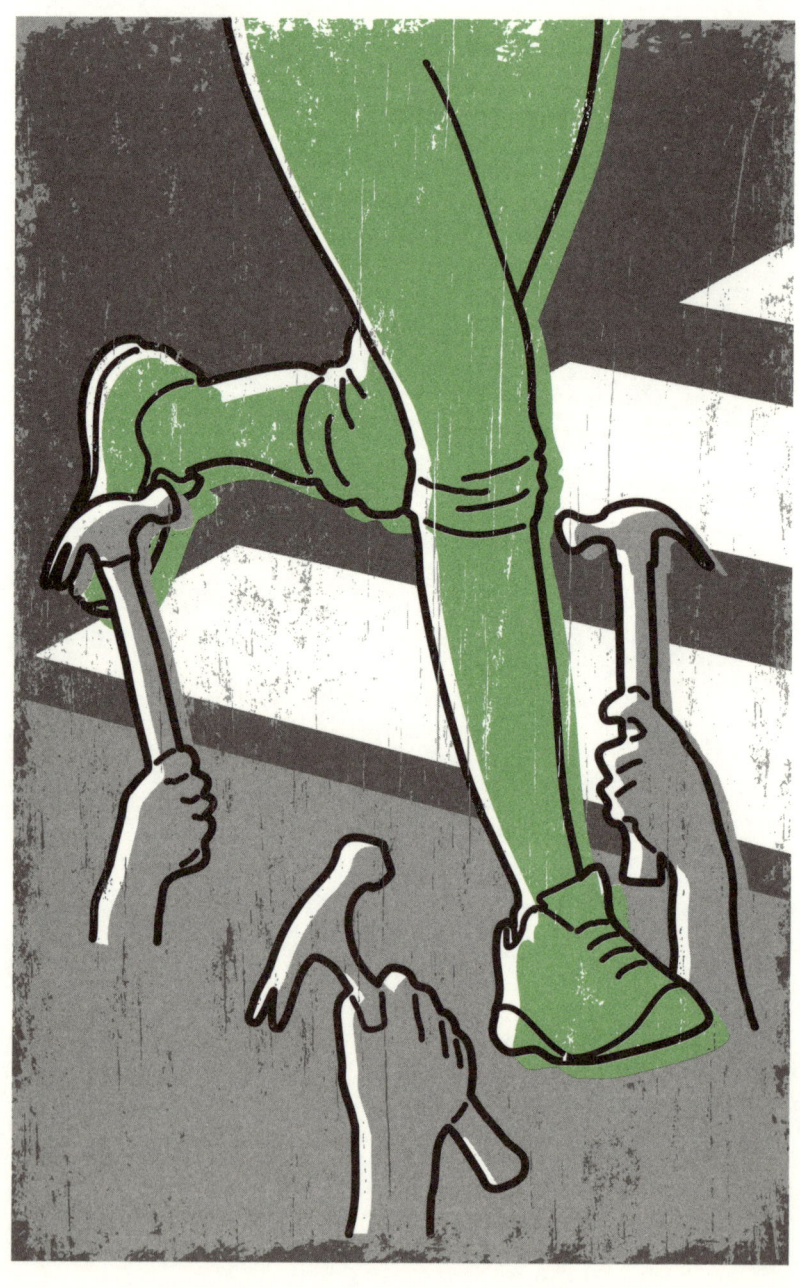

3. AUF ASPHALT LAUFEN SCHADET DEN GELENKEN

Erinnern Sie sich noch? 1960 in Rom, Marathonlauf – einer der Höhepunkte bei den Olympischen Spielen. Da stand doch wahrhaftig ein Läufer namens Abebe Bikila am Start und hatte keine Schuhe an, da diese so abgelaufen waren, dass er lieber ganz auf sein Schuhwerk verzichtete und stattdessen so lief, wie er es aus seinen Trainingseinheiten gewöhnt war: barfuß. Und das über die 41,25 Kilometer lange Strecke durch die Straßen Roms. Wie sollten das nur seine Gelenke überstehen? Aber das Seltsame war – er gewann auch noch.

Seine Gelenke müssten wir uns heute einmal anschauen können. Denn glauben wir der Laufschuh-Industrie, so kommt nur der bestgedämpfte Schuh der höheren Preisklassen infrage, und auf Asphalt zu laufen ist sowieso Gift. Sieht man sich die Verkaufsstrategien genauer an, so wird schnell klar, dass es den Sportschuhfabrikanten kaum an Ideen mangelt. Egal ob Gelkissen, Pronations- oder Supinationsstützen, spezielle Schaumgummis, Luftkammern oder Ähnliches – es sind scheinbar kaum Grenzen gesetzt, wenn es darum geht, jegliche Belastungen von den Gelenken zu nehmen. Denn, so wird uns erzählt, je weicher die Bodenbeschaffenheit und je ausgeprägter die Dämpfung des Laufschuhs, desto weniger lauert die Gefahr einer Gelenküberlastung.

Asphaltläufer klagen in Wirklichkeit nur sehr selten und wenn, dann vereinzelt über Probleme mit ihren Gelenken.

Bisher gibt es keine einzige wissenschaftliche Studie, die belegen konnte, dass Asphaltlaufen den Gelenken schadet. Ganz im Gegenteil zeigt sich, dass Läufer viel belastbarere Gelenke haben als Nichtläufer. Warum sonst könnten Spitzenläufer mit »ungedämpften Schuhen« tagein, tagaus auf Asphalt laufen, ohne Schaden zu nehmen? Läufer besitzen ganz allgemein einen viel dickeren Knorpelschutz für ihre Knochen als Nichtsportler. Denn Knorpel wird ausschließlich durch den regelmäßigen Wechsel zwischen Belastung und Entlastung durchwalkt und auf diese Weise mit ausreichenden Nährstoffen versorgt, da er nicht wie etwa unsere Knochen von Blutgefäßen durchzogen ist. Belastung – egal ob auf Asphalt oder Gras – ist also der Motor für gesunde Gelenke. Voraussetzung ist dabei ein guter Laufstil, der den Knorpel nicht nur partiell, sondern entsprechend seiner Funktion »ganzflächig« beansprucht.

Denn so individuell, wie die anatomischen Besonderheiten unserer Füße mit ihren Knochen, Sehnen, Kapseln und Bändern sind, so unterschiedlich sieht auch unser eigener Laufstil aus. Allein die Bewegungsabfolge beim Aufsetzen und Abrollen des Fußes variiert stark. Hinzu kommen Faktoren wie das Geschlecht, das Körpergewicht und die Körpergröße, die unsere Fußstatik maßgeblich beeinflussen können. Untersuchungen der Uniklinik Tübingen 2006 haben beispielsweise ergeben, dass Frauen im Gegensatz zu Männern einen anderen Laufstil haben und auch beweglicher in ihren Gelenken sowie flexibler in ihrer Muskulatur sind. So zeichnet sich der weibliche Laufstil etwa dadurch aus, dass Frauen während der Laufbewegung stärker in der Hüfte, in den Knien und den Sprunggelenken beugen.

Um eine möglichst natürliche und ökonomische Bewegungsabfolge beim Laufen zu gewährleisten, wird daher anstelle eines besonders gedämpften Schuhs vielmehr ein laufspezifisches, sogenanntes propriozeptives Training empfohlen, wodurch man das reflexartige, situationsangepasste Zusammenspiel zwischen Nervensystem und Muskeln verbessert und der Organismus damit schneller auf verschiedene Reize aus der Fußsohle reagieren kann. Interessanterweise zeigen Untersuchungen, dass ausgerechnet gut gedämpfte Laufschuhe dieses natürliche Zusammenspiel der Fuß- und Beinmuskeln weniger fördern, sondern eher unnötig behindern, da sie die Weiterleitung der Tastsignale unserer Fußsohle verzögern oder sogar verfälschen können. Kommen die Signale zu spät oder verändert in unserem Gehirn an, kann dieses auch keine zeitgerechte Reaktion an unsere Fußmuskeln senden, wie es zum Beispiel beim Reagieren auf eine Bodenunebenheit nötig wäre. Der Fuß wird also nicht ausreichend stabilisiert und neigt eher zum Ein- oder Umknicken.

Auch die Anzahl an Personen mit Achillessehnenbeschwerden scheint durch einen zu hohen Abstand zwischen Ferse und Boden in extrem gedämpften Schuhen, das heißt durch längere »unphysiologische« Hebelarme, sowie durch unruhige, also eher weichere Laufuntergründe weiter zu steigen. Das gleichzeitige Laufen auf weichem Untergrund wird gegenwärtig eher kritisch betrachtet.

Nachdem sich weder Zusammenhänge zwischen Gelenkbeschwerden und verschiedenen Untergründen noch unterschiedlichen Laufgeschwindigkeiten feststellen ließen, spielen nach Angaben der Wissenschaftler eher Faktoren wie Trainingsumfang, Vorerfahrung (bei einem Trainingsalter unter drei Jahren) und vorangehende Verletzungen eine bedeutende Rolle bei Gelenkbeschwerden.

Unabhängig von der Art dieser Beschwerden stellte sich jedoch heraus, dass meist eine schlechte Kraftfähigkeit der gesamten Beinmuskulatur und Koordination der Hüft-, Bein- und Fußmuskeln die Ursache der Probleme darstellt.

TIPP FÜR GESUNDE GELENKE

Möchten Sie Ihren Gelenken daher etwas Gutes tun, laufen Sie nicht nur mit Schuhen auf Straßen- oder Waldwegen, sondern kräftigen Sie Ihre Bein- und Fußmuskulatur, indem Sie zwischendurch des Öfteren mal barfuß gehen. Die taktilen Rezeptoren Ihrer Fußsohle können so ständig auf direktem Wege kleinste Winkelveränderungen Ihrer Gelenke an Ihr Gehirn weiterleiten, worauf sofort eine schnelle und andauernde Korrektur über die zuständigen Muskeln in Gang gesetzt wird. Um noch gezielter und schneller auf unerwartete Bodengegebenheiten reagieren zu können, stellen Sie sich einfach ab und zu barfuß auf einen instabilen Untergrund. Das kann eine zusammengerollte Gymnastikmatte, ein mit Luft gefülltes Sitzkissen, ein Kippbrettchen oder auch ein Therapiekreisel sein. Das ständige Ausgleichen des wackeligen Untergrundes wird Ihnen im Alltag helfen, blitzschnelle Reflexbewegungen auszuführen. Sie vermeiden dadurch viele unkontrollierte Stürze, die Sie ansonsten »ins Rudern bringen« könnten. Auch Probleme und Schmerzen im Bereich des Fußgelenks und der Achillessehne können sich auf diese Weise bessern.

Sind die Reflexe der Fuß- und Wadenmuskulatur durch Training gestärkt worden, profitieren besonders Knie- und Hüftgelenk von den Joggingeinheiten. Diese sind Garant dafür, dass die Landung bei jedem Schritt so sanft wie möglich abgefangen wird. Ein besseres Federungssystem als die körpereigenen Muskeln gibt es nämlich nicht. Auch ein noch so gedämpfter Joggingschuh wird niemals in der Lage sein, jeden Schritt so ökonomisch und »rund« abzufedern wie Ihr eigener Körper.

Die passive Dämpfung von Laufschuhen reduziert die Fähigkeiten der aktiven Muskeln und birgt damit eine viel größere Unsicherheit und Instabilität in sich.

Natürlich hilft eine gewisse Dämpfung unseren muskulär »verkümmerten« Industrienationen-Beinen. Allerdings überstehen überzeugte Barfußläufer das tägliche Laufen auch ohne Probleme an den Gelenken.

Denn Gelenke brauchen Bewegung und Belastung, um zu überleben, da Knorpel sich nur ernährt, wenn er auch beansprucht wird.

Also laufen Sie – egal wo!

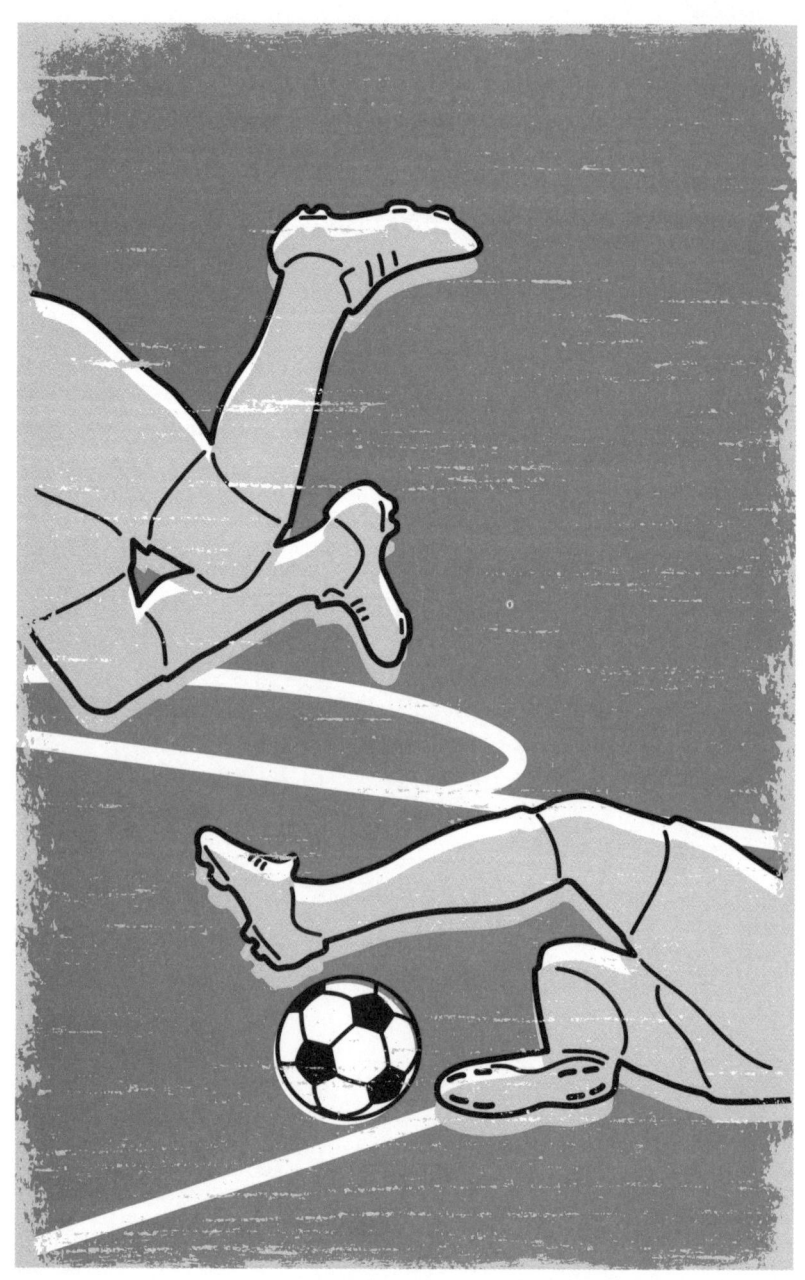

4. SPORTUNFÄLLE KOSTEN UNSUMMEN

Sport ist gesund? Von wegen! Das Vergnügen hat seine klare Kehrseite: die Sportverletzungen. In Deutschland passieren jährlich 1,5 bis 2 Millionen Verletzungen im Breitensport. 1,25 Millionen verletzen sich so schwer, dass sie sogar ärztlich versorgt werden müssen. Das sind mehr als 5 Prozent aller Sporttreibenden in Deutschland! Dabei ereignen sich 53 Prozent (circa 665.000) der Unfälle beim Vereinssport und 47 Prozent (circa 585.000) beim selbst organisierten Sport. Die Liste der meisten Verletzungen (ein Drittel) führt natürlich Fußball an, gefolgt von Skifahren und Inlineskaten. Aber auch bei den vermeintlich harmlosen Ausdauersportarten wie beim Joggen oder Walken kommt es zu Unfällen. Die häufigsten Verletzungen treten auf im Bereich der Sprunggelenke (27 Prozent), der Kniegelenke (18 Prozent) und am Kopf (13 Prozent). Und dann will noch jemand einmal sagen, Sport wäre gesund? Niemals!

»No sports« soll angeblich das Lebensmotto von Winston Churchill gewesen sein – ein falsches Zitat, wie wir eingangs erfahren haben. Dass eine solche Einstellung zudem mittlerweile völlig überholt ist, sollte sich von selbst erklären. Der gesundheitliche Nutzen von Sport wird längst nicht mehr infrage gestellt. Besonders im Bereich der zunehmenden Herz-Kreislauf-Erkrankungen wird immer deutlicher, dass Sport eine wichtige Maßnahme ist, um derartigen Erkrankungen vorzubeugen. Bewegungsmuffel sind erwiesenermaßen viel stärker den sogenannten Zivilisationskrankheiten ausgesetzt wie Diabetes Typ II, Adipositas, Arteriosklerose, Bluthochdruck und einige mehr.

Die Risiken solcher Krankheitsbilder lassen sich durch regelmäßige Bewegung einschränken. Zusätzlich bewirken Bewegung und Sport eine Verbesserung des Wohlbefindens und der Körperwahrnehmung. Darüber hinaus ermöglicht körperliche Aktivität es, bis ins hohe Alter fit zu bleiben. In Hinblick darauf konnte die sportmedizinische Forschung nachweisen, dass es durch ein regelmäßiges körperliches Training möglich ist, »20 Jahre lang 40 Jahre alt zu bleiben«. Sportlich Aktive können, was das biologische Alter angeht, zehn bis 20 Jahre jünger sein als gleichaltrige Nichtsportler.

Leider ist das mögliche Verletzungsrisiko im Sport nicht von der Hand zu weisen. Aber im Vergleich zu anderen Krankheiten verursachen die Sportunfälle nur einen Kostenanteil von circa 1,65 Milliarden Euro. Das entspricht etwa einem Anteil von 0,8 Prozent der Gesamtkosten. Dem gegenüber stehen die ernährungsbedingten Erkrankungen oder Herz-Kreislauf-Problematiken sowie deren Folgen, die fast ein Drittel der Kosten im Gesundheitswesen ausmachen.

Zwar kommt ein Todesfall auf 100.000 Sportler, aber man beachte, dass auf 100.000 Einwohner in Deutschland allein 300 Herzinfarkte jährlich zu rechnen sind. Man spricht etwa von 280.000 Menschen, die jedes Jahr einen Herzinfarkt erleiden, und von über 60.000, die an einem akuten Herzinfarkt sterben. Nicht also der Sport, sondern die durch falsche Ernährung und zu wenig Bewegung begünstigten Herz-Kreislauf-Erkrankungen stellen die größte Gesundheitsgefährdung dar und produzieren enorme Kosten. Noch schlimmer: 25 Milliarden Euro kostet der Rückenschmerz pro Jahr, der primär durch zu wenig Bewegung verursacht wird. All diese Krankheiten können durch Sport jedoch geheilt, gemindert oder vermieden werden.

Auch Fußball vermittelt ein falsches Bild. Er führt in der Unfallstatistik nicht wegen einer besonderen Risikobereitschaft mit rund 125.000 Sportunfällen die Liste an, sondern aufgrund der hohen Mitgliedszahlen im Deutschen Fußballbund von rund 6,3 Millionen Deutschen. So gesehen sprechen wir also von 2 Prozent der deutschen Breitenfußballer, die Verletzungen erleiden.

Mit Blick auf eine Kostensenkung und Vermeidung von Sportunfällen sollte deshalb vermehrt im Bereich Unfallprävention etwas unternommen werden. Unfälle im Sport sind vor allem durch sportartspezifische und individuelle Faktoren geprägt. Allgemein präventive Maßnahmen wie konsequentes Aufwärmen oder Fair Play sind hilfreich, aber nicht ausreichend.

Es gibt von Sportart zu Sportart verschiedene Ursachen für Sportunfälle. Verletzungen treten vor allem dann auf, wenn sich die Sporttreibenden schlecht vorbereitet und unvorsichtig gehandelt haben, wenn sie übereifrig oder mangelhaft ausgerüstet beziehungsweise informiert waren. So kann man als häufigste Unfallursachen Selbstüberschätzung, mangelnde Gefahrenwahrnehmung, Informationsdefizite, fehlende kompetente Anleitung und ungenügende Infrastruktur (Turnhalle, Sportgeräte, Ausrüstung) nennen.

Grundsätzlich muss zudem zwischen Sportarten mit einem hohen Verletzungsrisiko wie Fußball oder Eishockey und Sportarten mit einem geringeren Verletzungsrisiko wie Joggen oder Walken unterschieden werden. Bei diesen Sportarten wird festgestellt, welche Verletzungsschwerpunkte zu finden sind und ob es zum Beispiel eine Abhängigkeit vom Alter gibt, wie unter anderem beim Reiten. Allen Sportaktivitäten liegt die gleiche Vorgehensweise zugrunde. Dazu gehören das Erkennen von Sicherheits- und Risikoelementen, von möglichen Unfallursachen und der kontrollierte Umgang sowie die Vermeidung solcher Ursachen. Alle Beteiligten müssen über Gefahren und Präventionsmaßnahmen kommunizieren, um sich gegenseitig auf diese aufmerksam zu machen.

Des Weiteren ermöglichen die Wahl der Aktivität bei gesundheitsorientierten Bewegungen sowie eine genaue Vorbereitung die Reduzierung des Risikos. Sport verursacht außerdem nicht nur Kosten. Neben dem gesundheitlichen Nutzen bleibt darauf hinzuweisen, dass Sport als wichtiger Wirtschaftsfaktor rund 700.000 Arbeitsplätze bietet und circa 17 Milliarden Euro einbringt. Dimensionen, die mit der Landwirtschaft vergleichbar sind und demnach die unvermeidbaren Kosten rechtfertigen.

FAZIT: Sport lässt durch seine Unfallbilanz Kosten für das Sozialsystem entstehen. Diese scheinen aber vernachlässigbar, wenn man die Kosten anderer Erkrankungen betrachtet, die durch Sport vermieden werden könnten. Ziel sollte es sein, den Sport mit all seinen Vorteilen für die Gesundheit zu nutzen und das mögliche Unfallrisiko zu minimieren. Und da sind die immer wieder zu hörenden Forderungen von Politikern, sogenannte Risikosportarten mit ihren Verletzungen aus dem Sozialkatalog herauszunehmen, wirklich überflüssig. Vielleicht sollen diese auch einmal Sport treiben.

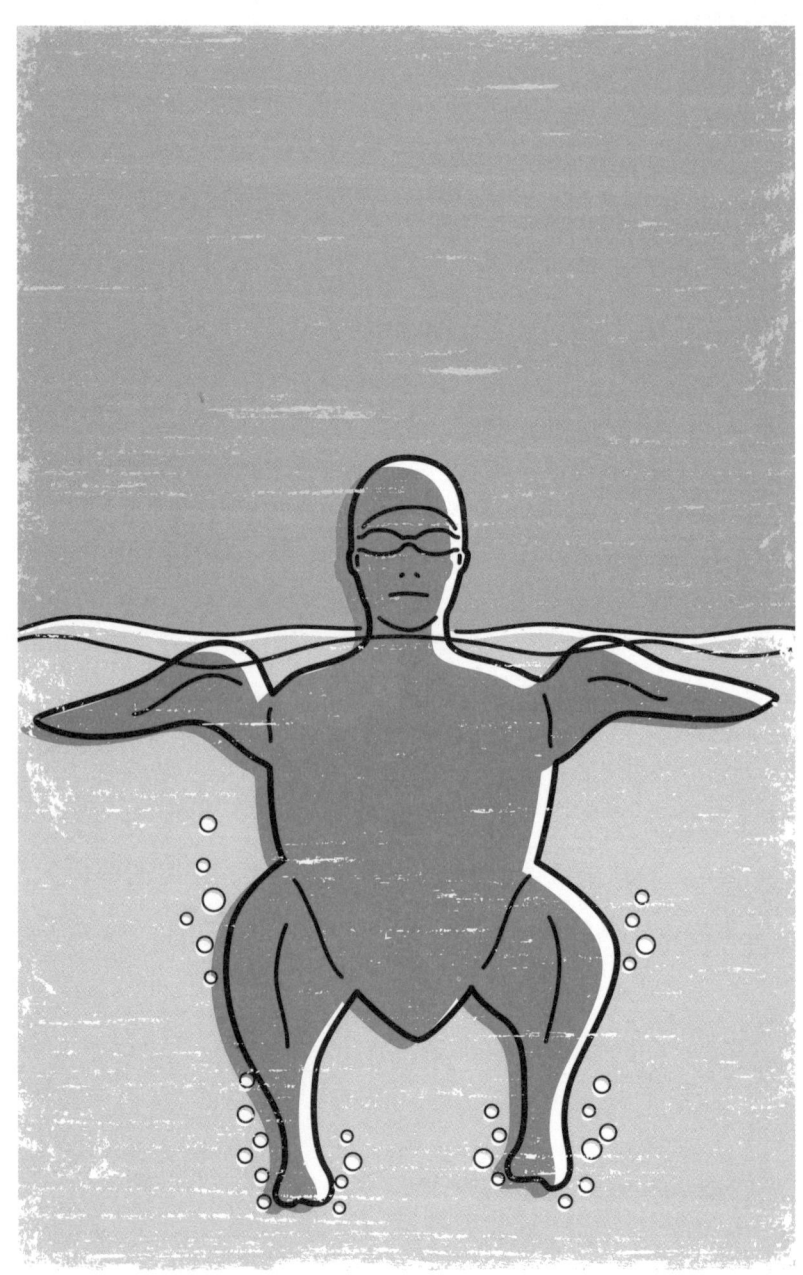

5. NACH DEM ESSEN SCHWIMMT MAN NICHT

? Es ist Sommer. Wenn der ausnahmsweise auch noch schön ist, verbringen viele Familien ihre Freizeit an See und Meer oder im Schwimmbad. Nicht nur haufenweise Unterhaltungsmaterial wird, meist von Papa, in der Regel zum geselligen Spiel an den Ort des Vergnügens geschleppt, sondern auch mindestens eine Kühlbox voller Leckereien, damit man den langen Tag im Vergnügungselement auch ohne großen Verlust an Körperfülle übersteht. Schließlich will eine Familie versorgt werden. Doch das viele und teilweise üppige Essen hat einen großen Nachteil, weil nach der Nahrungsaufnahme im Wasser der Kollaps droht. So jedenfalls haben Generationen von Müttern ihre Kinder gewarnt, denn Essen und Schwimmen vertragen sich nicht. Zwei Stunden Pause sollten also vor dem Sprung ins kühle Nass eingelegt werden, sonst drohen Magenkrämpfe, Ohnmacht und Ertrinkungstod. Schließlich warnt auch die DLRG in ihren Baderegeln: Niemals mit vollem oder ganz leerem Magen baden!

Generell muss man sich Frage stellen, was man unter einer Mahlzeit und unter Schwimmen versteht. So macht es einen erheblichen Unterschied, ob wir einen Apfel, ein paar Süßigkeiten oder vielleicht auch eine kleine Portion Pommes vor dem Sprung ins in Deutschland meist kühle Nass zu uns nehmen oder ob es eine üppige, fettreiche Mahlzeit war, die uns pappsatt macht. Und: Wollen wir eigentlich nur ein bisschen planschen oder wirklich »richtig schwimmen«?

Ist der Magen nämlich voll, so wird der Körper in der Regel müde und träge. Das Blut verzieht sich aufgrund eines Arbeitsauftrags in den Bauchraum, die Verdauung ist das vorrangige Ziel, der Stoffwechsel auf »Wegmachen« programmiert. Wer jetzt plant, von Rügen nach Fehmarn zu schwimmen, sollte sich das noch mal überlegen. Denn schließlich wird das Blut bei solch einer Leistung nicht zur Verdauung, sondern in den Muskeln gebraucht. Außerdem entzieht das Wasser dem Körper Wärme, die in den Extremitäten benötigt wird, weil die am schnellsten auskühlen. Ist der Bauch jetzt richtig voll, gibt es einen Konflikt zwischen den konkurrierenden Systemen. Die Folge: Weniger Verdauung lässt einem das Essen länger und subjektiv »schwer« im Magen liegen. Dieser Effekt kann unterstützt werden durch den Wasserdruck, der bei gefülltem Magen den Bauchraum eindrückt und damit die Speise nach oben drückt. Sie können sich selbst ausmalen, was das im schlimmsten Fall zur Folge haben könnte. Zusätzlich ist durch eine »optimale« Füllung das Zwerchfell Richtung Lunge verschoben, eine vertiefte Atmung wird so verhindert. Rekorde aufzustellen scheint bei solchen Bedingungen wirklich schwierig, auch wenn Sie einen hochmodernen Schwimmanzug tragen. Ebenfalls scheint es keinerlei Verbindung zwischen Schwimmen und Magenkrämpfen zu geben. Der amerikanische Sportarzt Arthur Steinhaus hat dies schon im Jahr 1961 untersucht. Das Ergebnis: Selbst Hochleistungssportler gönnten sich damals manchmal eine deftige Mahlzeit, bevor sie ins Becken sprangen, und keiner der Befragten hat je einen Magenkrampf beim Schwimmen erlebt. Ist der Magen hingegen leer, können Hunger und sportliche Leistungen einen Zuckerschock auslösen, der auch im Wasser gefährlich werden mag.

Sollten Sie also »richtig« schwimmen wollen, so haben Sie dazu nach der großen Mahlzeit wahrscheinlich sowieso keine Lust, weil die Leistungskraft Sie vorübergehend verlässt. Geht es aber nur ums Planschen, auch bei Kindern, steht dem Aufenthalt im Wasser nach einer Mahlzeit eigentlich nichts im Wege. Es sei denn, Sie leiden unter einer Herz-Kreislauf-Erkrankung. Dann kann die Doppelbelastung im Wasser im Ausnahmefall zu Blutleere im Hirn und zu Muskelschwäche führen. Das Risiko sollten Sie als verantwortungsbewusster Badegast aber selber gut einschätzen können. Ansonsten viel Spaß im Wasser, und überhaupt: Die größere Gefahr beim Baden sind sowieso die Selbstüberschätzung und der Leichtsinn.

Eine aktuelle Befragung in den USA hat ergeben, dass jeder Fünfte in den Swimmingpool pinkelt. 35 Prozent der Befragten gaben außerdem zu, vor dem Schwimmen nicht zu duschen. Das amerikanische Water Quality & Health Council, ein Gremium von Gesundheitsexperten und Verbraucherberatern, hatte die Umfrage gestartet. Den meisten Amerikanern war außerdem nicht bewusst, dass sie sich in Schwimmbecken durch Keime im Wasser Erkrankungen wie Darm-, Ohr- und Hautinfektionen zuziehen können.

ALLE BADEREGELN IM ÜBERBLICK

1 Mache dich mit den Regeln zur Selbsthilfe
im Wasser für unerwartete Situationen vertraut!

2 Kühle dich ab, ehe du ins Wasser gehst,
und verlasse das Wasser sofort, wenn du frierst!

3 Als Nichtschwimmer nur bis zur Brust
ins Wasser gehen!

4 Nur springen, wenn das Wasser unter dir
tief genug und frei ist!

5 Unbekannte Ufer bergen Gefahren!

6 Meide sumpfige und pflanzen-
durchwachsene Gewässer!

7 Schifffahrtswege, Buhnen, Schleusen,
Brückenpfeiler und Wehre sind
keine Schwimm- und Badezonen!

8 Bei Gewitter ist Baden lebensgefährlich!

9 Überschätze im freien Gewässer
nicht Kraft und Können!

10 Luftmatratze, Autoschlauch und Gummitiere
sind im Wasser gefährliches Spielzeug!

11 Schwimmen und Baden an der See ist
mit besonderen Gefahren verbunden!

12 Nimm Rücksicht auf andere Badende,
besonders auf Kinder!

13 Verunreinige das Wasser nicht und
verhalte dich hygienisch!

14 Ziehe nach dem Baden das Badezeug aus
und trockne dich ab!

15 Meide zu intensive Sonnenbäder!

16 Rufe nie um Hilfe, wenn du nicht
wirklich in Gefahr bist,
aber hilf anderen, wenn Hilfe nottut!

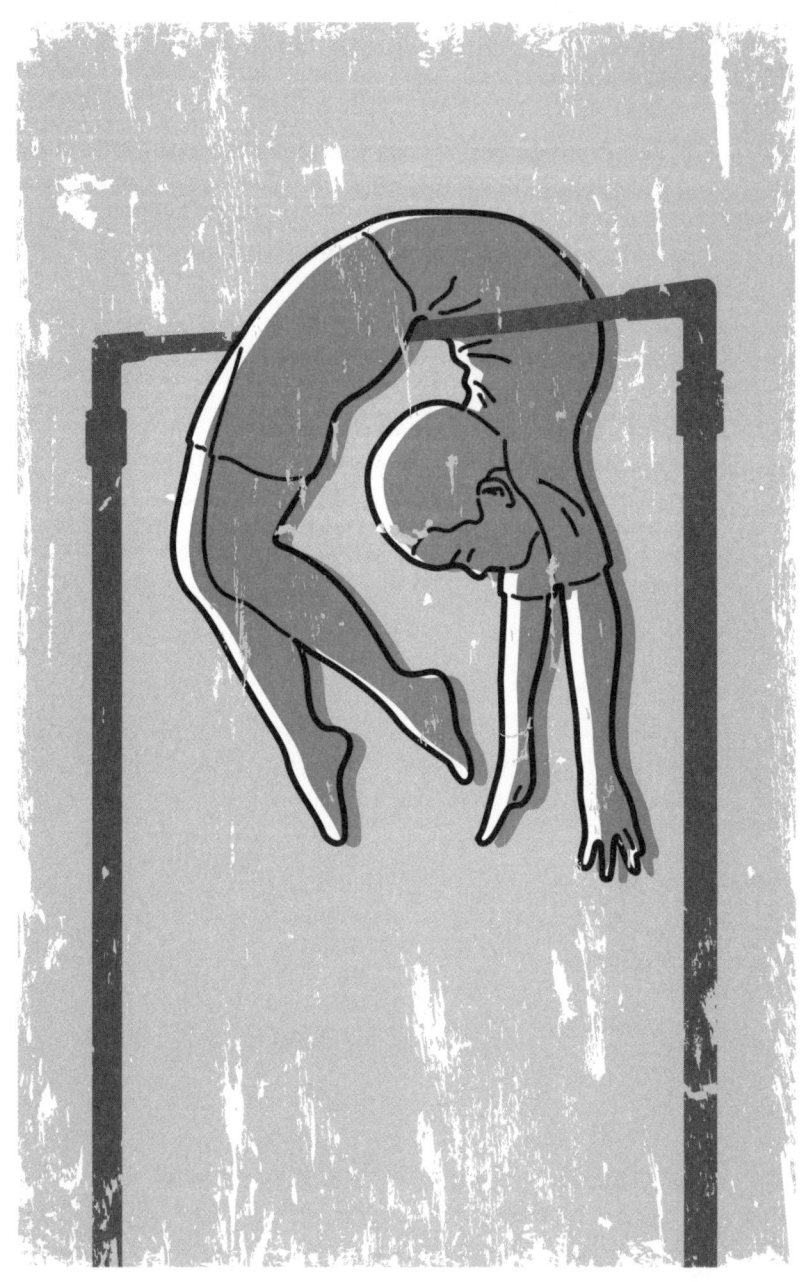

6. GERÄTE-TURNEN IST SCHLECHT FÜR KINDER

? *Kleine Mädchen und Jungen an Barren, Ringen, Reck oder Schwebebalken lassen Schlimmes erahnen. Sie führen Bewegungen aus, die kaum begreiflich sind, und wirbeln durch die Luft. Das klappt doch nur, wenn schon früh begonnen wird. Beim Geräteturnen werden Kinder regelrecht gequält: stundenlange Trainingseinheiten pro Woche, ständiges, extremes »Verbiegen« der Wirbelsäule, strenger Tonfall und wenig Einfühlungsvermögen der Trainer sowie viel zu massive Krafttrainingselemente für das zarte Knochengerüst der Kinder. Wir kennen die Bilder aus China, wo diese kinderfeindlichen Trainingsmethoden mehr als bekannt sind – dort gibt es nur hopp oder top! Egal, was für Folgen das hat. Wenn man es im Turnen zu etwas bringen will, dann muss es einfach so sein. Verbiegen gehört dann zum Alltag!*

Immer weniger Kinder bewegen sich im Alltag und in Sportvereinen, gehen kaum mehr als 900 Meter zu Fuß, werden immer übergewichtiger und schneiden – nicht zuletzt aufgrund der zunehmenden Technisierung und medienorientierten Angebote für Jung & Alt – in Fitness-Tests viel schlechter ab als noch vor einigen Jahren!

Keine Studie würde jemals den »Nutzen« der Bewegung für die gesunde Entwicklung von Kindern widerlegen. Dabei ist es gerade von enormer Wichtigkeit, sich die naturgegebenen motorischen Eigenreflexe der Kinder zunutze zu machen

beziehungsweise diese zu fördern. Bestimmte Bewegungsgrundmuster sollen durch häufige Wiederholungen und
Übungen eingeübt werden, bis sie im Gehirn abgespeichert
und irgendwann als automatisch abgerufene Bewegungs-
handlungen ausgeführt werden können. Zu diesen elemen-
taren Bewegungsgrundmustern zählen vor allem:

Greifen, Ziehen, Drücken, Beugen und Strecken des Rumpfes,
Heben und Drehen des Kopfes und der Gliedmaßen, Gehen,
Laufen, Springen, Purzeln, Rollen, Tragen, Schieben, Drehen,
Steigen, Klettern, Rutschen, Schwingen, Werfen, Schlagen,
Schaukeln, Hangeln und vieles mehr. So lernen Kinder sich
zu bewegen. All diese Grundfertigkeiten sind in bestimmten
Bewegungsfolgen des Turnens verankert und natürlich auch
sinnvoll, da sie auch im Alltag vorkommen und bewältigt
werden müssen. Turnen als Entwicklungsstätte menschlicher
Motorik – nicht umsonst sind gerade die kleinen Turner auch
im Alter noch echte Bewegungstalente.

Natürlich wäre es wünschenswert, wenn unsere Kinder diese
Bewegungserfahrungen inmitten der Natur sammeln könnten, aber bieten unsere Großstädte noch genügend Gelegen-
heiten und Flächen zum Erlernen einer solchen Bewegungs-
vielfalt? Nicht alle haben ständig die Möglichkeit, ins Grüne
auszuweichen, um Böschungen als schiefe Ebenen zum Her-
unterpurzeln zu entdecken, Bäume zum Klettern oder Gräben
zum Drüberspringen ausfindig zu machen. Auch ein eigener
Garten und/oder die Förderung durch die Eltern steht nicht
allen Kindern gleichermaßen zur Verfügung.

In Turnvereinen oder auch im Schulsport besteht daher eine
Vielzahl von Möglichkeiten, diese Erfahrungen »künstlich«
zu erlernen. Durch vielfältige Materialien können spielerisch
alltagsbezogene Bewegungen wie etwa das Steigen (Sprossenwand, Bank), Klettern (Tau, Kletterstangen), Springen (zum
Beispiel von Kästen auf Weichböden) und Hängen (Reck,

Sprossenwand, Ringe) auf einfache Weise erarbeitet werden. Nicht zuletzt ebnen turnerische Grundfähigkeiten den Kindern auch den Weg für das Erlernen vieler späterer Sportarten, wie etwa Windsurfen, Skifahren, Klettern, Inlineskating oder Skateboardfahren, denn kein anderer Sport deckt so viele verschiedene koordinative Elemente ab wie das Turnen.

Die Rumpfkräftigung wurde lange – gerade bezogen auf Kinder und Jugendliche – aufgrund fehlender Hormone und der Angst vor Überlastung als nutzlos und gefährlich verschrien. Mittlerweile konnte dies aber eindeutig widerlegt werden, sofern das Training korrekt betreut und altersgerecht durchgeführt wird. Das heißt, Kinder werden keinem Krafttraining wie Bodybuilding, Weight lifting oder Power lifting unterzogen, sondern sie arbeiten vielmehr mithilfe des eigenen Körpergewichts, mit speziellen Hilfsmitteln, Widerstandsbändern, mit Zusatzgewichten oder eben an Turngeräten. Oberstes Ziel im Kindesalter ist es, die Anzahl der Wiederholungen und später erst die Höhe des Widerstandes kontinuierlich zu steigern. Damit soll erreicht werden, dass eine Kraftübung möglichst lange (Kraftausdauer) und mit möglichst viel Kraft überwunden werden kann.

Laut einer amerikanischen Studie aus dem Jahr 2006 weiß man heute, dass Krafttraining mit präpubertären Kindern nicht zu einem Anstieg der Muskelmasse beziehungsweise des Muskelquerschnitts führt. Trotz dieser fehlenden Anpassung an die Kräftigungsreize ist es wahrscheinlich, dass sich die Funktion innerhalb des Muskels verbessert, wie zum Beispiel die sogenannte intramuskuläre Koordination. Hierbei wird das Zusammenspiel zwischen Nervensystem und Muskeln innerhalb eines gezielten Bewegungsablaufs gefördert. Je mehr Fasern bestimmter Muskeln vom Gehirn gleichzeitig aktiviert werden können, desto höher fällt die Kraftleistung aus. Auch wenn bisher nur sehr wenige Studien an Kindern vorliegen, so zeigte sich jedoch bei allen, dass die Kräftigung der Muskulatur einen positiven Einfluss auf die Knochendichte hat und damit zur Stabilität und zum Wachstum des Knochens beiträgt. Daneben hilft Turnen, Haltungsschwächen entgegenzuwirken, welche vor allem Kinder und Jugendliche aufweisen, die viel Zeit vor dem Fernseher oder Computer verbringen. Unter einer gestörten Wahrnehmung des eigenen Körpers (Propriozeption) leiden in Deutschland immerhin rund 40 Prozent der Kinder zwischen sechs und 17 Jahren. So gelingt es ihnen nicht einmal, den eigenen Körper im Stehen aufrecht zu halten.

Die Beweglichkeit ist im Kindesalter (bis zum zehnten Lebensjahr) sehr gut ausgeprägt. Turnen unterstützt diese Fähigkeit, um sie bis in ein hohes Alter erhalten zu können. Nur im Leistungsbereich wird ein zusätzliches betontes Beweglichkeitstraining durchgeführt und kann damit unter Umständen in einen Wachstumsschub fallen, in dem die Belastbarkeit des Wachstumsknorpels vermindert ist. Daher sollten während dieser Zeit keine übermäßigen Torsions- und Biegebelastungen vor allem auf die Wirbelsäule ausgeübt werden. Wird zudem eine übergroße Beweglichkeit in Verbindung mit Anzeichen einer Haltungsschwäche festgestellt, sind bestimmte Bewegungen wie das Strecken der Wirbelsäule nach hinten (wie etwa beim Bogengang) zu vermeiden, da der sogenannte passive Bewegungsapparat dann zu schwach ausgeprägt ist (Sehnen, Bänder und Muskeln sind zwar elastischer, der Knochenbau ist jedoch weniger druck- und biegefest). Da generell die Muskeln und damit auch die Kraft in der Pubertät zunehmen, die Beweglichkeit aber abnimmt, helfen turnerische Elemente dabei, eine gesunde, größtmögliche Beweglichkeit bis ins hohe Alter aufrechtzuerhalten.

Auch was koordinative Fähigkeiten anbelangt, bietet das Turnen im Kindesalter so manche Vorteile. Der ständige Wechsel von Muskelspannung und -entspannung, das damit verbundene Erlernen der Wechselwirkung zwischen inneren und äußeren Kräften und die erforderliche Orientierung über die Körperlage im Raum bei unterschiedlichen Bewegungsrichtungen und Geschwindigkeiten fördern in hohem Maße die Konzentrations- und Koordinationsfähigkeit der Kinder. So verbessert das Balancieren über Bänke und Schwebebalken die Gleichgewichtsfähigkeit, wohingegen die bestimmte zeitliche Abfolge einer Bewegung (wie zum Beispiel bei einer Rolle rückwärts durch den Handstand) oder auch das Abstimmen einer Bewegung auf Musik insbesondere die sogenannte Rhythmisierungsfähigkeit der Kinder schult.

Aber auch die sozialen und kognitiven Komponenten kommen beim Turnen keinesfalls zu kurz. Die Turner müssen sich alle neuen Bewegungen geistig vergegenwärtigen, das heißt einen Bewegungsplan der jeweiligen Übung erstellen, diesen dann in Bewegung umsetzen und bis zum endgültigen Gelingen mehrmals wiederholen, um ihn zu überarbeiten und dann in seiner »Bestform« im Gehirn abspeichern zu können. Während die neuen Bewegungen erarbeitet werden, müssen die Kinder oft gegenseitig Hilfe und Unterstützung leisten, wodurch sie sich ein Verantwortungsbewusstsein gegenüber Mitmenschen aneignen. Auch die Motivation des Trainers und der Eltern spielt eine nicht zu unterschätzende Rolle: Sie helfen den Kindern, Selbstsicherheit und Selbstbewusstsein zu gewinnen und damit ihre eigene Persönlichkeit zu entwickeln.

FAZIT: Wie bei allen anderen Sportarten gilt auch hier der Grundsatz: Auf die richtige Dosis kommt es an! Wenn Turnen im Jugendalter wohl dosiert ist, ergeben sich für Kinder ausschließlich positive Effekte für ihre gesunde körperliche wie auch seelische Entwicklung! Geräteturnen bietet hervorragende Möglichkeiten, motorische Fähigkeiten zu entwickeln – oft mehr als jede andere Sportart.

AUSDAUERLEISTUNG ZEHNJÄHRIGER GRUNDSCHÜLER

Zurückgelegte Distanz in einem Sechs-Minuten-Lauf

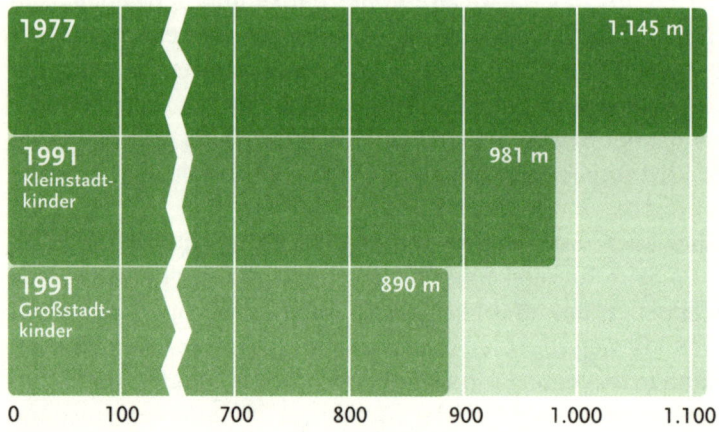

1977 — 1.145 m

1991 Kleinstadtkinder — 981 m

1991 Großstadtkinder — 890 m

0 — 100 — 700 — 800 — 900 — 1.000 — 1.100

Abb.: Das Nachlassen der Leistungsfähigkeit der Kinder in den letzten 20 Jahren

TOP-MYTHEN ZU VITAMIN C

Das Kölner Institut für Qualität und Wirtschaftlichkeit im Gesundheitswesen (IQWIG) konnte nach Durchsicht und Auswertung aktueller Studien den Schutzeffekt von Vitamin C bei Erkältungen und Grippe nicht bestätigen.

Auch für Sportler scheint eine übermäßige Vitamin-Zusatzversorgung der Vergangenheit anzugehören. Denn auf die körperliche Leistungsfähigkeit wirkt sich eine Überdosierung allgemein wohl nur dann positiv aus, wenn vorher ein Mangel bestand, und das auch nur so lange, bis das Defizit gedeckt ist. Bei chronischer Überdosierung von Vitaminen können krankhafte Erscheinungen, sogenannte Hypervitaminosen, auftreten. Für Ausdauersportler gibt es noch einen weiteren Grund, mit Vitamin C vorsichtig zu sein. Wissenschaftler der Universität Jena und des Deutschen Instituts für Ernährungsforschung in Potsdam deuten in einer Studie zu Ausdauersport an, dass die gesundheitsfördernde Wirkung von körperlicher Bewegung durch die Einnahme von Vitamin C sogar unterdrückt wird. Der Grund: Vitamin C bekämpft die beim Sport auftretenden freien Radikalen und verhindert so, dass die körpereigene Abwehr gegen diese erst in Gang gesetzt wird. Eine Art Impfeffekt wird verhindert. Außerdem: Eine Studie an 110.000 Männern und Frauen brachte ein ernüchterndes Ergebnis für Pillenfreaks: Anders als Obst und Gemüse senken Vitamin-Präparate das Risiko für Krebs- und Gefäßerkrankungen nicht. Empfohlen hingegen sind viel einfachere und billige Methoden zur Infektabwehr, nämlich:

- In den kalten Monaten öfter die Hände waschen.
- Auf Händeschütteln zur Begrüßung verzichten.
- Benutzte Taschentücher entsorgen.

GESUND DURCH SPORT?

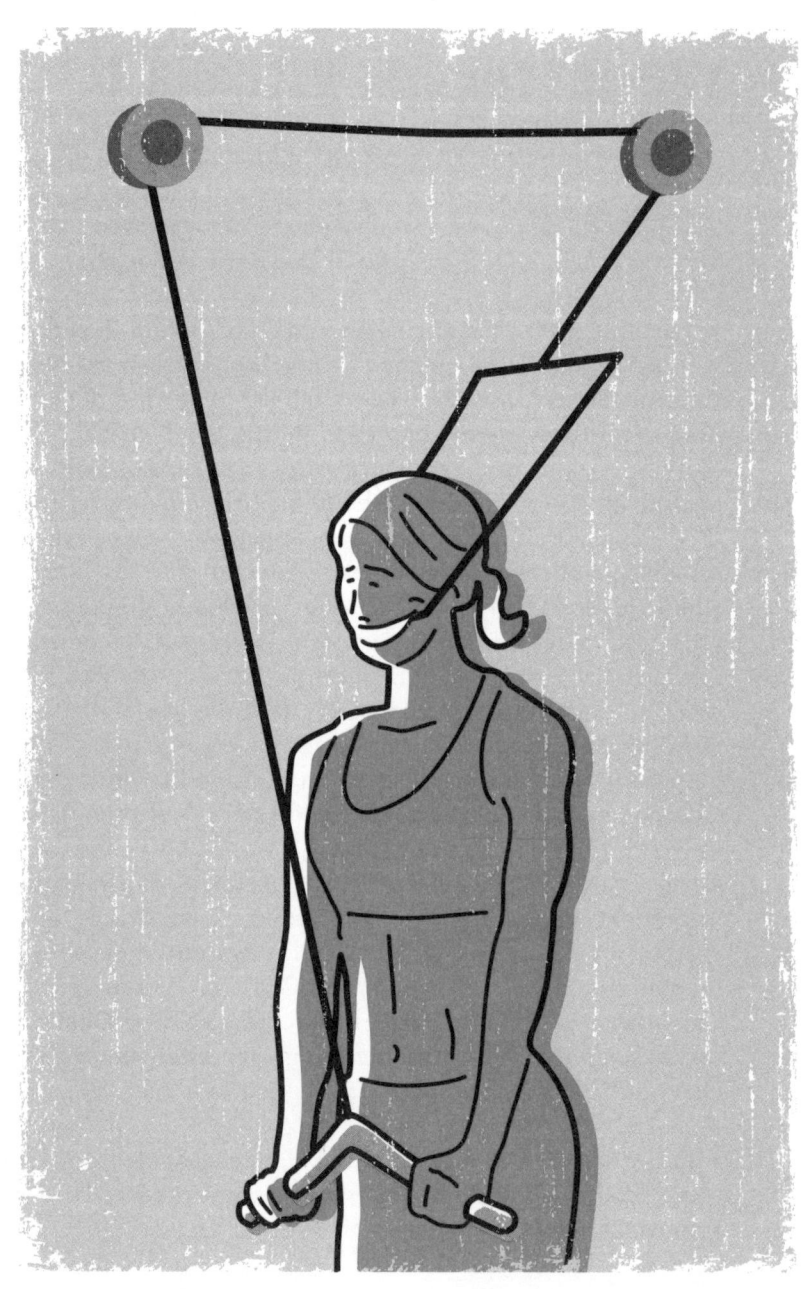

7. SPORT MACHT GLÜCKLICH

? *Im Fitnessstudio bei mir um die Ecke fällt es mir immer wieder auf: Die Sportler sehen alle derart fit, erfolgreich und auch glücklich aus. Gute Laune und strahlendes Aussehen sind an der Tagesordnung. Sport gilt in der Presse mittlerweile als ein echtes Antidepressivum. Ob er nun Abhilfe gegen geistige Antriebsschwäche, Folgen von Berufsstress oder sogar gegen unliebsame Chefs und Arbeitskollegen schaffen soll. Vor allem dem Ausdauersport wird häufig nachgesagt, dass er eine geradezu euphorisierende Wirkung haben soll, da nach einer gewissen Dauer Glückshormone freigesetzt werden würden.*
Daneben finden sich etliche andere Hypothesen, die Sport als einen wahren Gute-Laune-Macher darstellen. Sind das am Ende nur reine Vermutungen, oder wie sieht es denn tatsächlich mit der »Nachhaltigkeit des Glücks« durch Bewegung aus?

Es gibt zahlreiche Tatsachen, die neben den gesundheitsförderlichen Auswirkungen auf das gesamte Herz-Kreislauf- und Stoffwechselsystem dafür sprechen, dass Sport auch auf der psychischen Ebene eine bedeutsame Rolle zu spielen scheint. Allerdings steckt die Forschung diesbezüglich zum Teil noch in den Kinderschuhen, zumal das Gehirn noch lange nicht gänzlich erforscht worden ist. Wir wissen jedoch, dass während des Sports kognitive Veränderungen festgestellt werden können, die sich sowohl auf physischer als auch auf psychischer Ebene messen lassen.

So gilt als erwiesen, dass durch sportliche Aktivität die Sauerstoffversorgung des zentralen Nervensystems und die Durchblutung der Organe verbessert wird, die Stoffwechselintensität und die Empfindlichkeit von Sinnesrezeptoren erhöht wird und auch die Körpertemperatur ansteigt, was zu einer direkten Verbesserung des Wohlbefindens beitragen soll. Besonders der Temperaturanstieg in bestimmten Regionen des menschlichen Gehirns, wie dem Stammhirn, führt offenbar dazu, dass der Betreffende sich entspannter fühlt und sein Muskeltonus gesenkt wird, was sich in der Therapie von Angstpatienten und Depressiven als hilfreich darstellt. In Studien mit überwiegend gesunden Probanden konnte so festgestellt werden, dass körperlich Inaktive doppelt so häufig Depressionen entwickeln wie körperlich Aktive.

ENDORPHIN UND SEROTONIN – DIE GLÜCKSMACHER?

Für Glücksgefühle sind offenbar bestimmte biochemische Stoffe verantwortlich; sie verhelfen dem Sportler zu einer Art Stimmungs-High. Dank aufwendiger Apparatur wird in der Forschung daher immer wieder versucht, neurophysiologische Vorgänge besonders während des Ausdauertrainings im Gehirn sichtbar zu machen, was bislang jedoch nur teilweise oder ausschließlich an Ratten und Mäusen gelingt. Hier könnten »angstmildernde« bzw. »stimmungsaufhellende« Effekte durch sogenannte Endorphine – also vom Körper selbst produzierte Opioide – mehrfach bestätigt werden. Die meisten Untersuchungen weisen allerdings darauf hin, dass die Anstiege der Endorphinkonzentration im Blutplasma entweder nur bei einer intensiven aeroben Belastung von circa 85 Prozent der maximalen Herzfrequenz zustande kommt, bei der die Muskeln trotzdem noch mit ausreichend Sauerstoff versorgt werden, oder aber bei einer anaeroben Ausbelastung, also ohne Sauerstoffzufuhr der Muskeln, wodurch Milchsäure gebildet wird (siehe auch Top-Mythen zu Laktat).

Somit könnte man schlussfolgern, dass die positiven Stimmungssteigerungen nur bei sehr gut trainierten Sportlern sowie bei Menschen auftreten, die eine gewisse Intensität der Belastung über mindestens 30 Minuten aufrechterhalten können.

Andere Forscher gehen davon aus, dass die erhöhten Plasmaspiegel von Endorphinen und anderen innerlich produzierten Opioiden eher zu einer herabgesetzten Schmerzempfindlichkeit während und unmittelbar nach intensiver physischer Belastung führen.

So gewinnt die Veränderung des Serotonin-Spiegels während der Bewegung an Bedeutung. Serotonin wirkt in der aktiven Muskulatur gefäßerweiternd und zieht eine bessere Versorgung nach sich. Ein ausgeglichener oder leicht erhöhter Serotonin-Spiegel wird auch bei Verliebten angenommen und deutet auf Wohlbefinden oder ein Gefühl der Zufriedenheit hin, weshalb das Serotonin häufig auch als »Glückshormon mit antidepressiver Wirkung« bezeichnet wird. Man geht davon aus, dass es durch sportliches Training zu einer Herabregelung der Serotonin-Rezeptoren kommt, was einen angstmindernden Effekt ausübt.

Dennoch kann man bisher trotz dieser Erkenntnisse keine eindeutigen Schlüsse ziehen, was den Einfluss von körperlicher Aktivität auf die Serotonin-Konzentration und weitere chemische Reaktionen im Gehirn anbelangt, da sich die Methodik der wissenschaftlichen Untersuchungen stark voneinander unterscheidet. So ist nicht nur die Art der körperlichen Aktivität von Bedeutung, sondern vor allem auch die Dauer, Häufigkeit und Intensität der körperlichen Beanspruchung (wie etwa das Laufen auf der Ebene oder auf einer Strecke mit Steigungswinkel; kurze oder lange Strecken und vieles mehr), um überhaupt Wirkungen beschreiben zu können.

Daher geht man den Untersuchungen zufolge davon aus, dass eher moderate Ausdauertrainingseinheiten mit ausreichenden Regenerationsmöglichkeiten zu einer Zunahme der zentralen serotonergen Aktivität führen können. Bei längeren Belastungen in mittleren Intensitätsbereichen ist bei Gesunden ebenfalls mit positiven Effekten zu rechnen. Dahingegen kann ein lang anhaltendes intensives Training, das zu geringe Regenerationszeiten beinhaltet, durch eine verstärkte Freisetzung freier Fettsäuren aus dem Fettgewebe einen zu massiven Anstieg von freiem Tryptophan – einer Vorstufe des Serotonins – bewirken. Da scheinbar nur ausgeglichene und leicht erhöhte Serotonin-Spiegel zu einem Glücksgefühl verhelfen, würde eine zu hohe Serotoninbildung dazu führen, dass die zentrale serotonerge Aktivität schließlich durcheinandergerät und sogar stark abnimmt. Bleiben die Überlastungen des Sportlers über mehr als drei Wochen bestehen, kann sich daraus letztendlich ein sogenanntes »Übertrainingssyndrom« entwickeln. Dies äußert sich zum Beispiel in einer beeinträchtigten Befindlichkeit, einem Motivationsverlust und Antriebsstörungen. Das heißt, die körperliche und geistige Leistungsfähigkeit nehmen ab, wohingegen die zentrale Ermüdung zunimmt. Also kommt es auch hierbei maßgeblich auf die richtige Dosis des Trainings an, da körperliche Aktivitäten gleichermaßen Emotionen und Kognitionen verbessern wie auch verschlechtern können. Die Dosis macht das »Gift«.

ABLENKUNG TUT GUT!

Aber hängt unser Glücksgefühl nach dem Sport nur von unserer Biochemie ab? Oder sind auch psychologische, situative und soziale Effekte mit zu berücksichtigen? Ein deutsches Forscherteam hat in diesem Zusammenhang 2007 herausfinden können, dass Entspannungstraining beziehungsweise eine gezielte (klinische) Bewegungstherapie die Stimmung letztendlich genauso positiv beeinflussen wie ein Ausdauertraining.

Einige Personen empfinden es darüber hinaus als sehr stimmungssteigernd und wohltuend, dass sich bei ihnen eine Art Balance zwischen Leistungsanforderung und persönlicher Leistungsfähigkeit eingependelt hat, das sogenannte »Flow«-Erlebnis: Eine Aufgabe, die über der persönlichen Fähigkeit liegt, kann dennoch bewältigt werden, ohne dass die Kontrolle verloren geht.

Aber vielleicht gehören ja Sie selbst zu denjenigen Personen, die vielmehr auf die Ablenkung durch Bewegung ansprechen. Man versucht dies so zu erklären, dass es während einer körperlichen Aktivität zu einer Mehr-Beanspruchung von Informationen und deren Verarbeitung im Gehirn kommt, wodurch andere Stressoren, wie Probleme im Beruf, Familie oder ähnliche belastende Ereignisse, nur bedingt oder auch gar nicht wahrgenommen werden (können). Die daraus resultierende Stressreduktion wirkt sich damit eher indirekt und vor allem nur kurzfristig auf das Anheben der Stimmung aus.

Was allerdings im Gegenzug eine höhere Nachhaltigkeit in puncto »glücklich sein« mit sich bringen kann, bezeichnet man in der Fachsprache auch als Selbstwirksamkeitshypothese. Dadurch, dass man wiederholt erlebt, wie leistungsfähig man tatsächlich sein kann, oder dass man allmählich fitter wird und vielfach neue körperliche Anforderungen meistert, erlangt man nach und nach ein stärkeres Selbstwertgefühl und eventuell sogar die allgemeine Überzeugung, Stresssituationen eigenständig, schneller und einfacher bewältigen zu können. Man spricht hierbei von einer sogenannten Kontrollüberzeugung. Das allgemeine Wohlbefinden kann damit selbst langfristig positiv beeinflusst werden.

FAZIT: Da sich hinter dem Glücksbegriff für jeden von uns etwas anderes verbirgt, kann auch im Sport jeder nur für sich selbst entscheiden, ob allein dieser einen glücklich machen wird oder nicht. Obwohl es noch weiterer Forschungen bedarf,

scheinen jedoch besonders Ausdauersportarten positive biochemische Mechanismen in Gang zu setzen, die bei regelmäßigem Training zum Teil auch überdauernd zu einer höheren »Grundzufriedenheit« beitragen. Denn selbst unser
Immunsystem passt sich positiv an die hormonalen Veränderungen durch moderate körperliche Aktivität an und wird
dadurch langfristig gestärkt.

Ob Sport uns dauerhaft glücklich machen kann, ist neben
der »Dosis« wahrscheinlich am ehesten eine Frage der Psy-
chologie. Denn wer ist nicht stolz darauf und glücklich darüber, sich nach und nach leistungsfähiger und ausgeglichener
in Alltag und Freizeit zu fühlen? Sport kann also, muss aber
nicht glücklich machen.

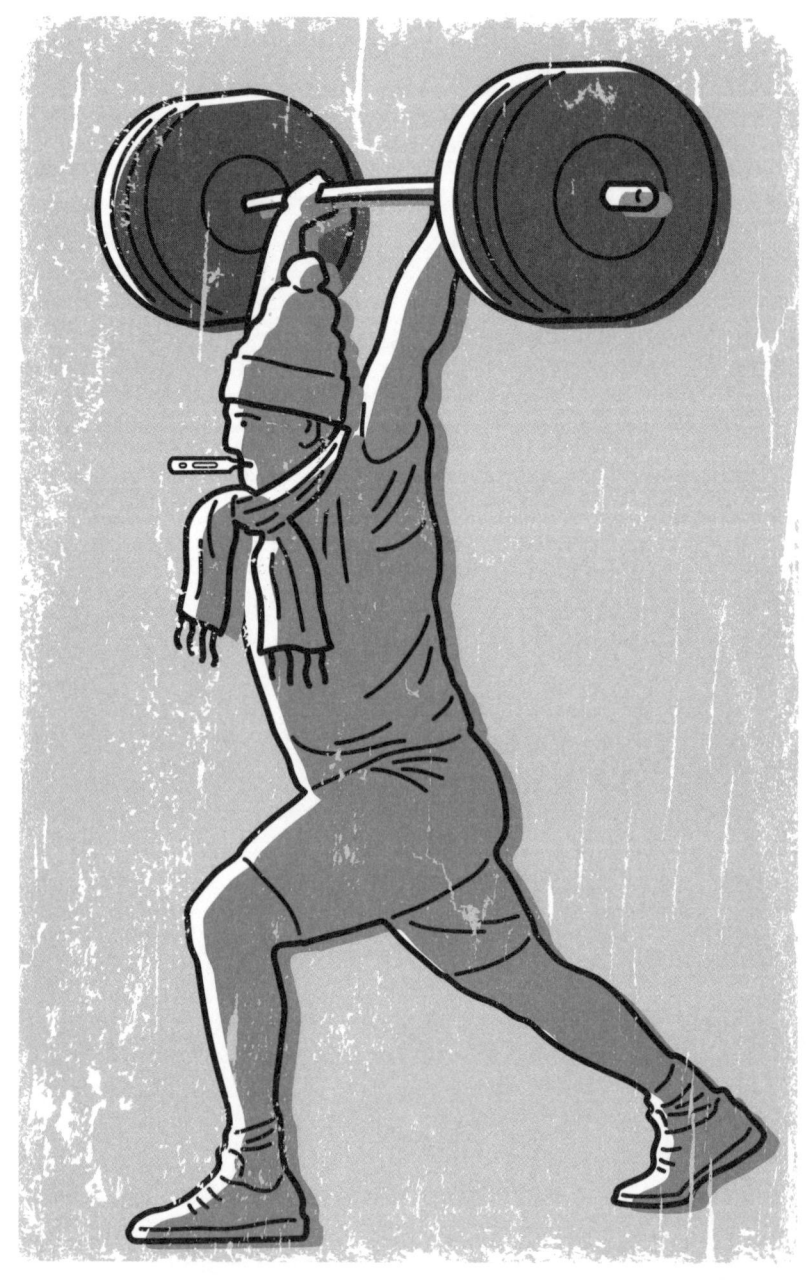

8. SPORTLER SIND SELTENER KRANK

Kennen Sie diesen Spruch? »*Treib mal Sport, dann bist du weniger anfällig!*« *Die Überzeugung, dass Sportler immer fit und leistungsfähig sind, ist weit verbreitet. Sport ist das beste Mittel zur Vorbeugung von Erkältungen und stärkt das Immunsystem. Echte Sportler sind viel seltener krank. Je mehr Sport man treibt, desto robuster wird die eigene Körperabwehr. Bazillen und Viren haben gegen das Immunsystem eines Parade-Athleten kaum eine Chance.*
Aber wie oft liest man von prominenten Sportlern, dass sie kurz vor einem wichtigen Wettkampf krank werden!

Das ist anscheinend keine Seltenheit: Immer wieder hört man ähnliche Geschichten. Es ist zwar richtig, dass man das Immunsystem »trainieren« kann, aber gerade Sportler »überfordern« häufig oft unbemerkt den Organismus und damit ihre Abwehr, da sie sich ständig an ihrer Leistungsgrenze bewegen. Und das schwächt langfristig das Immunsystem, wodurch Angreifer dann leichtes Spiel haben. So unterzogen taiwanische Wissenschaftler zwölf geübte Sportler an drei aufeinanderfolgenden Tagen jeweils einem 30-minütigen, intensiven Laufband-Training (bei 85 Prozent ihrer maximalen Sauerstoffaufnahme) und konnten daraufhin in den Blutproben, die 24 und 72 Stunden nach dem letzten Training entnommen wurden, feststellen, dass die Leukozyten – die weißen Blutkörperchen, die als »Polizei des Immunsystems« fungieren – eine erhöhte Neigung zum Zelltod aufwiesen. Selbst nach drei Tagen ließ sich noch eine leichte Beeinträchtigung dieser Blutkörperchen nachweisen.

Ist die Belastung also zu hoch, dann »stresst« dies den gesamten Organismus, und das kann bei Anfängern und Untrainierten schon sehr früh geschehen. Das Stresshormon Cortisol wird dann vermehrt ausgeschüttet und das Immunsystem geschwächt. Speziell nach einer »harten« oder ungewohnten Trainingseinheit fährt das Immunsystem seine Aktivität für Stunden deutlich zurück – es kommt zum sogenannten »Open-Window-Phänomen«: Das Fenster steht für alle Angreifer »weit offen«. Und dieser Zustand kann Stunden, aber auch Tage andauern. Spitzensportler sind besonders gefährdet, diesem Phänomen ausgesetzt zu sein. Aber auch Breitensportler, die ihr Training übertreiben, ist eine verstärkte Infektanfälligkeit nicht unbekannt. So benötigt der Körper nach jeder sportlichen Betätigung eine Erholungsphase, um sich ausreichend regenerieren zu können. War die Belastung sehr hoch und intensiv, so wird auch die Phase der Erholung entsprechend länger gewählt werden müssen, denn diese dient vor allem der Erneuerung oder einem zusätzlichen Aufbau an Muskelfasern, einem Auffüllen von entleerten Energiespeichern durch Zufuhr von Kohlenhydraten und einer Erholung des durch die Belastung beanspruchten Immunsystems, das zu einem Gleichgewichtszustand zurückfinden muss. Der häufigste Fehler, den man daher vor allem bei Freizeitsportlern beobachten kann, ist eine zu kurze Regeneration vor der nächsten Trainingseinheit. Wiederholt beziehungsweise summiert sich dieser Prozess, wird die sportliche Leistungsfähigkeit – trotz hoher oder gar festgesetzter Trainingsumfänge – durch eine unzureichende aktive Regeneration gemindert, und der Gesamtorganismus mündet langfristig in einen »abbauenden« Zustand. Das Immunsystem braucht Pausen und darf nicht überfordert werden!

SPORTLICHE AKTIVITÄT
UND ABWEHRSYSTEM

Bei nicht vollständiger Regeneration kann sportliche Aktivität zu einem erhöhten Infektrisiko beitragen. Gerade Leistungssportler halten die notwendige Regenerationszeit häufig nicht ein – im Gegenteil: Sie steigern kurzfristig ihre Trainingseinheit, um eine wettkampfbezogene Leistungsverbesserung zu erzielen.

Wenn man jedoch langfristig hohe Leistungen aufrechterhalten will, ist es nicht nur im Leistungssport unerlässlich, eine ausgewogene Mischung aus sportlicher Aktivität und aktiver Regeneration einzuhalten. Ein Ungleichgewicht würde immer mit einer deutlichen Schwächung des Immunsystems einhergehen, sodass sportliche Aktivität sogar auch als Stressor auf das Immunsystem wirken kann. Allerdings scheint dabei die Intensität einen größeren Stressor darzustellen als die Dauer oder der Umfang der Trainingseinheit. So führen beispielsweise anaerobe Aktivitäten, bei denen die Muskeln ohne Sauerstoffzufuhr Energie produzieren müssen (wie etwa bei kurzen Sprints), zu einer größeren Belastung des Immunsystems als vorrangig aerobe Aktivitäten wie zum Beispiel ein Fünf-Kilometer-Waldlauf. Dies wurde auch von einer kanadischen Studie aus dem Jahre 2002 bestätigt, bei der Probanden einem dreimal wöchentlich stattfindenden 30-minütigen aeroben Programm unterzogen wurden, bei dem sie bis zu 75 Prozent ihrer maximalen Herzfrequenz trainierten. Es zeigte sich, dass die Konzentration an sogenanntem Immunglobulin A (IgA) in Ruhe deutlich anstieg. IgA ist ein Antikörper, der vor allem in externen Körperflüssigkeiten wie etwa Eingeweideflüssigkeiten vorkommt und wesentlich zur Abwehr von Krankheitserregern beiträgt. Umgekehrt haben Forscher nach hoch intensiven Laufeinheiten eine unterdrückte oder geschwächte Funktion der T-Zellen feststellen können, die zu den weißen Blutkörperchen gehören. Dazu kommt, dass intensive körperliche Aktivitäten, vor allem in Verbindung mit

Stress, nachweislich mit einer vermehrten Bildung von freien Radikalen einhergehen. Der daraus resultierende oxidative Stress, der bei einem Missverhältnis zwischen Radikalbildung und Radikalneutralisierung entsteht, kann ebenfalls zu Schädigungen der biologischen wie immunologischen Strukturen führen. Besonders kritisch ist dies zu sehen, wenn Ungeübten und Sportanfängern der notwendige Trainingszustand fehlt, um über die erforderliche antioxidative Abwehrkapazität zu verfügen. So finden wir gerade nach großen Marathonläufen vermehrt »verschnupfte« und »erkältete« Läufer vor, die ihr Immunsystem überfordert haben und ihrem schlechten Trainingszustand Tribut zollen.

Daneben spielen aber auch negative psychische Faktoren wie etwa Wettkampfstress und Leistungsdruck eine wichtige Rolle, da diese zu einer Veränderung der Immunantwort beitragen, was sich zum Beispiel in einer Abnahme der natürlichen Killerzellen wie auch von IgA ausdrücken kann. Produzieren folglich etwa die Gaumenmandeln weniger IgA, so erhöht sich die Infektanfälligkeit des gesamten Atmungsapparats. Gerade bei dauerhaftem Stress sind steigende Cortisol- und Catecholamin-Konzentrationen im Blut zu erwarten, wodurch unter anderem auch die so wichtige Zytokinproduktion, die für die Abwehr von Krebszellen verantwortlich ist, beeinträchtigt wird.

Moderates Training hingegen kann viele Leiden eindämmen und wirkt vorbeugend: Dann unterstützt das Hormon Adrenalin eine Aktivierung des Immunsystems von der ersten Sekunde an. Und mit der Zeit wird das Immunsystem immer stärker. Mehr Abwehrzellen entwickeln sich, und auch deren Funktionsweise wird qualitativ ständig verbessert, sodass letztendlich auch die Risiken, infektanfällig zu sein, um ein Vielfaches erniedrigt werden. Und selbst wenn der Sportler einmal von einem Infekt heimgesucht werden sollte, wird ihm das vorangegangene Ausdauertraining helfen, schneller gesund zu werden.

FAZIT: Intensive Trainingseinheiten rufen kurzfristige Beeinträchtigungen mehrerer immunologischer Funktionen hervor, die je nach Intensität und Dauer der Betätigung etwa drei bis 24 Stunden im Anschluss an das Training auftreten. Diese Immundepression wird vor allem bei ausdauernden Belastungen, die länger als eineinhalb Stunden betragen, und bei einer hohen Trainingsintensität (circa 55 bis 75 Prozent der maximalen Sauerstoffaufnahme) provoziert. Wenn auf solche Belastungen keine ausreichenden Erholungsphasen folgen, ist von einer längerfristigen Schwächung des Immunsystems auszugehen. Daher heißt auch hier das Motto: Auf die Dosis kommt es an!

Sportler werden demnach ebenfalls krank – aber insbesondere dann, wenn sie das Training »überzogen« haben. Passt die Dosis, dann wird die Abwehr trainiert.

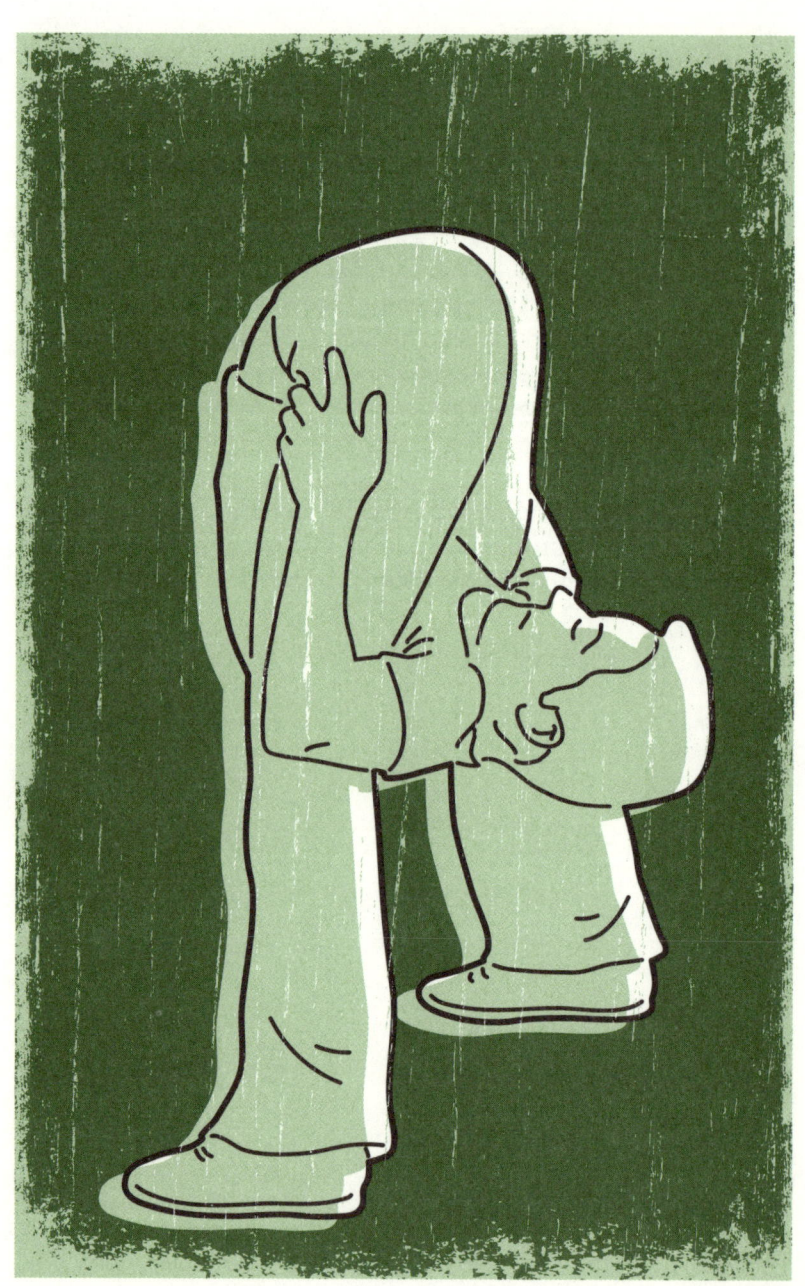

9. DEHNEN VERRINGERT DIE VERLETZUNGSGEFAHR

Wer kennt die Bilder nicht – im Park, an der Ampel oder auf dem Fußballplatz: Männer und Frauen, die »flamingoähnlich« auf einem Fuß stehen, einen Fuß Richtung Gesäß ziehen oder das gestreckte Bein auf die Parkbank stellen. Alles mit einem Ziel: Dehnen der Muskulatur. Denn für den Sportler steht spätestens seit den frühen Achtzigerjahren und verschiedenen Veröffentlichungen zum »Stretching« fest: Dehnen schützt vor Verletzungen und gehört zum Sport wie das Schwitzen und der Spaß. Aber nicht nur Sportler, sondern auch Physiotherapeuten und Sportwissenschaftler führen das Dehnen zum Schutz vor Muskelverletzungen und bei verkürzter Muskulatur als die »Lösung schlechthin« an. Die Gründe für das Dehnen sind generell vielfältig, nämlich eine direkte Vorbeugung von Verletzungen und das Verringern der Muskelspannung, von Muskelverkürzungen und von Muskelungleichgewichten. Durch das Dehnen, so heißt es, lassen sich Zerrungen & Co. vermeiden. Ebenso sollen die Flexibilität und sogar die Muskelleistung durch das Verlängern der Muskeln gesteigert werden. Das steht doch, seit wir Sport treiben, ohne Zweifel fest – oder?

Erste Zweifel an dieser »Wunderwaffe« traten bereits nach Untersuchungen in den Neunzigerjahren zum Vorschein. Diese zeigten auf, dass das Dehnen fast keinen oder, wie im Fall des Muskelkaters, sogar einen negativen Effekt auf die Muskulatur hat. So wurde der Muskelkater nach einem Training auf der nicht gedehnten Körperseite als angenehmer empfunden als auf der zuvor gedehnten. Dies liegt an der hohen mechanischen Spannung, die in der Muskulatur durch ein Dehnprogramm ausgelöst werden kann und somit die Muskelkatersymptome verstärkt.

Im schlimmsten Fall kann das Dehnprogramm selbst Verursacher von Verletzungen sein. Denn schon nach kurzem statischem, also gehaltenem Dehnen steigt die Toleranz der Muskulatur gegenüber einem Dehnungsreiz. Dadurch können Bewegungen durchgeführt werden, die ohne das Dehnen aufgrund einer geringeren Dehntoleranz und eines damit einhergehenden leichten »Schutz-Schmerzes« gebremst würden. Und so ist es einleuchtend, dass ohne diesen Schutzmechanismus die Gefahr der Überdehnung ansteigt. Das Dehnen begünstigt in diesem Fall das Auftreten von Muskelverletzungen, anstatt diese zu verhindern, weil die Gelenke nun ihren Schutz verloren haben.

ZU LANG MACHT »SPRÖDE«

Die Länge der Muskulatur kann durch sehr langes gehaltenes Dehnen beeinflusst werden. Ziehen wir einen bildlichen Vergleich heran, um dies deutlich zu machen: Die Sehne eines Pfeilbogens, die über mehrere Stunden auf Spannung gehalten wird, verliert ihre »Steifigkeit«, sie leiert aus. Die Sehne kann nun nicht in dem Maße Energie speichern und abgeben, wie sie es ohne die vorherige »Behandlung« tun würde. Der Pfeil kann nicht mehr so weit befördert werden. Zudem konnten mikroskopische Unterschiede in der Struktur einzelner Fasern der Sehne festgestellt werden. Die Sehne des Bogens wird etwas »spröder«.

Ähnlich wie die ausgeleierte Sehne eines Pfeilbogens wird die gedehnte Muskulatur beeinflusst. Beim Schwungholen, also bei einem Sprung oder Wurf, wird die Energie ohne vorheriges Dehnen in der Muskulatur gespeichert und ausgegeben. Ein langes vorheriges Dehnprogramm führt in der Muskulatur zum sogenannten »Creeping-Phänomen«. Dieses beschreibt eine Neuorientierung von mikroskopisch kleinen Muskelstrukturen in Zugrichtung, die zu einer tatsächlichen (wenn auch geringen) Längenänderung des Muskels führt. Der Effekt ist am größten direkt nach der Dehnung, hält aber noch einige Zeit an. Das heißt, auch Muskeln können »wachsen« und länger werden.

Dieses Phänomen schützt aber keineswegs vor Verletzungen. Es sind im Gegenteil negative Folgen festgestellt worden. Wie beim Pfeilbogen wird zum einen die Leistung des Muskels reduziert. Besonders betroffen sind dabei Schnellkraftleistungen (Sprints, Sprünge, Würfe) unmittelbar nach dem gehaltenen (statischen) Dehnen. Ein Basketballer wird also nach einem Dehnprogramm der Waden und Oberschenkel nicht so hoch springen können, ein Sprinter nicht so schnell laufen und ein Fußballer nicht so feste schießen können. Allein bei Sportarten wie etwa der rhythmischen Sportgymnastik kann dieser Effekt zur Leistungssteigerung genutzt werden, da die Beweglichkeit hierbei über Sieg und Niederlage entscheiden kann. Jedoch sind auch in diesen Fällen schnellkräftige Bewegungen vonnöten. In diesen Fällen muss also sorgfältig abgewogen werden, inwieweit man dehnt oder nicht.

KEIN DEHNEN NACH DEM KRAFTTRAINING

Der zweite negative Effekt wurde bereits kurz angesprochen und ähnelt dem »Spröde-Werden« der Bogensehne. Die hohen Spannungen verändern die Strukturen der Muskeln und führen zum Muskelkater. Deshalb sollte vor und nach einem Krafttraining entgegen häufiger Praxis auf ein Dehnprogramm verzichtet werden. Durch die zum Teil hohen muskulären Belastungen beim Krafttraining können kleine Mikroverletzungen ausgelöst werden, die durch das Dehnen sogar verschlimmert werden. Insbesondere nach einem intensiven Krafttraining muss es also heißen: keine Dehnung!

Nicht nur bei Breiten- und Hobbysportlern beobachtet man immer wieder intensive Dehnprogramme. Sogar im Profisportbereich hält sich nach wie vor die Annahme, das Dehnen diene der Verletzungsprophylaxe. Deshalb wird es wohl noch lange dauern, bis selbst Experten aufhorchen und die aktuellen wissenschaftlichen Erkenntnisse umsetzen. Dabei können besonders bei Sportarten mit schnellkräftigen Komponenten Leistungen allein durch das Weglassen der Dehnung positiv beeinflusst werden.

RICHTIGES DEHNEN NACH VERLETZUNGEN MACHT SINN

Häufig wird das Dehnen auch nach Verletzungen oder in der Rehabilitation gefordert. Dabei können durch Verletzungen keine Längenänderungen oder Verkürzungen entstehen, so wie der Muskel an sich seine Länge auch nicht dauerhaft ändern kann. Außer einzelnen mikroskopisch kleinen Elementen, die sich direkt nach dem statischen Dehnen anders anordnen und eine kurzfristige geringe Längenänderung nach sich ziehen, konnte eine Längenänderung der Muskulatur beim Menschen bislang nicht in der Praxis nachgewiesen werden.

Verantwortlich für die geringe Beweglichkeit nach einer Verletzung ist auch in diesem Fall die Dehntoleranz. Diese ist aufgrund der Ruhigstellung erniedrigt, und so entstehen »Dehnungsschmerzen«, die im Grunde nichts mit der Länge der Muskulatur zu tun haben. Nach Verletzungen oder zum Erhalt der Beweglichkeit ist ein Training der Flexibilität anzuraten. Jedoch sollte dieses über dynamisches Dehnen mittels funktioneller Bewegungen erfolgen statt durch statisches Dehnen, weil so die oben beschriebenen Nachteile des statischen Dehnens vermieden werden und sich die Dehntoleranz der Funktion der Muskulatur entsprechend anpasst.

DEHNEN NACH DEM SPORT

Ein Dehnprogramm zur Entspannung und Erholung nach dem Sport kann durchaus sinnvoll sein, deswegen ist ein generelles »Nein« zum Dehnen ebenfalls falsch. Denn über das Dehnen kann beispielsweise die Wahrnehmung einzelner Muskelgruppen gesteigert werden, wodurch eine gezielte Entspannung gefördert wird. Und natürlich kann durch die Steigerung der Durchblutung auch die Erholung beschleunigt werden. Wenn also Dehnen, dann ist nach dem Sport der beste Zeitpunkt dafür!

FAZIT: Dehnen ist nicht das Heilmittel an sich, aber auch nicht völlig abzulehnen. Wichtig ist es, die Wirkung des Dehnens zu beobachten und es dementsprechend in ein sportliches Training einzubauen. Dehnen vor dem Sport ist meist nicht notwendig und manchmal sogar kontraproduktiv. Nach dem Sport aber gibt es einige gute Gründe für das Dehnen. Und auch ein »dynamisches« Dehnen, um die Empfindlichkeit des »Dehnschmerzes« nach einer Verletzung herabzusetzen, ist sinnvoll, um runde und fließende Bewegungen zu ermöglichen.

Insbesondere sollte der richtige Zeitpunkt fürs Dehnen gewählt werden, und zwar nach dem Training, wenn die Entspannung im Vordergrund steht.

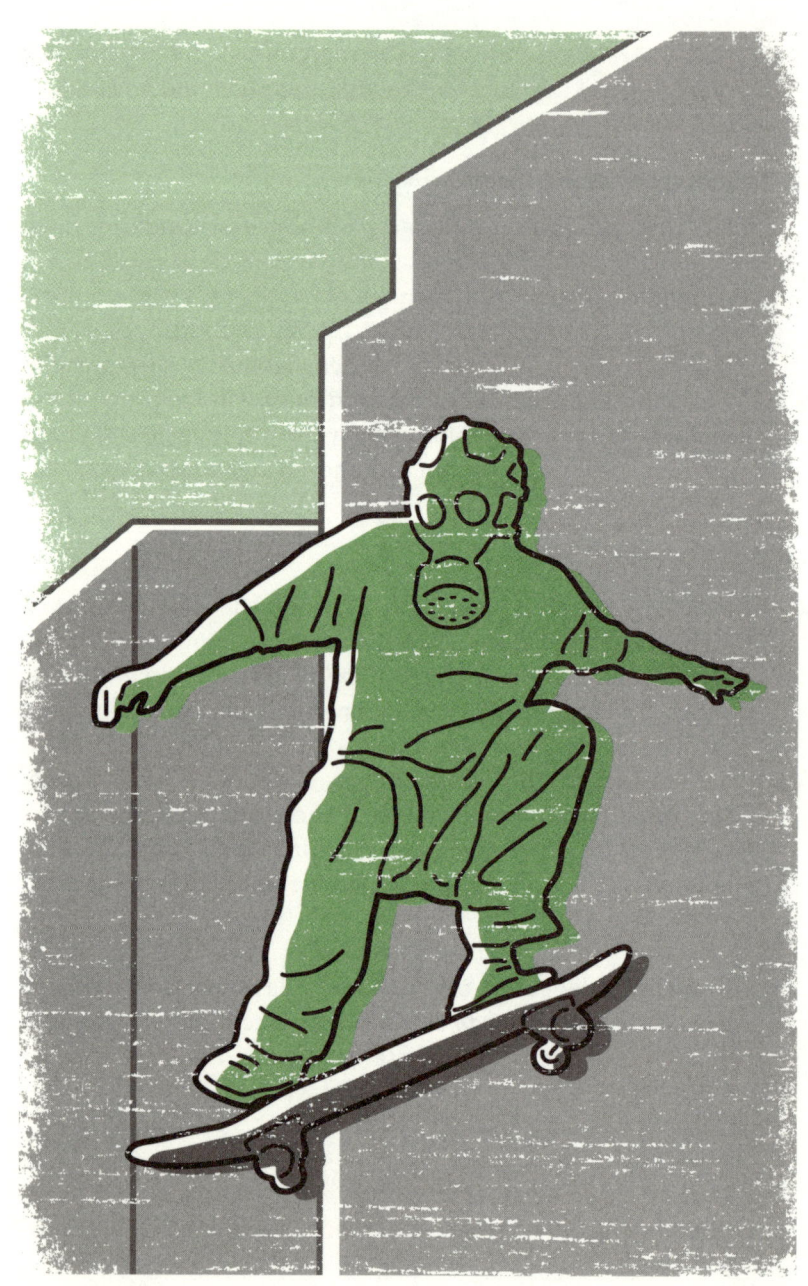

10. OUTDOORSPORT IST GESÜNDER ALS INDOORSPORT

❓ *Der Run auf Outdoorsportarten wie Nordic Walking, Golf, Klettern, Mountainbiking, Skifahren, Windsurfen, Wellenreiten, Stadtläufe, Triathlons und vieles mehr, aber auch Extrem-Outdoor-Activities wie Free Climbing, Canyoning, Kitesurfen und Ähnliches sind nach wie vor schwer auf dem Vormarsch. Es ist aber auch klar, denn nur wer sich draußen sportlich betätigt, ist ein wahrer »Naturbursche« und damit auch ein »richtiger Sportler«. So sind Klettersportler doch nur echte Kletterer, wenn sie sich im Freien auf die Felswände stürzen und nicht in der Kletterhalle mit ihrem Mief die Wände hochgehen. Auch Tennis im Freien ist doch viel besser als drinnen.*

Natürlich steht bei Outdoorsportarten meist eine ganz bestimmte Intention im Vordergrund, und zwar vor allem das Erlebnis *in* und der Einklang *mit* der Natur. Allerdings lässt sich nicht pauschal sagen, dass nur Aktivitäten im Freien die »wahren« und vor allem die gesünderen Sportarten seien. Denn gerade wenn man die zukünftige Entwicklung hinsichtlich des Klimawandels betrachtet, wird schnell klar, dass der Mensch sich immer extremeren Umweltbedingungen anpassen muss, denen langfristig nicht alle Personen gleichermaßen gewachsen sein werden.

Durch die zunehmende Erderwärmung – wie es Klimaexperten prophezeien – wird man vermehrt mit neuen Problematiken zu rechnen haben. Beispiel Hitze: Vor allem im Hochsommer wird man sicherlich notgedrungen in klimatisierte Räume wie Fitnessanlangen ausweichen müssen, um sich keinen unnötigen gesundheitlichen Risiken auszusetzen. Hohe Temperaturen führen gerade bei gesundheitlich vorbelasteten oder benachteiligten Personen wie Älteren und Kindern schnell zur Überhitzung oder sogar einem Kreislaufkollaps. Hier wäre es fatal anzuraten, die sportlichen Aktivitäten ins Freie zu verlagern. Aber selbst trainierte Personen haben bereits heute bei hohen Temperaturen und dem dabei vermehrt auftretenden Ozon im Freien zu kämpfen, weshalb allgemein empfohlen wird, möglichst früh morgens oder erst wieder abends draußen zu »sporteln«.

OZON – IST AUCH NICHT GUT!

Ähnlich verhält es sich bei einer übermäßigen Ozonbelastung. Ozon ist ein dreiatomiges Sauerstoffmolekül, welches in geringer Konzentration auch in der Atemluft vorkommt. Zerfällt dieses Molekül, wird ein aggressives Sauerstoffatom freigesetzt, das besonders unsere Lungen, aber auch andere biologische Strukturen angreift. Somit wird Ozon oft als ein »Lungengift« bezeichnet, da es über Mund und Nase in die Atemwege gelangen und in den kleinen Lungenbläschen Reizungen und Entzündungen hervorrufen kann. Die meisten Menschen bekommen aber erst Probleme, wenn sie sich bei hoher Ozonkonzentration körperlich betätigen. Das merkt man daran, dass sich die Atmung beschleunigt oder vertieft und auch das Atemvolumen pro Minute zunimmt. Dadurch erhöht sich zugleich unser Sauerstoffbedarf, was sich vor allem bei einer verminderten Aufnahmekapazität unserer Lungenbläschen (wie bei Asthmatikern und bei einem chronisch erkrankten Bronchialsystem) bemerkbar macht. Husten und Atemnot sind hierfür typische Beschwerden. Dennoch leiden »nur« zehn bis 20 Prozent der Bevölkerung unter massiveren Problemen durch das Ozon.

Wer empfindlich gegenüber Ozon reagiert, sollte daher bei Werten von mehr als rund 150 Mikrogramm auf intensive sportliche Betätigungen im Freien verzichten (vor allem zwischen zehn und 19 Uhr). Allerdings spricht nichts gegen einen ruhigen Spaziergang im Schatten!

Der Nutzen, an der frischen Luft zu trainieren und gleichzeitig eine gewisse Portion Vitamin D durch die Sonne zu erfahren, muss hierbei ganz klar gegenüber den Nachteilen abgewogen werden. Denn im Sommer kann ein Zuviel an Sonne nicht nur zu hautkrebserregendem Sonnenbrand, sondern durch den vermehrten Schweißverlust auch schnell zu einem Flüssigkeits- bzw. Elektrolytmangel führen. Auf eine ausreichende Flüssigkeitszufuhr von mindestens drei Litern muss daher an wärmeren Tagen speziell beim Outdoorsport noch stärker geachtet werden.

Extreme Beanspruchungen der Haut können aber gerade auch bei starker Kälteeinwirkung wie beispielsweise beim Skifahren beobachtet werden. Wenn keine Vorsichtsmaßnahmen etwa in Form von Thermowäsche oder einer Maske getroffen werden, drohen schnell Erfrierungen, Frostbeulen oder auch eine sogenannte Kälte-Urtikaria oder -Allergie, die Beschwerden wie Juckreiz, Quaddelbildung oder sogar Schwellungen im Rachenraum (Erstickungsgefahr!) hervorrufen kann.

FEINSTAUB – NEIN DANKE!

Da die Natur also immer ein Stück weit unberechenbar bleibt, was den Wechsel zwischen klimatischen Extremen anbelangt, müssen wir uns beim Outdoorsport im Gegensatz zum Indoorsport im Vorfeld viel mehr Gedanken über spezielle Ausrüstungen, Wetterbedingungen und Alternativpläne machen.

Selbst das Argument, Sport draußen zu betreiben, sei schon aufgrund der frischen Luft gesünder, hängt immer einzig und allein vom »Ort des Geschehens« ab. Rennradfahrer oder

Jogger zum Beispiel setzen sich im Stadtverkehr nicht nur den Abgasen motorisierter Fahrzeuge aus, sondern auch einer erhöhten Feinstaubbelastung. Tageszeitungen berichten regelmäßig über diese oft unterschätzte Gefahr, denn viele deutsche Städte haben große Probleme damit, die seit 2005 gültigen Grenzwerte für Feinstäube einzuhalten. Ein Wert von 50 Mikrogramm Staub pro Kubikmeter Luft dürfte demnach nur an 35 Tagen im Jahr überschritten werden. Allerdings zeigt sich in zahlreichen Großstädten, dass schon nach einem Zeitraum von nur eineinhalb Monaten oft weit über zehn Überschreitungen gemessen werden. Das Hauptproblem des Feinstaubs besteht darin, dass die winzigen Teilchen im Durchschnitt weniger als zehn Mikrometer messen, was einem Zehntel des Durchmessers eines menschlichen Haares entspricht. Sie sind damit kleiner als ein Mikrometer, wodurch sie ungehindert in die Lunge wandern und Entzündungen, Wucherungen, Asthma, Bronchitis, Herzinfarkt oder sogar Krebs verursachen können. Laut einer EU-Studie sterben in Europa jährlich etwa 310.000 Menschen an den Folgen der Feinstaubbelastung, wovon allein 65.000 Fälle in Deutschland zu verzeichnen sind. Daher ist bei Outdoorsportarten auch immer auf die Wahl der entsprechenden Route zu achten. Gehen Sie ins Grüne und meiden Sie verkehrsreiche Gebiete beim Sport!

INNEN IST ES NICHT BESSER!

Obwohl zahlreiche Gründe gegen das Sporttreiben im Freien sprechen, gibt es natürlich auch beim Indoorsport bestimmte Nachteile. Neben dem fehlenden Naturerlebnis sind in Fitnessstudios oder Sporthallen oft künstliche Lichtquellen installiert; wegen des fehlenden Sonnenlichts aber kann man nicht von der wichtigen Vitamin-D-Produktion für die Knochen profitieren. Auch die Luftzirkulation wird häufig über Klimaanlagen gesteuert, die natürlich gerade im Sommer wichtig sind, da sie uns vor Überhitzung schützen. Aber sie können auch leicht zu Erkältungsproblematiken führen. Durch den Sport schwitzen wir vermehrt, wodurch auch unsere Körpertemperatur ansteigt. Die Luft der Klimaanlagen ist verhältnismäßig kalt; die reduzierte Luftfeuchtigkeit aber lässt unsere Schleimhäute leicht austrocknen und den Körper generell leichter auskühlen. Da zudem durch die Klimaanlagen meist nicht nur Frischluft zugeführt wird, sondern zum Teil auch Krankheitserreger und sogar Partikel aus Tabakrauch, Abgase und einiges mehr mitgeschleust werden, sind Erkältungen oft vorprogrammiert. Nur hochmoderne Anlagen wie in neueren Flugzeugtypen können gewährleisten, dass die zirkulierende Luft ständig durch hochwirksame Filter geleitet und gereinigt wird, in denen selbst winzigste Partikel hängen bleiben.

Untersuchungen von Arbeitsmedizinern haben ergeben, dass es neben Kreislaufproblemen bei einer Umgebungstemperatur von 25 Grad und mehr zu einem merklichen Nachlassen der Ausdauer und der Konzentrationsfähigkeit kommt, was wiederum für die Klimaanlagen und damit auch für den Indoorsport im Hochsommer spricht.

FAZIT: Trainieren Sie einfach so oft wie möglich in »grüner Umgebung« im Freien, seien Sie jedoch immer für Alternativen im Indoorbereich gewappnet, da Sie dort einfach wetterunabhängig sind. Generell sind meist Sportarten im Freien »interessanter«, wohingegen es sich beim Krafttraining schon allein aufgrund der großen Material- und Geräteauswahl eher anbietet, zusätzlich ins Fitnessstudio oder in einen Verein auszuweichen. Wichtig ist allerdings, dass Sie sich Ihre tägliche Tageslichtportion abholen. Dazu sind etwa 15 Minuten an der frischen Luft notwendig – am besten mittags, besonders im Winter –, in denen das Gesicht und beide Hände unbedeckt bleiben. Denn Tageslicht ist durch keine Lampe zu ersetzen und enorm wichtig für viele Hormone und vor allem auch für gute Laune. Also jeden Tag raus und vor die Tür – und dies dann mit Sport verbinden!

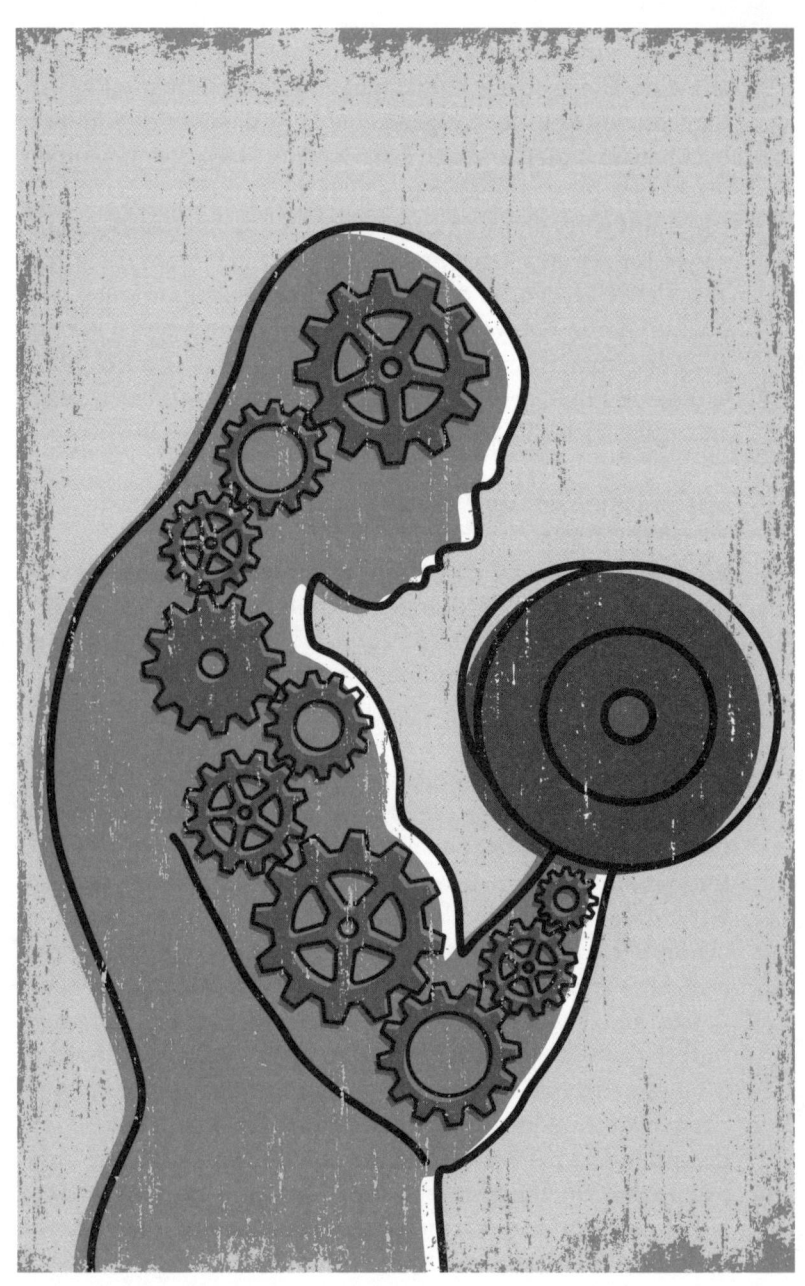

11. AUSDAUERTRAINING IST GESÜNDER ALS KRAFTTRAINING

? *Muskel- oder Krafttraining sind nach wie vor als die Trainingsmethode der Pumper und Bodybuilder verschrien und werden in »Muckibuden« angeboten. Besonders Frauen befürchten zudem, dass allein schon der Anblick von Gewichten ihre Proportionen durch übermäßige Muskelberge aus den Fugen geraten ließe. Im Gegenzug dazu wird Ausdauersport meist als der Sport überhaupt propagiert – sei es, wenn es um das Thema Abnehmen oder auch um die Vorbeugung typischer Zivilisationskrankheiten wie etwa Herz-Kreislauf-Beschwerden, Stoffwechselstörungen, Diabetes mellitus und Ähnliches geht. Wer joggt, ist also der wahre Gesundheitssportler!*

Der durchweg positive gesundheitliche Nutzen des Krafttrainings findet leider nach wie vor – nicht zuletzt aufgrund einer Menge falscher Klischees – nicht genügend Anerkennung. So ist mittlerweile bewiesen, dass nur ausreichend intensive, kürzere Trainingseinheiten mit höheren Gewichtsbelastungen zu einer Verbesserung der Knochendichte und somit zu einer Prävention von Osteoporose verhelfen können. Ausdauertraining bringt da fast gar nichts! Nicht anders sieht es mit dem Erhalt der Muskelmasse aus, die ab dem fünfundzwanzigsten bis dreißigsten Lebensjahr um etwa ein Prozent pro Jahr abnimmt, sofern keine ausreichende Beanspruchung der Muskulatur mehr veranlasst wird. Bei der sogenannten und in Deutschland meist vernachlässigten Sarkopenie, wörtlich übersetzt »Armut des Fleisches«, schwindet also nicht wie bei einer Osteoporose das feste Knochengewebe nach und nach, sondern es verringern sich die Muskelfasern mit ihren motorischen Einheiten, die unerlässlich sind, wenn es um die Entwicklung von Muskelkraft wie auch das reibungslose Zusammenspiel von Gehirn und einzelnen Muskeln geht. Dieser Abbauprozess ist nicht mit einer kurzzeitigen Unbeweglichkeit einzelner Muskelgruppen wie zum Beispiel nach einer Verletzung zu vergleichen, da hierbei im Gegensatz zur Sarkopenie die Grundstrukturen der Muskeln erhalten bleiben.

Ist unsere Muskulatur also nicht ausreichend funktionsfähig, so kann sie ihrer Aufgabe als Stützorgan des passiven Bewegungsapparates nicht mehr gerecht werden. Mit zunehmendem Alter steigt damit vor allem die Sturzgefahr mit daraus resultierenden fatalen Knochenbrüchen. Unsere Bewegungen werden ohne Muskeln in der Folge weniger geschmeidig, und es misslingt uns immer mehr, komplexe Bewegungen zu steuern und situationsgerecht zu regulieren. Vereinfacht gesagt verschlechtert sich unsere Koordination, und unsere Mobilität geht verloren, was in Pflegeheimen tagtäglich zu beobachten ist.

Was außerdem oft vergessen wird, ist die Tatsache, dass die Muskulatur unser größtes Stoffwechselorgan darstellt. Dadurch wird nachvollziehbar, dass ein Mehr an Muskelmasse zu einem höheren Grundumsatz (in Ruhe) und Gesamtenergieumsatz beiträgt. Wahrscheinlich war Ihnen bisher auch nicht bewusst, dass Sie jeden Tag – vorausgesetzt, Sie haben funktionsfähige Muskelfasern – pro Kilogramm Muskelmasse etwa 40 Kilokalorien verbrauchen, ohne dass Sie dafür aktiv werden müssen. Auf ein Jahr gerechnet ergibt dies einen Verbrauch von rund 15.000 Kilokalorien. Im Umkehrschluss bedeutet dies aber natürlich auch, dass untrainierte, kraftlose Muskeln über kurz oder lang zu einer Störung des Stoffwechsels führen können. Das heißt, dass die Energie, die wir über die Nahrung aufnehmen, nicht mehr optimal verwertet beziehungsweise verbrannt wird. Beim Blick in den Spiegel werden die Konsequenzen dann schnell deutlich: Die überschüssigen Pfunde lagern sich vor allem auf der Hüfte und dem Bauch an! Da Fettmasse zudem sehr hormonaktiv ist, wird dadurch der Abbau von Insulin beeinträchtigt. Aber auch der Zucker im Blut steigt. Gemeinsam können diese Faktoren im schlimmsten Fall zu einer sogenannten verminderten Sensitivität für Insulin führen, was im Volksmund wie auch unter Medizinern in seiner schwersten Ausprägung als Diabetes mellitus bekannt ist.

Die zunehmende Fettmasse hat aber meist noch weitere negative Eigenschaften. So haben amerikanische Wissenschaftler in diesem Zusammenhang herausfinden können, dass sich bei 50-jährigen Männern der Verlust von Muskelmasse zu fast 50 Prozent in Fettmasse verwandelt. Folglich sank nicht nur die körperliche Leistungsfähigkeit, beispielsweise beim Heben und Befördern höherer Lasten, sondern die vermehrten Fettpolster führten über kurz oder lang auch zu einem gesteigerten Einlagern von Giftstoffen.

Die Forschungsgruppe um den bekannten deutschen Immunologen Prof. Dr. Gerd Uhlenbruck konnte so bereits in den 1990er-Jahren feststellen, dass insbesondere fettlösliche Gifte wie Pflanzenschutzmittel, Dioxin, Formaldehyd, Holzschutzmittel, DDT und viele mehr in unseren überschüssigen Fettspeichern eingelagert werden und somit eine echte Mülldeponie für alle möglichen Umweltgifte darstellen.

Ist weniger Muskelmasse vorhanden, wird darüber hinaus auch die Produktion von mindestens zwei speziellen Typen an Wachstumshormonen eingeschränkt. Dabei spielt vor allem der MGF (Mechano Growth Factor) eine bedeutende Rolle, da er wesentlich dafür verantwortlich ist, durch mechanische Belastung entstandene Schäden im Körper zu reparieren. Können diese Schäden allerdings aufgrund von fehlenden Hormonen aus der Muskulatur nicht repariert werden, setzt auch der Alterungsprozess viel schneller ein, als es eigentlich der Fall sein müsste.

Nicht anders sieht es in unserem Gehirn aus: Studien aus der Hirnforschung zeigen, dass Muskeln als »Motor unseres Gehirns« angesehen werden können. So ist es für die gesunde Hirnentwicklung nicht nur wichtig, im Kindesalter ausreichend Bewegungsreize geboten zu bekommen, sondern vor allem auch im fortgeschrittenen Alter möglichst lange aktiv zu bleiben, um Erkrankungen wie Alzheimer und Demenz entgegenwirken oder diese zumindest abmildern zu können. Schon bei einer Belastung von 25 Watt (zum Beispiel auf dem Fahrradergometer), was etwa einem ganz langsamen Spaziergangstempo entspricht, ist in bestimmten Gehirnabschnitten eine um circa 20 Prozent erhöhte Durchblutung nachzuweisen. Bei einer Belastungsintensität von 100 Watt konnte die mittlere Durchblutung sogar auf über 30 Prozent des Ausgangswertes in Ruhe gesteigert werden.

FAZIT: Nicht Krafttraining *oder* Ausdauertraining – beides ist wichtig und ergänzt sich bestens. Denn eine gesteigerte Ausdauerleistungsfähigkeit führt zu einem längeren Durchhaltevermögen bei mittelschweren Kraftanstrengungen; eine erhöhte Muskelmasse unterstützt unter anderem effizient die Fettverbrennung beziehungsweise die allgemeine Ökonomisierung des Stoffwechsels und schützt zudem die Gelenke bei längeren Beanspruchungen. Täglich etwas für seine Muskeln zu tun sollte daher zur Tagesroutine werden.

ZUSAMMENFASSEND LASSEN SICH DAHER FOLGENDE POSITIVE EIGENSCHAFTEN FÜR EIN KRAFTTRAINING ABLEITEN:

1 Krafttraining verhindert Muskelschwund (ein alleiniges Ausdauertraining ist dafür nicht ausreichend!).

2 Krafttraining verhilft zu einem gesteigerten Grundumsatz.

3 Krafttraining erhöht die Kraft, die Muskelmasse wie auch die Knochendichte.

4 Krafttraining führt zu einer Reduktion des Körperfettanteils.

5 Krafttraining wirkt vorbeugend gegenüber einer Insulinresistenz.

6 Krafttraining führt zu einer Verbesserung (krankhaft) erhöhter Blutfettwerte.

7 Krafttraining vermindert durch Muskelschwäche hervorgerufene Schmerzen (wie zum Beispiel Rückenschmerzen aufgrund einer Schwäche der kleinen, tief liegenden Muskeln).

8 Krafttraining fördert die Gedächtnisleistung.

Wenn das nicht ausreichend Gründe sind!!!

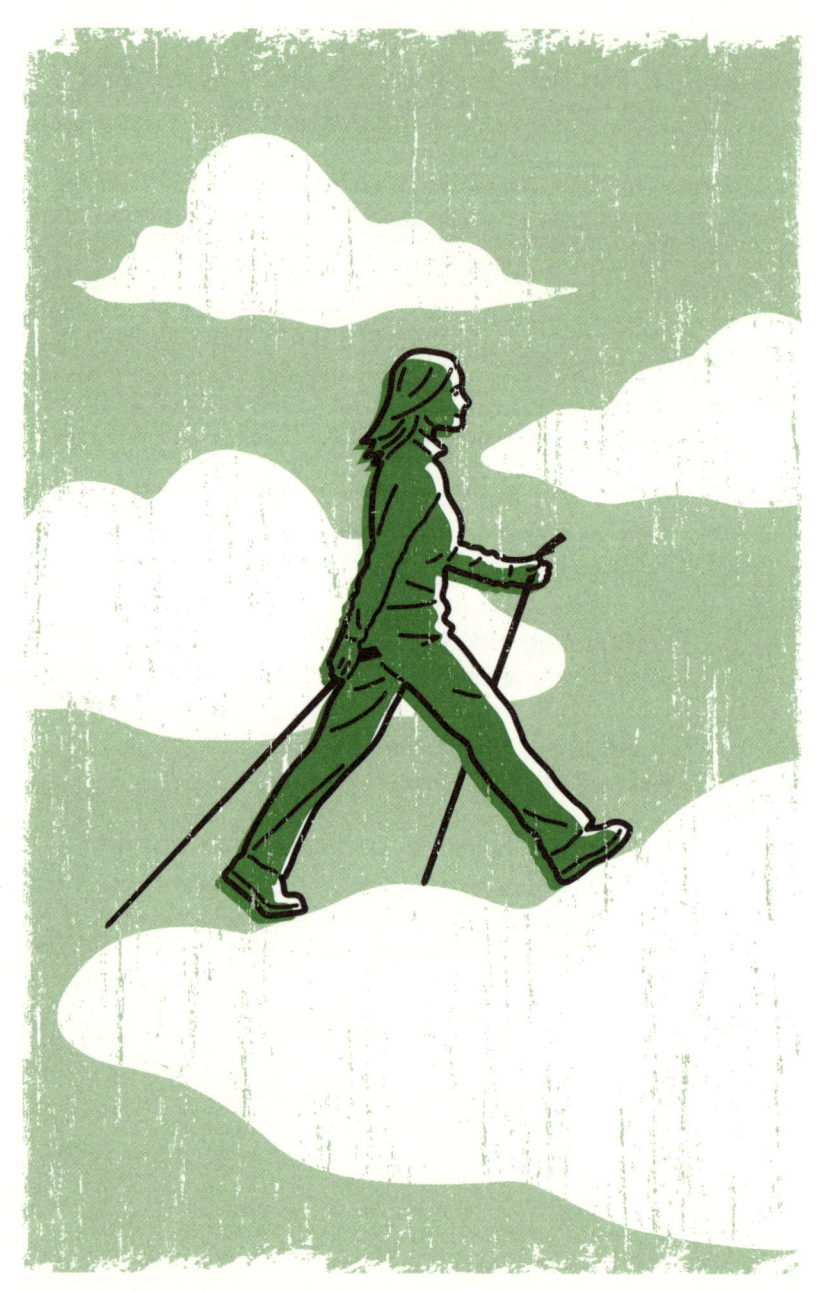

12. NORDIC WALKING SCHONT DIE GELENKE

? DIE URSPRÜNGE DES NORDIC WALKINGS

Nordic Walking stammt ursprünglich aus Finnland und wurde bereits in den Fünfzigerjahren als alternatives Sommertraining für Skilangläufer entwickelt. Der typische »Skigang« stellt somit eine Art Imitation des Diagonalschrittes dar, der zur Steigerung der Intensität des Trainings beitragen soll. Die Sportler konnten damit nicht nur in unterschiedlichen Geländearten walken, sondern auch joggen (Nordic Running) oder mithilfe der Stöcke springen.
Vom Volkssport Nordic Walking spricht man allerdings erst seit 1997. In diesem Jahr fertigten die Finnen die ersten Stöcke aus Karbonfaser oder Aluminium an. Dabei wurde das Sportgerät um entsprechend angepasste Handschlaufen und spezielle Stockspitzen für die unterschiedlichsten Bodenbeschaffenheiten erweitert.

Spätestens mit Beginn des Frühlings ist es wieder kaum zu überhören – das typische Klackern auf den Wald- und Asphaltböden veranlasst einen meist schon ganz automatisch, einen großen Schritt zur Seite zu weichen. Denn ist die Technik nicht wirklich ausgefeilt, können Fußgänger und Vierbeiner schnell mal in Mitleidenschaft gezogen werden.

Kein anderer Sport, so scheint es, begeistert Sportmuffel und selbst Generationen höheren Alters in einem solchen Maße, zumal dieser skandinavischen Trendsportart nachgesagt wird, besonders »gelenkschonend« zu sein. Die Erklärung erscheint einleuchtend: Durch den Einsatz der Stöcke muss nicht das gesamte Körpergewicht abgefedert werden, was somit die Belastung unserer Gelenke minimiert.

Gerade dank dieses Mythos haben sich viele Hobbysportler irgendwann einmal Stöcke zugelegt und damit wesentlich zum Erfolg des Nordic Walkings beigetragen. Hier haben die PR-Strategien der Firmen ganze Arbeit geleistet, denn wissenschaftlich exakt bewiesen worden ist das nie. Ganz im Gegenteil sogar! Die Technik des Nordic Walkings wurde ursprünglich in Finnland als Sommertraining für Skilangläufer entwickelt (siehe auch Kasten), wodurch sie der Skilanglaufbewegung ähnelt, bei der ein Einsatz der Stöcke und ein großer, raumgreifender Schritt ein wesentliches Merkmal darstellen.

Ähnlich wie sich Wallfahrer auf ihren Pilgerstäben abstützen, wenn die Ausdauerfähigkeit auf langen Wegstrecken nachlässt, dient der Stockeinsatz heute vielen Menschen ohne sportliche Vorerfahrung zunächst als Gehhilfe, was auch die Beliebtheit dieser Sportart bei Älteren erklärt. Doch das ist kein Nordic Walking! Die Charakteristika und Ursprünge des Nordic Walkings zeigen, dass die richtige Technik alles andere als einfach und besonders »gelenkschonend« betrachtet werden kann.

Das wird schon allein daran deutlich, dass der Stockeinsatz bei der richtig ausgeführten Technik in Form eines *aktiven* Abdrucks nach hinten unten erfolgt, der damit sowohl als Antrieb als auch zur Regulation des Gleichgewichts dienen soll. Die Stöcke setzt man dabei entsprechend dem natürlichen Kreuzgang beim Gehen ein, das heißt, wenn das linke Bein nach vorn geführt wird, sollte gleichzeitig der rechte Arm lang gestreckt in einer raumgreifenden Bewegung nahe dem Körper vorschwingen und umgekehrt. Der Abdruck erfolgt dann unter dem Körperschwerpunkt (etwa in der Mitte zwischen beiden Füßen in Schrittstellung), wobei der Stock im weiteren Verlauf hinter den Körper beziehungsweise die Hüfte gelangt; die Hand in der Schlaufe wird nun geöffnet. Eine Entlastung der Gelenke kommt nach Angaben vieler Wissenschaftler nur dann zustande, wenn dazu die Stöcke an der Körpermitte angesetzt werden, was jedoch nicht mehr der dynamischen Technik entspricht.

Laut einer aktuellen dänischen Untersuchung aus dem Jahr 2008 entstehen beim Nordic Walking im Gegensatz zum normalen Gehen insbesondere im Kniegelenk höhere Kräfte, da zum einen die Schritte größer ausfallen und zum anderen der Fuß (über die Ferse) steiler aufgestellt wird. Hinzu kommt, dass neben der Schrittlänge auch das Bewegungstempo gegenüber dem normalen Gehen oft deutlich gesteigert ist.

Somit ergeben sich zwei Kraftspitzen: Die erste wird durch das Aufsetzen der Ferse durch höhere vertikale (Landephase) und horizontale (Bremsphase) Bodenreaktionskräfte erzeugt, die gegenüber dem normalen Gehen und Walking (leicht) erhöht ausfallen. Die zweite vertikale Kraftspitze wird durch das Abstoßen über den Stock hervorgerufen. Und dies ist fast vergleichbar mit Belastungen, wie wir sie beim Jogging finden.

Anders sieht es hingegen aus, wenn man die Bewegungen und auch die Wirkung des Stockeinsatzes auf Arme und Schultern näher betrachtet. Über die vorrangig größeren Muskeln im Rumpf steuert der Stockeinsatz die Gehbewegung mithilfe einer Rumpfvorwärtsrotation, wobei die Schultern nach vorne gebracht werden, sodass Arm- und Handmuskeln letztendlich das präzise Auftreffen des Stockes einleiten können. Ist die Technik nicht ausgereift genug, findet während des Stockaufsatzes entweder eine zu starke oder zu schwache Beugung im Ellbogengelenk statt. Denn nur bei einer leichten Ellbogenbeugung ist das Gelenk muskulär gut geschützt. Auch bei einer kaum sichtbaren, aber dennoch zu starken Oberkörpervorlage verschiebt sich der Einstechpunkt nach hinten, sodass der Stock möglicherweise nicht mehr ganz »vibrationsfrei« aufgesetzt werden kann. Hierbei kommt es, ebenso wie bei einem des Öfteren zu beobachtenden Abknicken im Handgelenk, zu relativ hohen Belastungen des Gelenks und der dazugehörigen Sehnen, Bänder und des Knorpels. Und das ist mittelfristig nicht gut!

Die Gelenke erfahren also durch diese »dynamische« Bewegungsform – unabhängig davon, wie die Bewegung ausgeführt wird – insgesamt keine Entlastung, sondern meist sogar noch eine zusätzliche Beanspruchung. Eine mechanische Belastung der Gelenke ist grundsätzlich überhaupt nicht schlimm, da der Gelenkknorpel ohne ausreichende Bewegungsreize nicht ernährt wird und damit langfristig degenerieren würde. Abgesehen von andauernden groben technischen Fehlern während des Stockeinsatzes und einer dadurch resultierenden unnatürlichen Belastung des Hand-, Ellbogen- wie auch des Schultergelenks passen sich die Gelenke sogar positiv an die Beanspruchungen an. Und auch Knochen, Sehnen und Bänder profitieren von einem regelmäßigen Training. Also, keine Angst vor Gelenkbeanspruchung.

Schonung hingegen ist für Gelenke das Schlimmste, was ihnen passieren kann. Welche Sportart – ob Walken, Joggen oder Nordic Walking – sich für wen eignet, muss allerdings jeder für sich selbst entscheiden. Bei Menschen mit ernsthaften Schultergelenkproblemen oder sogar Arthrose ist Nordic Walking sicher nicht zu empfehlen.

FAZIT: Obwohl sich also die weitläufige Ansicht nicht bewahrheitet, dass der Einsatz von Stöcken bei der Diagonaltechnik eine Reduzierung der mechanischen Beanspruchung von bis zu 30 Prozent bewirken kann, ist es dennoch unbedingt empfehlenswert, mit dem (Nordic) Walken fortzufahren. Nehmen Sie sich jedoch die Zeit, die richtige Technik zu erlernen! Denn nur so tun Sie sich und Ihren Gelenken etwas Gutes, denn Gelenke brauchen keine Schonung, sondern möglichst viele Bewegungsreize, um bestmöglich versorgt zu werden. Und ... jede Bewegung ist besser als gar keine Bewegung!

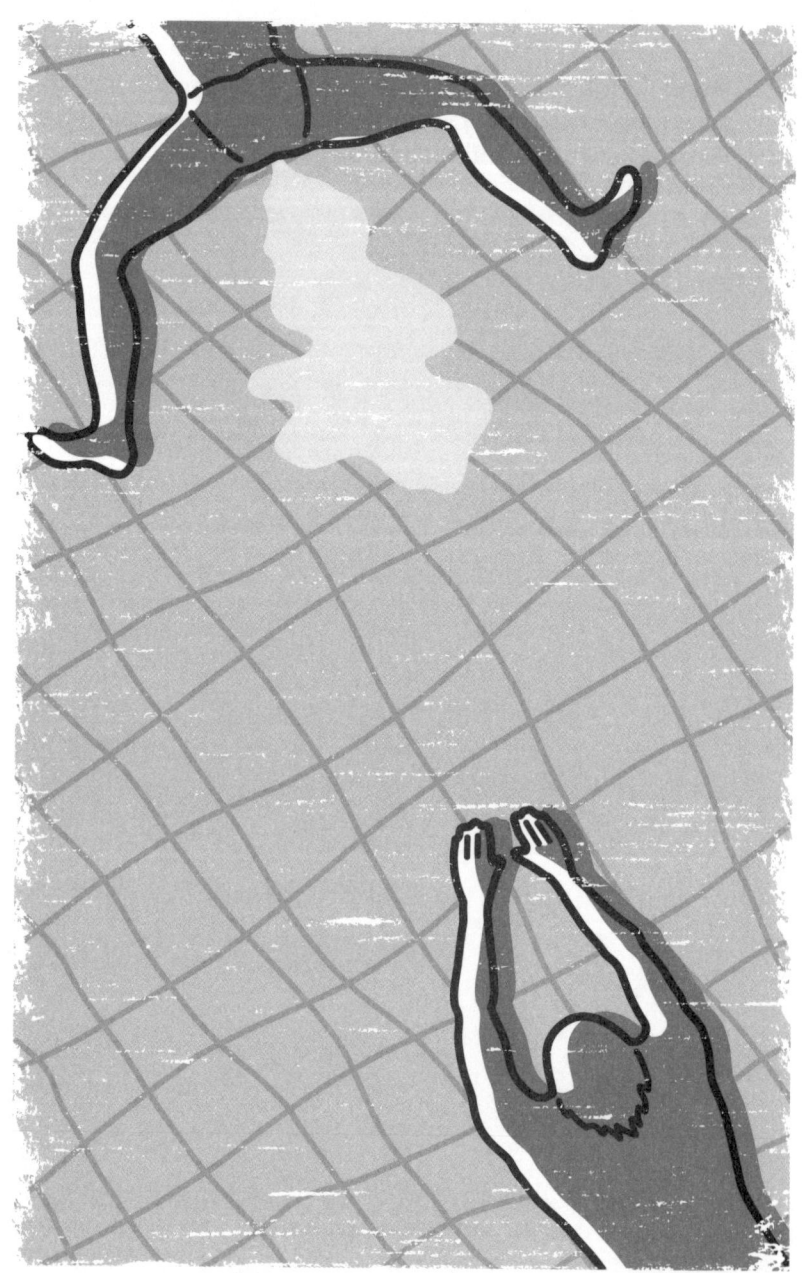

13. RADFAHREN UND SCHWIMMEN SIND DIE GESÜNDESTEN SPORTARTEN

Fragen Sie doch mal Ihren Arzt, was er Ihnen empfiehlt. Sicher wird er Ihnen in den meisten Fällen Radfahren und Schwimmen als gesündeste Sportarten ans Herz legen. Denn – so die Meinung – diese beiden Sportarten sind in ihrer gesundheitlichen Wirkung fast unschlagbar! Und wer kennt nicht die vielen Tipps aus Zeitschriften, Büchern, Internet und der Werbung, wo verschiedene Sportarten miteinander verglichen werden. Gerade in populärwissenschaftlichen Medien sind viele solcher Übersichtstabellen zu finden, mit denen man den exakten Kalorienverbrauch seiner Lieblingsaktivität bestimmen und natürlich auch etwas über die anderen gesundheitlichen Vorzüge derselben erfahren kann. Und meist schneiden dabei Schwimmen und Radfahren unter den Ausdauersportarten am besten ab.

In erster Linie ist die Wahl der Sportart immer eine ganz individuelle und richtet sich nach den ganz persönlichen körperlichen Voraussetzungen, Vorlieben und Zielen. Möchte jemand vielleicht gezielt abnehmen, hat aber so viele überflüssige Pfunde mit sich herumzuschleppen, dass Laufen zu unnötigen Hüft-, Knie- und Fußgelenkbeschwerden führen könnte, dann würden Radfahren und Schwimmen für diese Person sehr wohl geeignete Sportarten darstellen, da das Körpergewicht im Wasser nur noch rund ein Zehntel des

Gesamtgewichts beträgt und beim Radfahren bis zu 70 Prozent vom Sattel getragen werden. Geht man jedoch nach der Gesamtkalorienbilanz, so schneiden Radfahren und Schwimmen viel schlechter ab als Laufen, Walking, Nordic Walking, Inlineskating oder Ski-Langlaufen, da sich dabei weniger Muskelmasse pro Zeiteinheit in Aktion befindet. Eine leicht übergewichtige Person käme somit durch einen guten Trainingsplan für das Laufen schneller zum Wunschgewicht.

Solche Beispiele gibt es zuhauf. Um daher eine Sportart wirklich empfehlen zu können, ist es am wichtigsten, sich den angehenden Sportler näher anzusehen. Denn selbst für das Schwimmen und das Radfahren gibt es genügend Gründe, die gegen ein Training sprechen können.

Schwimmen, besonders Brustschwimmen, erzeugt durch die verstärkte Innenrotation im Kniegelenk (klassischer Beinscherenschlag) relativ hohe mechanische Belastungen, die sich vor allem negativ auf das innere Knieseitenband auswirken können. Daher ist diese Sportart bei bereits bestehenden arthrotischen Veränderungen nicht empfehlenswert. Durch die zum Teil starke Einrollbewegung des Oberkörpers vor dem Auftauchen aus dem Wasser ist die Brustschwimmtechnik auch bei akuten Bandscheibenleiden problematisch. Zu bevorzugen sind sowohl bei Arthrose des Kniegelenks als auch diversen Schadensbildern des Rückens das Kraulen oder das Rückenschwimmen.

Schwimmen eignet sich aufgrund der hohen Gewichtsreduktion im Wasser auch weniger zur Prävention von Osteoporose. Um neue Knochensubstanz bilden zu können, werden wesentlich höhere Beanspruchungen auf den Organismus notwendig.

Auch Delfinschwimmen kommt bei bestehenden Rückenbeschwerden durch die schnell wechselnden Beuge- und Streckbewegungen der gesamten Wirbelsäule oder bei einem ausgeprägten Rundrücken weniger infrage.

Das Training im Wasser bewirkt eine Verschiebung des Blutvolumens aus der Peripherie zum Herzen, wodurch der Sauerstoffbedarf des Herzens zunimmt. Bei Personen mit koronaren Erkrankungen muss immer damit gerechnet werden, dass der Sauerstoffbedarf nicht ausreichend gedeckt werden kann. Probleme mit dem Kreislauf können auch bei zu kaltem Wasser (unter 22°C) oder zu hohen Temperaturen (über 30°C) auftreten, sodass immer eine Rücksprache mit dem behandelnden Arzt notwendig ist.

Neben einer mangelnden Schwimmsicherheit sollten auch Personen mit akuten Infekten, Entzündungen, bestimmten Hauterkrankungen (auch offenen Wunden), akutem Asthma bronchiale, absoluter Inkontinenz und Anfallsleiden das Schwimmen mit Vorsicht genießen.

Wenn Sie jedoch nicht zu einem dieser Personenkreise zählen, können und sollen Sie natürlich getrost mit dem Training fortfahren, denn der körperliche Nutzen ist auch hier klar im Vorteil. So verhilft Ihnen das Schwimmen nicht nur zu einer verbesserten Ausdauer- und Kraftausdauerfähigkeit der gesamten Rumpf-, Arm- und Beinmuskulatur, sondern hat auch einen großen Einfluss auf Ihre Beweglichkeit sowie Ihre Koordination und bietet Vorzüge hinsichtlich des Stoffwechsels (zum Beispiel bei Diabetes) und der bindegewebigen Strukturen aufgrund des Massageeffekts des Wassers (etwa bei Cellulite und Venenleiden). Auch bei chronischen Rückenbeschwerden kann Wasser lindernd wirken, da der Rumpf im Wasser ständig stabilisiert werden muss, wodurch die tief liegenden Muskeln arbeiten und damit zwangsläufig gekräftigt werden.

Ähnlich gibt es auch beim Radfahren Vor- und Nachteile, die Sie vor Beginn eines regelmäßigen Trainings gegeneinander abwägen sollten. Personen, die im Alltag sowieso schon viel sitzen, sollten nicht nur bei bestehenden Rückenproblemen (wie einem starken Rundrücken oder akuten Bandscheibenleiden) den Lenker zumindest so einstellen, dass sie möglichst aufrecht sitzen können.

Radfahren erfordert eine gewisse Gleichgewichtsfähigkeit und kann vor allem bei Schwindel oder anderen neurologischen Erkrankungen das Sturzrisiko erheblich erhöhen. Auch ältere Personen sollten die höhere Sturzgefahr bedenken, besonders wenn die Reaktionsfähigkeit, zum Beispiel bei plötzlich auftretenden Hindernissen, eingeschränkt ist.

Die Arm- und Schultermuskulatur wird beim Radfahren meist nur unzureichend und im Gegensatz zu den Beinen nur statisch durch das Abstützen auf dem Lenker beansprucht, was unter Umständen zu Nackenbeschwerden führen kann.

Im Vergleich zum Schwimmen ist natürlich das generelle Risiko, sich Brüche, Prellungen und Schürfwunden bei Stürzen und auch Kopfverletzungen zuzuziehen, deutlich erhöht. Daher sollten Sie selbst im normalen Straßenverkehr nie vergessen, einen entsprechenden Fahrradhelm zu tragen!

Wenn keine Wald- oder Feldwege zur Verfügung stehen, so ist das längere Radfahren im Stadtverkehr durch stärkere Smog-, Feinstaub- und Abgasbelastungen wie auch bei bestimmten extremen Wetterbedingungen (zum Beispiel bei starker Hitzeeinwirkung im Sommer, Gewitter, Stürmen) sogar kontraproduktiv.

Wie bereits angesprochen, überwiegen aber auch hinsichtlich des Radfahrens die positiven Aspekte. Es schult vor allem die Gleichgewichtsfähigkeit, verbessert die Ausdauerleistungsfähigkeit und kräftigt die Bein- wie auch die Rumpfmuskulatur. Bei einer optimalen Haltung auf dem Rad ist der Oberkörper leicht nach vorn gebeugt und bewirkt damit, dass die Rückenmuskulatur unter Vorspannung gerät. Besonders der untere Rücken profitiert dabei von den zyklischen Beinbewegungen, da sie einen Reiz auf die Muskulatur der Lendenwirbelsäule und das Ilio-Sakral-Gelenk ausüben und damit zur Kräftigung der kleinen Muskeln an den Wirbelkörpern beitragen. Diese garantieren die so wichtige segmentale Stabilität der einzelnen Wirbelkörper untereinander, wodurch viele Rückenschmerzen, die durch eine vernachlässigte Muskulatur bedingt sind, verhindert oder zumindest minimiert werden können. Auch bei Kniegelenkbeschwerden zeigt das Radfahren besonders positive Effekte, was das Durchwalken und damit die Ernährung des Gelenkknorpels anbelangt. Daneben schützt das Radfahren vor den üblichen Zivilisationskrankheiten Nummer 1 wie Herz-Kreislauf- und Stoffwechselerkrankungen und dient natürlich auch dem Stressabbau, wodurch es wesentlich zum körperlichen und seelischen Wohlbefinden beiträgt.

FAZIT: Für welche Sportart Sie sich letztendlich auch entscheiden, lassen Sie sich im Vorfeld von einem erfahrenen Trainer, Ihrem Arzt oder einer anderen Vertrauensperson über die Vor- und Nachteile der jeweiligen Aktivität ausführlich beraten. Ein ausgewogenes Verhältnis von Ausdaueraktivitäten und Kräftigungseinheiten stellt sicherlich das Optimum dar. Ganz wichtig: Die »Wunsch-Sportart« sollte Ihnen vor allem Spaß bereiten, denn sonst werden Sie über kurz oder lang doch (wieder) die Couch bevorzugen!

Es gibt nicht *die* gesunde Sportart, denn das Entscheidende ist nicht, welche Sportart Sie ausführen, sondern wie Sie es tun.

»Die Dosis macht das Gift«, sagte schon Paracelsus. Und vor allem: Machen Sie das, was Ihnen Spaß bereitet und zu Ihnen passt!

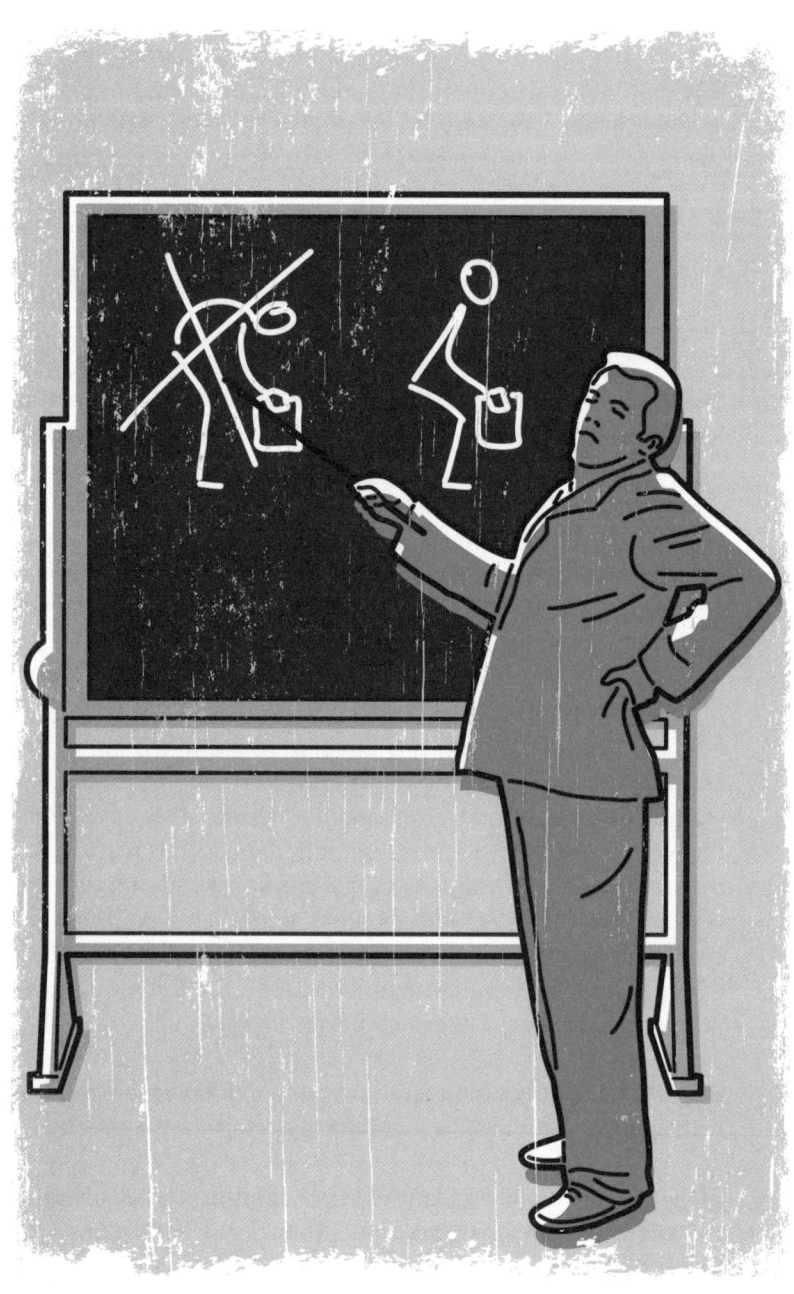

14. RÜCKENSCHULE BEUGT RÜCKEN- SCHMERZEN VOR

? *Fast jeder von uns kennt das Phänomen aus eigener schmerzhafter Erfahrung: Rückenschmerz! Etwa 80 Prozent aller Menschen machen im Lauf ihres Lebens diese unangenehme »Bekanntschaft«. Wer die ständigen Schmerzen und häufigen Besuche beim Arzt satthat, dem kann schnell geholfen werden. Denn häufig hört man von einem Mittel, um diesen Schmerzen zuvorzukommen: die Rückenschule! Einmal durchgeführt, ist man vor den Tücken falscher, rückenschädigender Bewegungen geschützt. Vom Rückenschmerz bedingte Krankheitstage, Hexenschuss und Bandscheibenvorfälle gehören nun endlich der Vergangenheit an.*

Der Glaube an die Rückenschulen als Heilmittel gegen Rückenschmerzen ist weit verbreitet. Es gibt jedoch keine wissenschaftlichen Untersuchungen, die einen Effekt des klassischen Konzepts der Rückenschulen auf die Vorbeugung von Rückenschmerzen aufzeigen!

Die klassische »Rückenschule« ist als Maßnahme eingeführt worden, um Rückenschmerzen entgegenzuwirken. Neben Einstellungs- und Verhaltensänderungen wird im Zuge der Übungen auch ein verbessertes Körperbewusstsein angestrebt. Nebenbei werden Informationen zu Anatomie und Physiologie der Wirbelsäule aufgezeigt und daraus die sogenannten »falschen« Bewegungen abgeleitet. Ebenfalls Bestandteil der

Rückenschule sind Strategien zur Bewältigung von Schmerz, Ziele auf der sozialen Ebene (Gruppenverhalten) sowie ein gezieltes Verhaltenstraining.

UNTERFORDERUNG IST DER GRUND ALLEN ÜBELS

Der klassischen »Rückenschule« liegt die Annahme zugrunde, dass der Hauptgrund für Rückenschmerzen eine den Rücken beanspruchende Haltung und schädigende Bewegungsmuster sind. Diese führen demnach zu Fehlbelastungen, die sich wiederum in einer geschädigten Struktur widerspiegeln. Die Herangehensweise der Rückenschulen orientiert sich also daran, wie der Leidensweg einer Krankheit verbessert und beeinflusst werden kann. Behauptungen von herkömmlichen Rückenschulen wie »Rotation ist schlecht« oder »Bücken nach vorne ist falsch« sind nicht selten. Lassen Sie sich so etwas nicht erzählen! Es gibt keine »falschen« Bewegungen. Der häufigste Grund für Rückenschmerzen ist nämlich schlicht der Mangel an Bewegung, und diese gilt es in den Alltag wieder zu integrieren. Bei rund 90 Prozent aller Rückenschmerzen verschwinden die Symptome fast wie von selbst. Dazu muss Bewegung allerdings regelmäßig und häufig Bestandteil des Alltags sein.

In klassischen Rückenschulen werden gymnastische und kräftigende Übungen durchgeführt, die sogenannte »Fehlhaltungen« und »rückenschädigende Bewegungen« vermeiden. An sich sind diese Übungen zur Kräftigung bestimmter Muskelgruppen nicht schlecht. Es bleibt jedoch ein grundlegender Zweifel: Wie sollen die Übungen mit ihrer »Schonhaltung« den Körper darauf vorbereiten, wenn beispielsweise beim Ausweichen vor einem Hindernis plötzlich eine schnelle Drehung durchgeführt werden muss? So wie ein Sportler auch unter Wettkampfbedingungen trainieren sollte, um im Ernstfall vorbereitet zu sein, sollte der Körper ebenfalls gefordert und gefördert werden, und zwar ernsthaft und ohne das Ziel einer »Schonhaltung«. Die Entwicklung einer gesundheitswirksamen und vor allem alltagsnahen Stärke ist ansonsten nur sehr schwer realisierbar. Eine Unterforderung des Rückens ist jedenfalls ein Weg in die Sackgasse.

DEN RÜCKEN SCHÜTZEN DURCH BEWEGUNG

Ein ganzheitliches Training der eigenen Kräfte ist von großer Bedeutung. Denn durch die Stärkung der eigenen Ressourcen können auch größere Belastungen gemeistert werden, und das ganz ohne Rückenschmerzen. Nur in ganz geringen Fällen sind Rückenbeschwerden auf eine gezielte Belastung beispielsweise am Arbeitsplatz zurückzuführen. Wenn Körper und Geist nicht in der Lage sind, dieser Belastung entsprechend zu reagieren, ist die Beanspruchung zu groß. Dann ist es wichtig, den Arbeitsplatz genau zu untersuchen und entsprechende Vorkehrungen zu treffen. Bedenken Sie: Nur drei bis fünf Prozent aller Rückenschmerzen gehen tatsächlich von der Bandscheibe aus. Für den Rest der Beschwerden sind Muskeln und Bänder verantwortlich. Diese können Sie durch Bewegung vorbereiten und schützen.

Eine ausschließliche Konzentration auf die Muskulatur, die den Rücken direkt beeinflusst, sollte vermieden werden. Denn Bewegung und Haltung sind ein Phänomen, das von der Muskulatur des gesamten Körpers beeinflusst wird, und somit sollte ein Training angestrebt werden, das den gesamten Körper stärkt und auf Belastungen aller Art vorbereitet. Damit wird auch vermieden, dass die Aufmerksamkeit ständig auf den Rückenbereich gelenkt wird. Ein leichtes Ziehen oder Zwicken im Rücken gehört nun mal zum Leben dazu und wird dann nicht so intensiv wahrgenommen und schneller wieder vergessen.

Aufgrund der Erkenntnisse wurden in den letzten Jahren die Konzepte der Rückenschulen immer wieder überarbeitet und grundlegend geändert. Aber auch ein starker Rücken kennt Schmerz. Training ist gewiss sinnvoll – doch auf die richtigen Muskeln kommt es an. Das Beste ist: Bewegen Sie sich so oft und so vielfältig wie möglich. Und hören Sie auf Ihren Rücken, denn er sagt Ihnen, was er braucht.

FAZIT: Wissenschaftliche Untersuchungen belegen keinen nachweisbaren Effekt von Rückenschulen auf Schmerzintensität oder Häufigkeit von Schmerzepisoden. Durch die zahlreichen schulisch anmutenden Lerneinheiten konnte in wissenschaftlichen Untersuchungen fast ausschließlich ein wachsendes Wissen über Inhalte der Rückenschulen sowie des »rückengerechten« Verhaltens beobachtet werden. Dies schützt jedoch nicht zwingend vor Schmerzen.

Merken Sie sich eines: Jede Bewegung, die der Körper zulässt, ist gut! Körper sind unterschiedlich und nicht zu verallgemeinern. Der beste Schutz vor Rückenschmerzen ist die regelmäßige Bewegung. Denn so stellen Sie sicher, dass Ihr Körper ausreichend beansprucht und gefördert wird. Wer seinem Körper diese Förderung gönnt, macht seinen Rücken leistungsfähig und schützt ihn vor ernsthaften Schmerzepisoden. Sogar wenn bereits Rückenschmerzen aufgetreten sind, sollten Sie trotzdem aktiv bleiben.

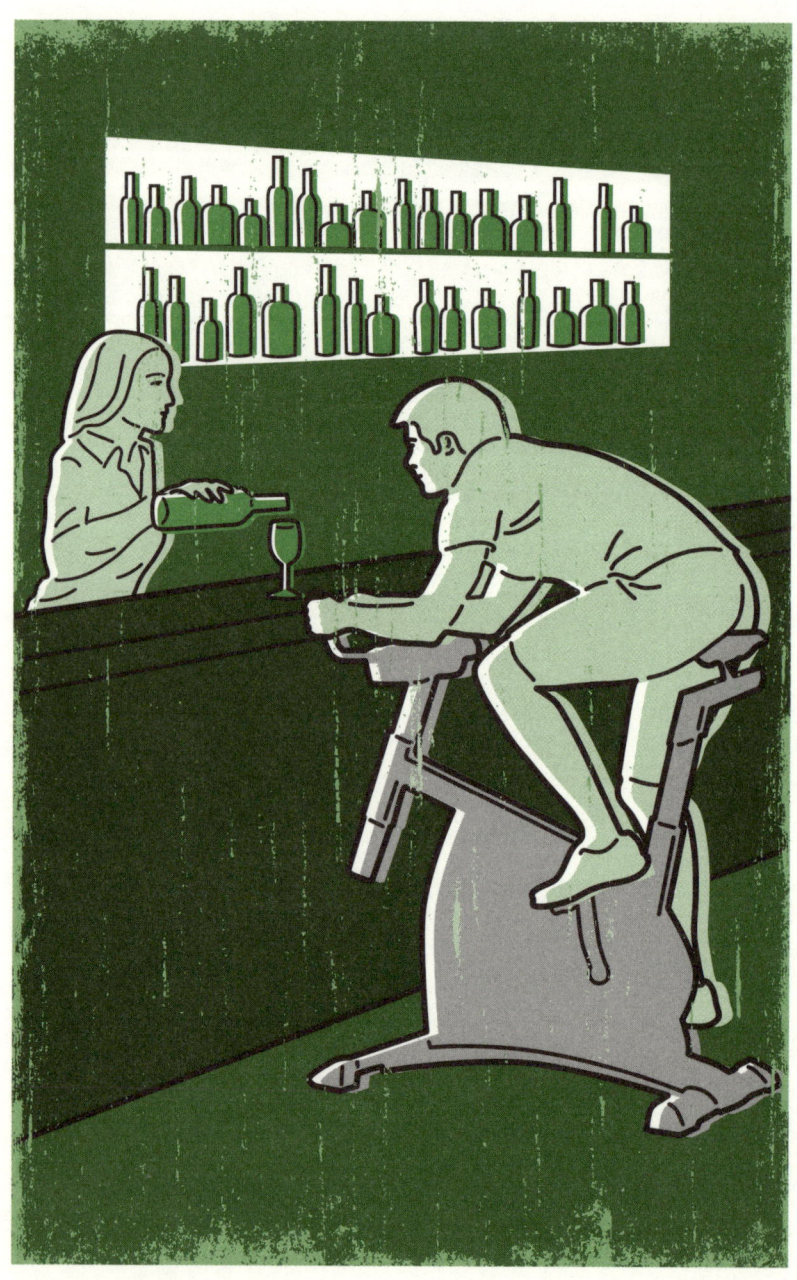

15. ALKOHOL LÄSST SICH DURCH SPORT AUSSCHWITZEN

Jedem von uns müsste klar sein, dass Alkohol und Sport irgendwie nicht zusammenpassen. Zumindest nicht vor oder während des Sports. Aber wie sieht es denn nach dem Sport aus? Müsste er sich dann nicht förmlich »wie von selbst ausschwitzen lassen«? Wer hegt nicht ab und zu den Wunsch, nach einem Gläschen zu viel am Abend zuvor den Alkohol schnellstmöglich aus seinem Körper zu verbannen? Schwitzen vermittelt uns das Gefühl, sich nicht nur von unnötigen Fettpölsterchen, sondern auch vom Restalkohol besonders effektiv und schnell befreien zu können. Alkohol macht nicht nur eine »Fahne«, sondern wir dünsten ihn aus. Sauna und Sport sind also ideale Alkoholabbauförderer.

Wenn das so einfach wäre, würden die Fitnessstudios besonders sonntags wahrscheinlich nahezu überrannt werden. Aber die Sache hat leider einen Haken, denn für 90 Prozent des Alkoholabbaus ist unsere Leber zuständig. Sie beginnt schon wenige Minuten nach dem ersten Schluck den Alkohol abzubauen. Die Geschwindigkeit des Abbaus ist dabei auch vom Geschlecht, dem Körpergewicht und dem Fettanteil des Körpers abhängig. Frauen sind dabei eindeutig im Nachteil. Zum einen besitzen sie im Verhältnis zum Körpergewicht durchschnittlich mehr Körperfett und weniger Körperwasser, wodurch die Blutalkoholkonzentration insgesamt höher ausfällt, da sich der Alkohol auf eine kleinere Menge an Körperwasser verteilt, und zum anderen fehlt ihnen – im Gegensatz

zu den Männern – ein Enzym namens ADH (Alkoholdehyd-
rogenase), das bereits im Magen einen geringen Teil des
Alkohols zersetzt. Die Leber baut maximal 0,1 bis 0,2 Gramm
Alkohol pro Kilogramm Körpergewicht der in Alkohol enthaltenen Ethanolmoleküle pro Stunde ab. Das heißt, je nach
Konsum kann dieser Prozess unter Umständen eine ganze
Weile dauern. Bei gesteigertem Alkoholkonsum kann sich die
Leber jedoch anpassen, sodass der Abbauprozess schneller
erfolgt. Die Leber kann also «trainiert» werden. Dazu wird
ein geringer Teil über die Lungen und Nieren ausgeschieden.
Und auch über die Haut verlieren wir Alkohol, allerdings maximal magere 5 Prozent; dieser Wert ist so gering, dass er schon
fast unerheblich ist.

Viele kennen dennoch das Gefühl, nach dem Konsum von
Alkohol zunehmend zu schwitzen. Da ist auch etwas dran,
denn der Alkoholabbau kostet vermehrt Energie. Die Leber
fährt ihre Aktivität deutlich nach oben, und dies geht immer
mit einer erhöhten Wärmeproduktion einher. Vermehrte
Arbeit bedeutet mehr Wärme. Diese Wärme muss aus dem
Körper raus, da sie die optimale Leistung der Leber stören
würde. Eine überlastete Leber kann nicht richtig abbauen.
Und diese Wärme verspüren wir auf der Haut, und somit
könnte man meinen, dass der Schweiß ein Indiz für den Alkoholabbau ist. Doch das ist nur ein subjektives Gefühl. Denn
Schweiß enthält (fast) alles – nur keinen Alkohol.

Das bedeutet im Klartext: Alkohol lässt sich nicht ausschwitzen. Und es ist dazu auch nicht ungefährlich, Restalkohol
durch Sport loswerden zu wollen. Denn schon nach einem
Glas Bier wird die Reaktionszeit merklich herabgesetzt, und
auch die Konzentration und das Schmerzempfinden lassen
nach, wodurch insgesamt ein erhöhtes Sturz- und Verletzungsrisiko besteht.

ALKOHOL LÄSST DIE LEISTUNG SCHWINDEN

Darüber hinaus ist mit Konsequenzen für unser Herz-Kreislauf-System zu rechnen. Die Leber benötigt für den Alkoholabbau Kohlenhydrate, die dem Organismus bei gleichzeitiger sportlicher Betätigung allerdings nicht mehr zur Verfügung stehen. Als Folge kann es zu einer allgemeinen Unterzuckerung wie auch zu einem Nachlassen der Muskelkraft kommen, da der Körper die Kohlenhydrate ebenso als Brennstoff für die Entwicklung seiner Muskelkraft benötigt. Aber auch unser Kreislaufsystem leidet, denn selbst eine geringe Menge an Alkohol veranlasst die Blutgefäße, sich zu erweitern, wodurch das Herz mehr Blut mit größerer Kraftleistung durch unseren Körper pumpen muss. Für die Versorgung der Muskulatur bedeutet dies wiederum, dass sie zwischenzeitlich unterversorgt wird. Das lässt sich beispielsweise daran erkennen, dass schon zwei Gläser Alkohol die Sprintgeschwindigkeit bis um 10 Prozent herabsetzen. Darüber hinaus gerät auch unsere Ausdauerleistung in Mitleidenschaft, und das selbst bei geringen Dosen! Das haben Schweizer Forscher herausgefunden, indem sie der Hälfte einer Gruppe von trainierten Radfahrern vor einer Ausdauereinheit auf dem Fahrradergometer einen »Cocktail« aus Ethanol (EtOH) und Kohlenhydraten (0,5 ml EtOH/kg fettfreier Körpermasse) verabreichten und die andere Hälfte eine alkoholfreie Version trinken ließen. Es stellte sich heraus, dass die Gruppe, die Alkohol getrunken hatte, geringere Wattleistungen erzielte (233 W versus 243 W). Das spiegelte sich auch im stärkeren subjektiven Anstrengungsempfinden der »Ethanol-Gruppe« wider. Der Alkohol führte bei ihnen zu einem erhöhten Pulsschlag, was besonders für Herz-Vorgeschädigte und Laien unter Belastung zur Gefahr werden kann.

DIE LEBER HAT VORFAHRT

Daneben wird vor allem auch unser Wasserhaushalt ins Ungleichgewicht gebracht, da Alkohol den Körper entwässert und bei zusätzlichem Schwitzen damit einen nicht unproblematischen Elektrolytverlust hervorrufen kann. Somit wirkt sich Alkohol auch negativ auf die Regeneration des Organismus nach Belastung aus, da es den Erholungsprozess behindert. Dies gilt ebenso für den Abbau von Abfallstoffen, die in unseren Muskeln anfallen, vor allem für die Milchsäure. Laktat wird besonders bei höheren körperlichen Anstrengungen gebildet, bei denen dem Körper zur Energiegewinnung kein Sauerstoff mehr zur Verfügung steht. Schon bereits nach dem ersten Schluck Alkohol gerät dieser Prozess ins Stocken. Das bedeutet, dass die Leber dem Alkoholabbau Vorrang gewährt und die Milchsäure erst einmal Milchsäure sein lässt. Hierdurch wird jedoch die Pufferkapazität im Blut vermindert, wodurch es zu einer Übersäuerung des Organismus kommen kann, da das Laktat nicht mehr abgepuffert wird – die basischen Puffer sind nämlich schon durch den säurebildenden Abbau des Alkohols aufgebraucht worden.

Eine weitere geschlechtsspezifische Auswirkung betrifft den verminderten anabolen oder »muskelaufbauenden« Effekt des Krafttrainings bei Männern, da alkoholische Getränke wie Wein und Bier immer den faden Beigeschmack haben, dass sie die Testosteronproduktion unterdrücken. Grund dafür sind die starken Phyto-Östrogene – weibliche Hormone, die sowohl im Hopfen des Bieres als auch in den roten Trauben des Rotweins enthalten sind. Somit würde man ganz umsonst trainieren, denn ein neuer Muskelaufbau ist bei einem erhöhten Phyto-Östrogen-Spiegel erst einmal nicht zu erwarten. Ohne Testosteron läuft nichts mit den Muskeln – und »im Bett« auch nicht!

FAZIT: Wie bei so vielem im Leben heißt auch hier die Devise »Maß halten«: Ein Gläschen Wein oder Bier und ab und zu auch mal ein zweites oder drittes schaden nicht. Möchte man sich am »Tag danach« allerdings körperlich betätigen, sollte man einen Gang zurückschrauben oder das Training eben um einen Tag verschieben. Dennoch empfiehlt es sich, dem Körper nach einer durchzechten Nacht etwas Sauerstoff und Bewegung zu gönnen. Gehen Sie es dann einfach etwas ruhiger an und machen Sie zum Beispiel einen gemütlichen Spaziergang!

DAS MACHT ALKOHOL MIT UNS

0,5 PROMILLE: Die Stimmung steigt merklich an, man wird euphorisch und neigt zu einem starken Rededrang. Unsere Koordination lässt bereits nach und kann bei steigendem Blutalkoholwert leicht in massive Gleichgewichtsstörungen übergehen. Besonders gefährlich wird dies durch die zunehmende Selbstüberschätzung!

1–2 PROMILLE: Ab hier beginnt das sogenannte Rauschstadium. Reaktions- und Gleichgewichtsvermögen sind stark vermindert, und durch die steigende Verwirrung verliert man auch leicht die Orientierung. Ebenso verändern sich unser Verhalten wie auch unsere Emotionen, sodass Stimmungsschwankungen keine Seltenheit sind. Dieses Stadium wird häufig schon von Übelkeit und Erbrechen begleitet.

2–3 PROMILLE: Alle bereits beschriebenen Funktionen sind noch stärker beeinträchtigt. Die Reaktionsfähigkeit beträgt nahezu null.

3–5 PROMILLE: Es besteht die starke Gefahr von Bewusstlosigkeit bis hin zu komatösen Zuständen. Körpertemperatur und Atmung sinken beträchtlich ab – Atemnot und Atemlähmung können fatale Folgen sein.

TOP-MYTHEN ZU LAKTAT

Die Beine brennen, nichts läuft mehr. So ergeht es Sportlern, wenn sie davon reden, dass sie »blau« sind. Sämtliche Energie ist aus den Muskeln raus, und das teuflische Laktat macht sich überall im Körper breit. Und das tut so weh.

Laktat, auch Milchsäure genannt, liegt in Ruhe in einer Konzentration von 1 bis 2 Millimol pro Liter (mmol/l) im menschlichen Organismus vor und wird in unseren Muskelzellen, Gehirn, Haut, Erythrozyten und Darm gebildet. Wenn während sportlichen Belastungen unserer Muskulatur eine Leistung abverlangt wird, die mehr Sauerstoff benötigt, als über die Blutzufuhr abgedeckt werden kann, steigt der Laktatwert bei guten Sportlern schon mal auf bis über 18 mmol/l an. Das ist in der Regel bei kürzeren, intensiven Ausdauerbelastungen der Fall, bei denen man sich nicht mehr unterhalten kann – einem im wahrsten Sinne »die Luft wegbleibt«. Man spricht hierbei auch von anaeroben Belastungen. Beanspruchungen, die hingegen unter ausreichender muskulärer Sauerstoffversorgung ausgeübt werden, während Laktat über die Zellatmung in den Mitochondrien verwertet werden kann, bezeichnet man als aerob. Darunter fallen vor allem moderate Belastungen wie etwa Langstreckenläufe. In der Ausdauerleistungsdiagnostik sucht man nach einer physiologischen Schwelle, unter der man seine Leistung nahezu unbegrenzt mit ausreichend Sauerstoff aufrechterhalten kann. Dort herrscht also ein Gleichgewichtszustand zwischen Laktatproduktion und -abbau. Je besser es dem Sportler gelingt, sich auch bei steigenden Beanspruchungen unterhalb dieser »kritischen« Schwelle zu bewegen, desto besser ist seine Ausdauerleistungsfähigkeit.

Im Jahr 1976 wurde erstmals an der Deutschen Sporthochschule anfallendes Laktat mittels eines Bluttropfens aus dem

Ohrläppchen bestimmt. Eine Laktatmessung erfolgt meist mithilfe eines Stufentests auf einem Fahrrad- oder Laufbandergometer. Der Sportler absolviert dabei ansteigend hohe Belastungsstufen, nach denen jeweils ein Tropfen Laktat »abgezapft« wird. Danach wird abgelesen, bei welcher Leistung (Watt, km/h) und Herzfrequenz der Laktatwert über 2 bis 4 mmol/l ansteigt. Die dabei erreichte Herzfrequenz soll dann den Trainingspuls für zukünftige Trainingseinheiten darstellen. Obwohl nach wie vor die weit verbreitete Hoffnung besteht, dass Laktatmessungen zu den objektiven Testverfahren zur Trainingsplanung und -steuerung gerechnet werden, sind diese Zahlen selbst nach jahrelanger Forschung nicht wirklich aussagekräftig. Denn so unterschiedlich wie der Mensch und auch sein Trainingszustand, seine Genetik und vieles mehr sind, so variabel können auch einzelne Laktatschwellen sein. Besonders Anfänger und Untrainierte zeigen so eine große Variation in der Produktion und Verarbeitung von Laktat, dass für diese Gruppe die Laktatmessung eher ungeeignet ist. So spielt unter anderem eine Rolle, wie hoch die momentanen körpereigenen Vorräte an Muskelglykogen (also Zucker) sind. Bei gefüllten Glykogenspeichern kann mehr Laktat produziert beziehungsweise eine höhere Leistung erbracht werden als bei einer entsprechend glykogenarmen Ernährung. Darüber hinaus können auch die gemessenen Werte zwischen Muskellaktat und Blutlaktat erheblich voneinander abweichen, da die Bildung, Verteilung und der Abbau des Laktats von komplexen Stoffwechselvorgängen abhängen und somit nicht zeitgleich in allen Organen identisch sind.

Sollten Sie daher ernsthaftes Interesse hegen, Ihr Training professionell zu planen und zu steuern, so empfiehlt sich immer eine Testung, wie sie in unserem Kapitel »Der Trainingspuls lässt sich errechnen« ausführlich erläutert wird. Der Laktatwert gibt nur eine gewisse Sicherheit zur Trainingssteuerung vor. Der Schein kann aber durchaus trügen.

Mo

Di

Mi

Do

Fr

Sa

So

16. JE MEHR, DESTO BESSER

Irgendwie scheint es logisch zu sein: Wer viel und vielleicht sogar am besten täglich Sport treibt, ist topfit! Trainiert unsere Fußballnationalmannschaft nicht manchmal sogar zweimal am Tag? So muss es doch richtig sein, oder? Und wer nur einmal pro Woche Sport macht, der hat gar nichts davon. »Einmal ist keinmal«, wie ein altes Sprichwort sagt. Die Pause ist dann viel zu lang. Je mehr also, desto besser!

Sport ist gesund – keine Frage – und sollte auch regelmäßig betrieben werden. Allerdings kommt es auf das richtige Maß an. Viele sind der Meinung, mit einem Skiurlaub pro Jahr wäre es getan. Andere denken, nur wer jeden Tag bis an seine Grenzen geht, wird einen langfristigen Trainingserfolg zu verzeichnen haben. Doch leider stimmt weder das eine noch das andere, denn beides hängt sowohl von der richtigen »Dosierung« als auch vom individuellen Trainingsstand und der Sportart selbst ab. Viel hilft viel stimmt jedenfalls so nicht! Doch wie viel soll es denn nun sein?

Damit der Körper vom Training überhaupt etwas hat, muss zunächst ein Reiz auf ihn ausgeübt werden, der ihn dazu veranlasst, sich anzupassen. Das geschieht unter anderem dadurch, dass mehr Energie gespeichert wird, sich neue Kraftwerke in unseren Muskelzellen bilden, mehr Enzyme des Energiestoffwechsels gebildet werden, mehr Eiweiß in die Muskelfasern eingelagert wird und so weiter. Der Organismus reagiert somit auf jeden Reiz, der »überschwellig« ist und ihn positiv stimuliert. Der Körper wappnet sich damit für die folgende

Belastung, indem er sich auf ein höheres Ausgangsniveau bringt. Dies stellt einen eigenen Schutzmechanismus dar und wird in der Fachsprache auch oft als »Superkompensation« bezeichnet. Um von der Superkompensation Gebrauch machen zu können, ist es von immenser Wichtigkeit, sich an bestimmte »Spielregeln des Körpers« zu halten. Untrainierte Personen benötigen dafür nur ganz niedrige und auch seltene Reize, um positive Anpassungen des Körpers auszulösen. Erst wenn der Körper sich an diesen Reiz gewöhnt hat und leistungsfähiger geworden ist, ist es an der Zeit, häufigere und intensivere Reize zu setzen. Der Organismus eines Untrainierten benötigt länger als der eines Trainierten und deswegen auch mehr Ruhetage. Die Mindestpause beträgt bei Untrainierten für Ausdauersport bis zu 36 Stunden. So wäre es mehr als unsinnig, mit dem persönlichen Training zu beginnen, indem man jeden Tag einen ermüdenden Waldlauf durchführt. Eine aktive Pause in Form eines gemütlichen Spaziergangs ist hingegen kein Problem. Denn nur zu häufige und zu intensive Reize machen das gesamte Training mit seinen Effekten zunichte. Ihr Herz-Kreislauf wird Sie bei jeder Form des Trainings mit einer entsprechenden Erhöhung des Schlagvolumens Ihres Herzens belohnen, wodurch mit einem Herzschlag mehr Blut durch den Organismus gepumpt werden kann und Ihr Ruhepuls dadurch langfristig sinkt. Zudem verbessert sich die gesamte Durchblutungssituation des Organismus durch die Bildung und Erweiterung von Blutgefäßen (Kapillaren), wodurch sich auch der Blutdruck stabilisiert und gegebenenfalls reduziert wird. Der Stoffwechsel reagiert mit einer prozentualen Zunahme der Fettverbrennung, indem er seine Zuckerreserven in Muskeln und Leber einspart. Darüber hinaus verhilft Ausdauersport zu einer erhöhten Stressresistenz, um nur einige Beispiele zu nennen.

Neben überschwelligen Reizen und ausreichenden Pausen muss das Training gezielt gesteigert werden. Daneben ist unbedingt die allgemeine Belastbarkeit der Körperstrukturen zu beachten, die nicht überschritten werden darf. Hier gilt die allgemeine Regel: Man richtet sich immer nach dem schwächsten Glied in der Kette! Die Organe benötigen alle unterschiedlich lange, um sich an die neuen Trainingsreize zu gewöhnen. Unser Herz-Kreislauf-System, das Nervensystem sowie der Stoffwechsel können sich dabei am schnellsten anpassen. Auch die Muskulatur kann sich gut auf die erhöhte Beanspruchung einstellen. Anders sieht es mit bindegewebigen Strukturen wie Sehnen und Bändern wie auch mit Knorpel- und Knochenstrukturen aus. Dieser sogenannte passive Bewegungsapparat benötigt am meisten Zeit, um das Gewebe entsprechend aufzubauen und somit Gelenke, Bänder und Sehnen nicht zu überlasten.

WAS GILT ES ZU BEACHTEN?

Möchten Sie also mit einer Ausdauersportart beginnen, so ist ein Trainingsumfang von dreimal 30 Minuten pro Woche völlig ausreichend. Dabei kann man die Einheiten anfangs sogar auf dreimal 10 Minuten aufteilen. Nach und nach sollten die Einheiten dann allmählich auf bis zu 60 Minuten, die in einem Stück absolviert werden können, ausgeweitet werden. Um zu überprüfen, ob Sie sich im »grünen Bereich« Ihrer Leistungsfähigkeit bewegen, sollten Sie sich während der gesamten Belastung noch unterhalten können. So wird gewährleistet, dass Ihre Muskeln mit ausreichend Sauerstoff versorgt werden und nicht aufgrund von Milchsäurebildung vorzeitig ermüden.

Eine gute Kontrolle bietet dabei auch der Ruhepuls. Messen Sie morgens direkt nach dem Aufwachen noch während des Liegens an drei aufeinanderfolgenden Tagen Ihren Ruhepuls (zehn Sekunden messen und mit sechs multiplizieren oder 15 Sekunden und mit vier multiplizieren). Steigt der Wert nach den Trainingseinheiten um fünf bis zehn Schläge pro Minute an, war das Training zu intensiv. Lassen Sie sich nicht von bestimmten Formeln verunsichern, die Sie in irgendeiner Zeitschrift oder im Fitnessstudio nebenan aufgeschnappt haben. Denn keine berücksichtigt alle wichtigen Parameter wie Alter, Geschlecht, Trainingszustand, Gewicht, Vorerfahrungen und einige mehr. Für den Gesundheitsbereich reicht die Faustregel »Laufen, ohne zu schnaufen« völlig aus. Wenn man hingegen ein ehrgeiziges Trainingsziel wie einen Marathon oder Triathlon vor Augen haben sollte, empfiehlt es sich immer, eine spezielle Untersuchung durchführen zu lassen, wie in Kapitel 34 auf Seite 225 ausführlich beschrieben wird.

Sollten Sie sich eher kraftbetonten Sportarten wie Krafttraining an Geräten oder Aerobic-Kursen mit Kräftigungsschwerpunkt zuwenden, so gelten auch hier klare Grundsätze, um den Organismus nicht zu überfordern. So werden nach einem Muskelaufbautraining Pausen von 48 bis 60 Stunden empfohlen. Anfänger benötigen auch hier entsprechend länger. So reichen zwei bis drei Trainingseinheiten die Woche zunächst völlig aus und sollten erst nach einigen Monaten auf maximal vier Einheiten pro Woche gesteigert werden. Was die Trainingseinheit selbst anbelangt, sollte immer mit niedrigen Gewichten begonnen werden, um den aktiven und passiven Bewegungsapparat nicht zu überfordern. Erst nach frühestens zwei bis drei Monaten können die Gewichte dann allmählich erhöht werden. Letzteres zielt vor allem auf eine Zunahme des Muskelquerschnitts ab, wohingegen bei dem sogenannten Muskelausdauertraining mehr die allgemeine Widerstandsfähigkeit gegenüber Ermüdungen im Vordergrund steht. (Auf weitere Vorzüge des Krafttrainings wird in Kapitel 11, »Ausdauertraining ist gesünder als Krafttraining«, ausführlich eingegangen.) Fortgeschrittene führen zudem häufig auch ein spezielles Maximalkrafttraining durch, das darauf abzielt, möglichst viele Muskelfasern gleichzeitig anzusteuern und zu aktivieren (=rekrutieren). Hierbei werden pro Satz maximal eine bis acht Wiederholungen mit dem höchstmöglichen Krafteinsatz durchgeführt. Da hierbei eine blitzschnelle Ansteuerung der Muskelfasern und damit das reibungslose Zusammenspiel mit dem Gehirn eine große Rolle spielen, spricht man auch vom sogenannten neuromuskulären oder intramuskulären Training. Bei dieser sehr ermüdenden Form des Trainings ist eine noch höhere Pausenzeit von 56 bis 72 Stunden erforderlich. Eine ebenso lange Regeneration benötigt ein Koordinationstraining, da unser Nervensystem, das gerade bei koordinativen Bewegungsformen, bei denen die Qualität der Bewegung im Vordergrund steht, sehr schnell ermüdet.

FAZIT: Das Einzige, was Untrainierte praktisch täglich praktizieren können und auch sollten, ist ein moderates Ausdauertraining. Kann man sich während des Joggens oder Radfahrens noch mit seinem Trainingspartner unterhalten, so wird dieses Kriterium mit Sicherheit erfüllt. Als Ergänzung bietet sich auf alle Fälle ein entsprechendes Kräftigungs- und Koordinationstraining an, das etwa zweimal wöchentlich durchgeführt werden kann und fachmännisch angeleitet wurde. Von mehr sportlicher Betätigung profitieren wirklich nur gut trainierte Sportler, die ihre Leistung weiterhin verbessern wollen. »Je mehr, desto besser« gilt also im Sport auf keinen Fall.

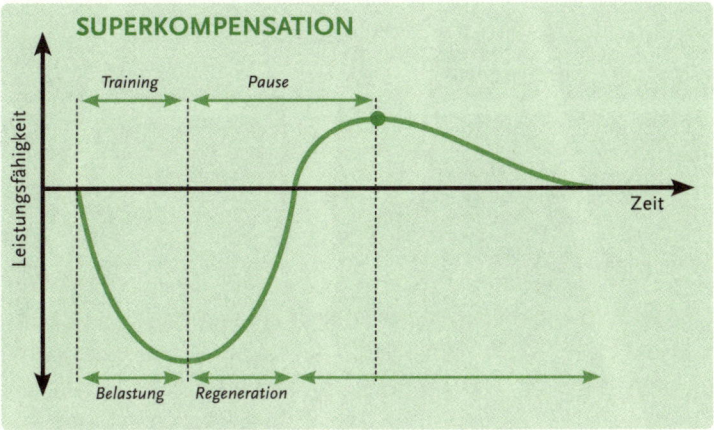

Abb.: MOMA Superkompensation

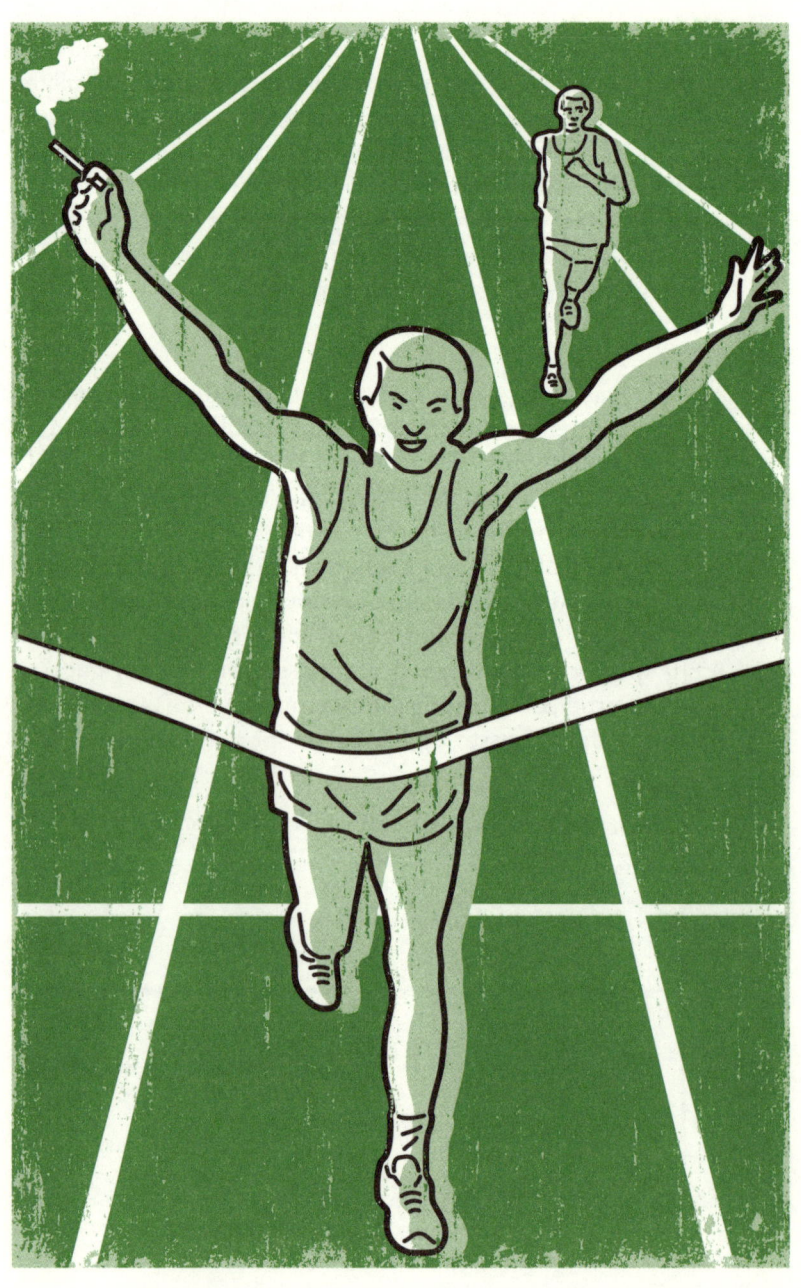

17. NICHTRAUCHER HABEN EINE BESSERE AUSDAUER

? *Vielleicht haben Sie die gut gemeinten Ratschläge von Freunden, Familie, Ärzten oder Bekannten bereits selbst zur Genüge gehört:* »*Sobald du mit dem Rauchen aufhörst, verbessert sich auch deine Ausdauer – scheinbar ganz wie von selbst!*«
Raucher stehen immer im Licht der Kritik, und gerade Sportler schaden ihrer Leistungsfähigkeit, wenn sie rauchen. Und Ausdauerathleten sind besonders gefährdet.

Fakt ist, dass Erwachsene, die regelmäßig Sport treiben und rauchen, zwar meist Beeinträchtigungen in ihrer Lungenfunktion aufweisen, aber dennoch oft weitaus besser in Lungenfunktionstests abschneiden als Raucher, die sich nicht sportlich betätigen. In einer amerikanischen Studie wurde sogar nachgewiesen, dass Nichtstun mindestens genauso gefährlich für das Herz-Kreislauf-System ist wie das Rauchen von Zigaretten.

Dabei muss natürlich unterschieden werden, wie viele Zigaretten im Durchschnitt pro Kopf geraucht werden. Die gebräuchlichsten Definitionen des Rauchens sind die des täglichen Rauchers, der mindestens eine Zigarette am Tag raucht, beziehungsweise die des derzeitigen Rauchers, der täglich oder zumindest gelegentlich raucht. Ab 20 täglich gerauchten Zigaretten wird man der WHO zufolge als starker Raucher bezeichnet. Nach dem Mirkozensus des statistischen Bundesamtes von 2005 waren immerhin 73 Prozent der Deutschen über 15 Jahre Nichtraucher, während 27 Prozent als aktive Raucher und Raucherinnen bezeichnet werden.

Bei moderatem Zigarettenkonsum leben sportliche Raucher gesünder als nichtrauchende Bewegungsmuffel, da Untersuchungen zufolge Nichtsportler ein bis zu eineinhalbmal höheres Risiko haben, kardiale und/oder stoffwechselbedingte Beschwerden davonzutragen. Laut dem Epidemiologen Paffenbarger wird das Risiko für Herz-Kreislauf-Erkrankungen bereits wesentlich minimiert, wenn man etwa dreieinhalb Stunden pro Woche spazieren geht (siehe dazu auch Kapitel 36, »Spazierengehen bringt nichts«). Ihm zufolge spielt es auch keine Rolle, ob noch andere negative Parameter wie Rauchen oder Übergewicht hinzukommen.

DAS GIFTIGE KOHLENMONOXID

Dennoch muss man natürlich ganz klar sagen, dass Rauchen vor allem die Ausdauerleistung negativ beeinflusst – daran gibt es keinen Zweifel. Hierfür ist besonders der erhöhte Kohlenmonoxidgehalt im Blut verantwortlich. Kohlenmonoxid wird über die Verbrennungsgase der Zigarette inhaliert und hat die Eigenschaft, dass es etwa 200- bis 300-mal leichter vom roten Blutfarbstoff Hämoglobin gebunden wird als Sauerstoff. Der Tabakrauch blockiert dabei etwa zehn Prozent der roten Blutkörperchen und erhöht gleichzeitig die Gerinnbarkeit des Blutes, da sich die Blutplättchen leichter zusammenballen. Dadurch steigt also nicht nur die Gefahr einer Thrombose, sondern dem Körper steht während einer Belastung auch nicht mehr genügend Hämoglobin für den Sauerstofftransport zu den Muskeln zur Verfügung. Da die Bindungseigenschaft des Kohlenmonoxids an das Hämoglobin so stark ist, »spürt« man selbst nach der letzten Zigarette noch bis zu einem Tag lang, dass die Ausdauer beeinträchtigt ist.

Rauchen führt außerdem zu einer Beschleunigung des Herzschlags sowie zu einer Steigerung des Blutdrucks, wodurch das Herz unnötige Mehrarbeit leisten muss und damit auch mehr Sauerstoff benötigt. Da jedoch das Nikotin gleichzeitig die Blutgefäße verengt, wird das Herz dennoch schlechter mit Sauerstoff versorgt. Zudem ist die Lungenschleimhaut durch das Rauchen ständigen Reizen ausgesetzt; daraus kann sich ein Raucherhusten entwickeln, der sich wegen der Beeinträchtigung der Atmung ebenso störend auf die sportliche Betätigung auswirkt.

DIE RISIKEN STEIGEN MIT DEN QUALEN

Dennoch ist sicherlich nachvollziehbar, dass sich auch bei Rauchern durch ein regelmäßiges Herz-Kreislauf-Training langfristig eine Verbesserung der Ausdauerleistung einstellt. Im Vergleich zu trainierenden Nichtrauchern fällt die Verbesserung der Fitness allerdings wesentlich geringer aus. Durch ein regelmäßiges Training nimmt bei Rauchern offenbar das Gesamtrisiko anderer, für Raucher typischer Erkrankungen leicht ab. Allerdings kann nicht eindeutig belegt werden, ob sich die gesundheitlichen Risiken des Rauchens im Allgemeinen verringern lassen. Denn Studien weisen eindeutig darauf hin, dass Rauchen immer mit einem Anstieg von Leukozyten verbunden ist, was wiederum auf eine systemische, also den gesamten Körper betreffende Entzündung schließen lässt. Dieser Effekt könnte nach Angaben der Wissenschaftler auch durch Sport nicht vollständig kompensiert werden, sondern ist und bleibt nachweislich ein Risiko für die Entwicklung kardiovaskulärer Erkrankungen. Auch das steigende Risiko für Krebserkrankungen darf natürlich nicht unterschätzt werden. Denn im Zigarettenrauch lassen sich neben Nikotin, Teerstoffen und Kohlenmonoxiden immerhin noch rund 4.800 weitere chemische Substanzen finden, wovon nach Angaben des Deutschen Krebsforschungszentrums in Heidelberg (DKFZ) mehr als 70 verdächtigt werden, krebserregend zu sein. Obwohl viele Zusatzstoffe, die den Zigaretten hinzugefügt werden, auch in Lebensmitteln zugelassen sind, wie Aroma-Gemische, Gewürze, Kaffee, Honig, Öle, Wachse, Fette und Ähnliches, wandeln sie sich durch die hohen Temperaturen von 600 bis 900 Grad in der Glutzone der Zigarette in karzinogene Substanzen um.

Wer nicht raucht, ist daher natürlich klar im Vorteil. Wer aber zumindest versucht, das Rauchen mithilfe von Sport aufzugeben, ist auf dem richtigen Weg. So trägt bereits ein rauchfreier Tag dazu bei, dass sich zum einen das Risiko für einen Herzinfarkt verringert und sich zum anderen die Atmung nach zwei bis drei weiteren Tagen ohne Zigarette deutlich verbessert. Das gleiche Risiko wie das eines Nichtrauchers wird allerdings erst nach etwa fünfzehn rauchfreien Jahren erreicht.

FAZIT: Sportler, die rauchen, gibt es viele; meist unbemerkt und heimlich frönen sie dem Rauchgenuss. So finden sich gerade auch im Fußballbereich viele Profis, die gern den blauen Dunst genießen. Und ihrer Leistung schadet das nicht – wenigstens scheint es so. Es gibt sogar Spieler, die in der Halbzeit schnell eine Nikotindosis zu sich nehmen. Dass dies nicht guttut, ist klar. Aber wenn man genug trainiert, dann hat es weniger Einfluss, wenn man raucht. Nur der Risiken muss man sich bewusst sein, die im »Dunst« liegen. Noch viel schlechter ist es, völlig unsportlich zu sein! Da sind die qualmenden Sportler sogar noch weniger gefährdet.

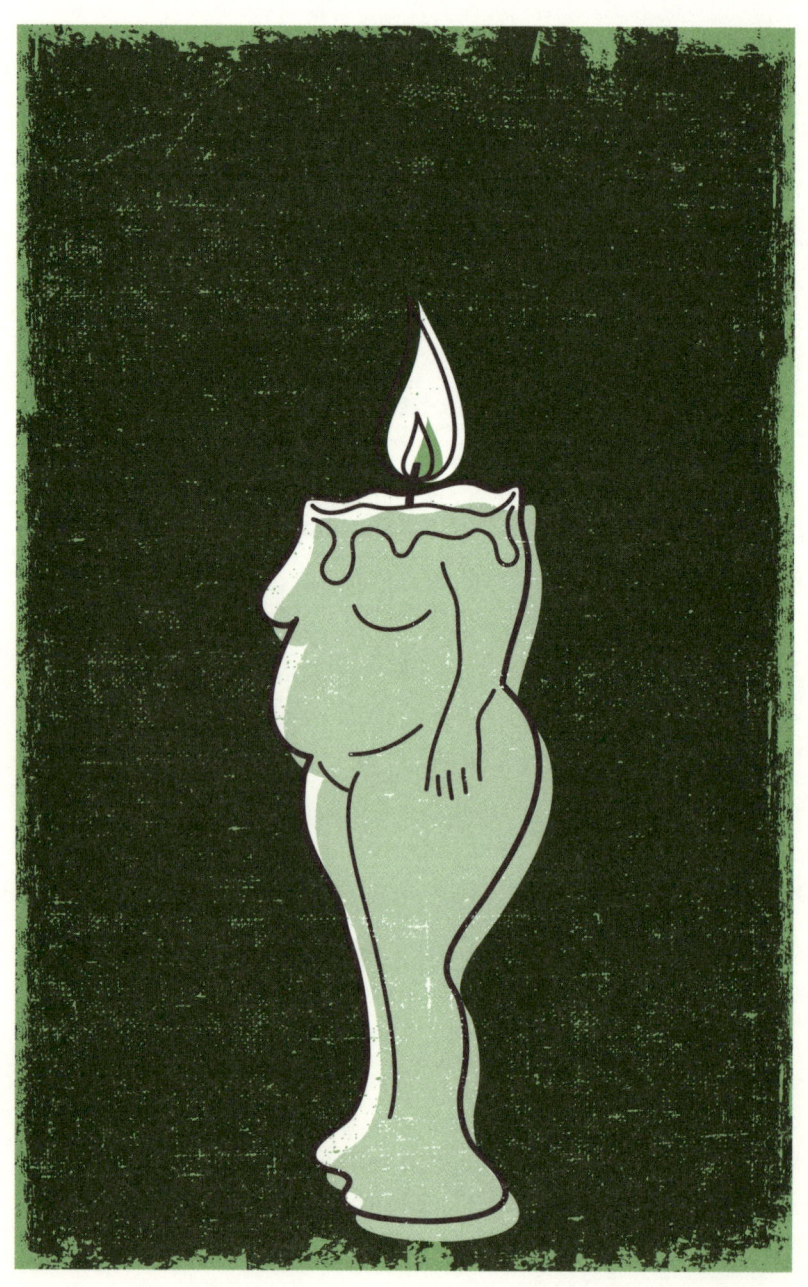

18. DIE FETTVERBRENNUNG BEGINNT ERST NACH 30 MINUTEN

In allen schlauen Ratgebern ist man sich einig: Die Empfehlungen lauten, 30 bis 45 Minuten Ausdauertraining seien der beste Weg, um die Fette endlich abzubauen. Der Grund dafür ist logisch und einsichtig, denn die Fettverbrennung beginnt erst nach 30 Minuten Sport; ein kürzeres Training bringt nichts, da kann man es ja gleich bleiben lassen. Und schlimmer noch: In den ersten 30 Minuten kann man mit noch so hohen Intensitäten trainieren, doch es werden trotzdem nur Kohlenhydrate abgebaut. Erst wenn diese alle verschwunden sind, geht es ran an die Fette.

Welch ein Glück! Das stimmt nicht – von der ersten Sekunde an sind auch Fette mit dabei. Aus zahlreichen Untersuchungen geht hervor, dass der Körper seine Energie immer aus mehreren, vor allen aber zwei Quellen bezieht: Kohlenhydraten und Fetten. Gleich, ob er sich nun in Ruhe befindet oder hohen Belastungen ausgesetzt ist. Was sich ändert und den bestimmten Situationen und Belastungen angepasst wird, ist einzig und allein die Zusammensetzung der jeweiligen Anteile. Die Mischung macht es also, wobei Art, Dauer und Intensität der körperlichen Belastung die jeweiligen Anteile bestimmen. Auch wenn Sie gerade im Sessel sitzend dieses Buch lesen, verbrennen Sie Fett. Es ist aber so wenig, dass es sich nicht lohnt, länger sitzen zu bleiben.

DIE ENERGIEGEWINNUNG DES KÖRPERS

Die Energie, die der Körper zur Muskelkontraktion benötigt, wird unter der Spaltung von Adenosintriphosphat (ATP) gewonnen. Zur Wiedergewinnung von ATP stehen dem Körper drei Wege zur Verfügung:

- *Anaerob-alaktizid:* ohne Sauerstoffversorgung der Muskulatur und ohne Laktatbildung durch Spaltung von Kreatinphosphat (Lohmann-Reaktion), was der Organismus aber nur für wenige Sekunden (wie etwa bei einem Sprint) aufrechterhalten kann.

- *Anearob-laktazid:* ohne Sauerstoffversorgung der Muskulatur durch Abbau von Glykogen beziehungsweise Glukose zum Endprodukt Lakat. Dies kann über einige Minuten aufrechterhalten werden, zum Beispiel bei einem 800-Meter-Lauf.

- *Aerob:* Verbrennung (Oxidation) von Glykogen beziehungsweise Glukose oder Fettsäuren. Die Oxidation kann über den Abbau von unserem fast endlosen Speicher an Fetten bis zu mehreren Stunden aufrechterhalten werden.

Wie hoch nun der Anteil der Fettverbrennung an der Energiegewinnung ist, wird primär von der Intensität der Belastung und dem individuellen Trainingszustand bestimmt. Das Optimum der Energiegewinnung liegt laut wissenschaftlich durchgeführten Untersuchungen bei den meisten Menschen bei durchschnittlich 50 bis 70 Prozent der maximalen Ausdauerleistungsfähigkeit und lässt sich durch Training sogar noch erhöhen. Die Bedeutung der Fettoxidation steigt dabei mit zunehmender Belastungsdauer an, das heißt, der Anteil der Fettverbrennung erhöht sich während der Belastung kontinuierlich, und je länger das Training dauert, umso mehr Fett wird dabei anteilig verbrannt.

FETTSÄUREVERBRENNUNG STEIGT ALLMÄHLICH AN

Bei einer Belastungsintensität von beispielsweise 70 Prozent der maximalen Sauerstoffaufnahme wird der Energiebedarf zu Beginn zu 20 bis 30 Prozent aus Fetten gedeckt und steigt mit zunehmender Belastungsdauer auf 40 bis 50 Prozent. Bei einer niedrigeren Belastungsintensität kann sich der Anteil der Fettsäureverbrennung von etwa 30 bis 40 Prozent in den ersten ein bis zwei Stunden auf bis zu 60 bis 70 Prozent nach mehreren Stunden erhöhen. Verschiedene Untersuchungen bestätigen, dass aber auch bei kurzen intensiven Belastungen wie zum Beispiel beim 800-Meter-Lauf zwar zunächst anaerobe Stoffwechselprozesse zur Energiegewinnung genutzt werden, aerobe Stoffwechselprozesse aber während des Laufes kontinuierlich ansteigen und dann Fette verbrannt werden.

WOHER STAMMEN DIE FETTE?

Schwieriger zu beantworten ist die Frage, woher der Körper sein Fett bezieht. Werden vor allem die freien Fettsäuren zur Energiegewinnung genutzt oder doch eher das Depotfett aus der überflüssigen Speckrolle, wie von zahlreichen »Abnehmversuchern« gehofft und deshalb gern geglaubt wird?

Die Praxis zeigt: Wer sein Gewicht reduzieren will, muss entweder seine Kalorienzufuhr (Essen) senken, den Kalorienverbrauch (Belastung) erhöhen oder beides kombinieren, um eine negative Energiebilanz zu erhalten und somit langfristig abnehmen zu können.

Da aber der Kalorienverbrauch umso höher ausfällt, je größer die Belastung ist, geht die Rechnung mit der alleinigen Fettverbrennung zur Gewichtsreduktion nicht auf. Auch wenn es sich verlockend und logisch anhört und deshalb gern propagiert wird, kann das Training im Fettverbrennungsbereich

leider nicht mit dem Abbau überflüssigen Körperfettes gleich-
gesetzt werden. Allerdings kann der Anteil der Fettverbrennung an der Energiegewinnung durch Training gesteigert
werden. Und das ist der eigentliche Erfolg des »Fettstoff-
wechsel-Trainings«.

Der Körper versucht damit seine Kohlenhydratspeicher zu
schonen, um sein Durchhaltevermögen für submaximale Ausdauerbelastungen zu verbessern. Da bei der Fettverbrennung
zudem keine Sauerstoffschuld eingegangen wird, kann diese
Belastung theoretisch unbegrenzt lange aufrechterhalten werden. Ein normalgewichtiger Mann (70 kg) hat circa 180.000
kcal Fett. Ohne Kohlenhydrate verbrennt man aber kein Fett,
deswegen kommt es auch auf die richtige Ernährung während
des Sporttreibens an. Nichts zu essen, damit man mehr Fett
verbrennt, ist falsch! Dann kommt es zum sogenannten
»Hungerast«, der bei allen Sportlern gefürchtet ist.

DER »HUNGERAST«

Die meisten von Ihnen erinnern sich wohl noch an Jan Ullrich
mit seinem Hungerast bei der Tour de France, der Marco
Pantani den Sieg einbrachte. Und das lang daran: Aus dem
Leberglykogen wird das Blut ständig mit Glukose versorgt,
sodass es den Organen (Gehirn und Rückenmark, rote Blutkörperchen und Nebennierenmark), die ihre Energie nur aus
Glukose decken können, immer ausreichend zur Verfügung
steht. Der Blutzuckerspiegel wird – hormonell gesteuert
durch das Insulin – immer auf dem gleichen Niveau von 80
bis 120 mg/100 ml Blut gehalten. Sind durch die Belastung
die Muskelglykogenspeicher entleert, kann der Muskel seine
Energie nur noch aus dem Blutzucker decken. Der Blutzuckerspiegel sinkt dadurch. Sehr unangenehme Symptome
können die Folge dieser »Unterzuckerung« sein: Kraftlosig-
keit, Schweißausbruch, Schwindel, Übelkeit, Schwarzwerden
vor den Augen, Zittern. Diese Unterzuckerungssymptome

signalisieren Gefahr – für das Gehirn und das Nervensystem, die den Blutzucker zur Deckung ihres Energiebedarfs brauchen. Der Zustand bessert sich sofort, wenn man eine kleine Menge Kohlenhydrate isst: ein Stück Schokolade, eine Scheibe Brot, ein paar Kekse. Vor allem Anfänger erleben solche Zustände beim Sport, da der Körper noch nicht trainiert ist, vor der völligen Entleerung des Muskelglykogens auf die Energieversorgung aus Fettreserven »umzuschalten«. Aber selbst wenn der Sportler seine Energie primär aus dem Fett gewinnt, wird dazu eine geringe Menge an Kohlenhydraten benötigt – »Fette verbrennen nur im Fegefeuer der Kohlenhydrate«. Sind alle Glykogenreserven erschöpft, geht also nichts mehr. Auch wenn noch so viele Fettreserven auf den Hüften liegen. Sport wird oft als begleitende Maßnahme zur Gewichtsreduktion eingesetzt. Man sollte daran denken, dass ein einziger vollständiger Fastentag die Glykogenspeicher in der Leber fast vollständig entleert. Das kann sich sehr negativ auswirken, wenn man eine Ausdauerleistung erbringen will. Man sollte rechtzeitig vor dem Training eine (kleine) Kohlenhydratmahlzeit essen.

FAZIT: Unser Körper verbrennt immer Fett, egal ob in Ruhe oder Bewegung. Wie viel und wie effektiv dies geschieht, hängt von der körperlichen Belastung ab. Um eine optimale Fettverbrennung zu erreichen, sollte man ungefähr bei 50 bis 70 Prozent der maximalen Ausdauerleistungsfähigkeit trainieren. Fette verbrennen aber nur mithilfe von Kohlenhydraten, deswegen ist die richtige Ernährung gerade während des Sporttreibens wichtig.

Um feststellen zu können, ob man sich nun auch tatsächlich im Bereich der dominierenden Fettverbrennung bewegt, muss das einfache Motto lauten: Laufen, ohne zu schnaufen! Und da sind zehn Minuten immer noch besser als keine Minute. Denn »Kleinvieh macht bekanntlich auch Mist«.

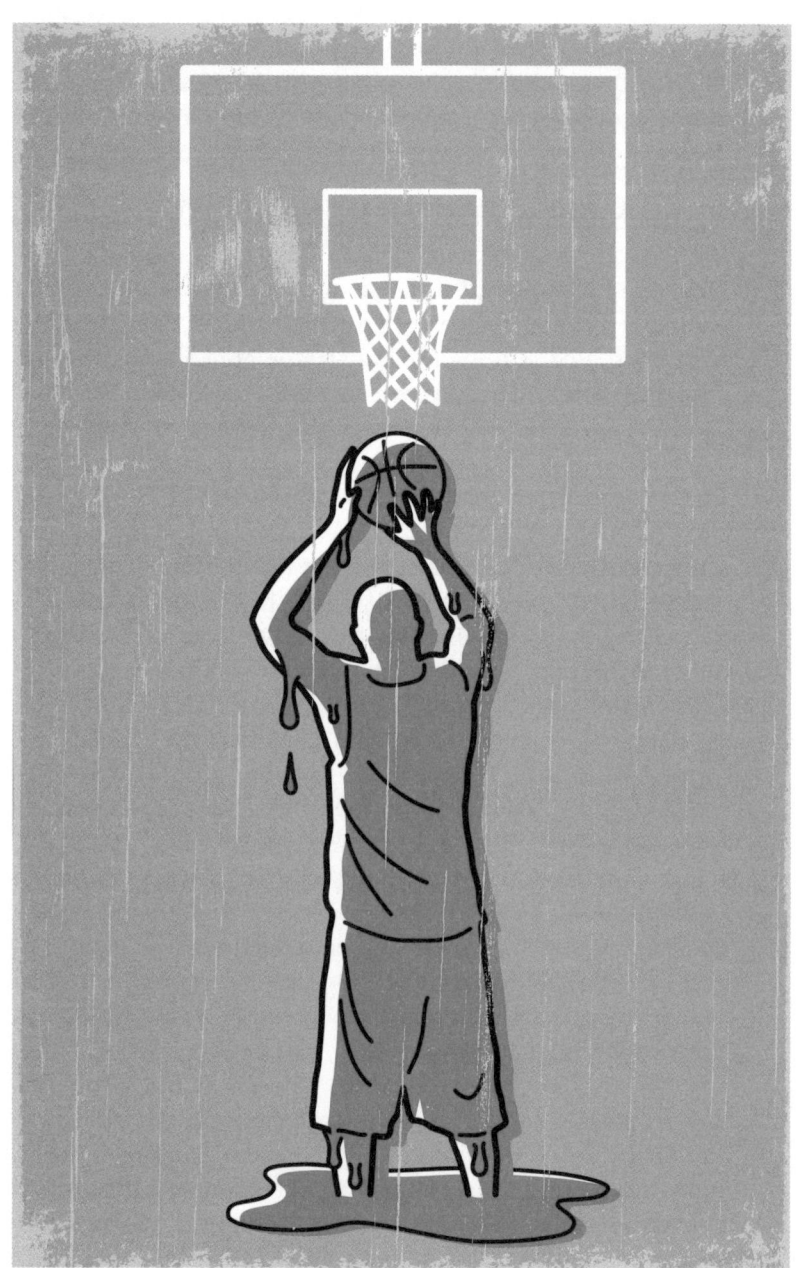

19. WER WENIG SCHWITZT, IST GUT TRAINIERT

? *Wem ist es nicht schon mindestens einmal unangenehm gewesen, wenn sich bereits nach wenigen Minuten Aktivsein große Schweißränder unter den Achseln bildeten? Neidvolle Blicke gelten dann meist denjenigen, die sich scheinbar schweißfrei über Stunden sportlich betätigen können. Viele führen dies auf einen guten Trainingszustand zurück, aber stimmt es wirklich, dass ein trainierter Körper weniger schwitzt? Produziert der Organismus weniger Schweiß, wenn sich der Körper an bestimmte Anstrengungen gewöhnt hat? Und was ist mit der Sauna – auch hier herrscht der weit verbreitete Glaube, dass Sportler erst viel später anfangen zu schwitzen. Gibt es daran einen Zweifel?*

Viele sind der Meinung, dass ein Nichtsportler nach einem Treppengang ins fünfte Stockwerk im Gegensatz zu einem Sportler viel eher ins Schwitzen gerät. Daraus entsteht bei uns der Eindruck, dass eine trainierte Person generell weniger schwitzt. Dies ist jedoch ein Irrglaube. Im Gegenteil, Sportler können sogar effizienter und schneller schwitzen als Untrainierte.

Der Grund: Der Trainierte kommt bei geringen Anstrengungen – wie in den fünften Stock zu gehen – weniger an sein Leistungslimit und schwitzt deshalb nicht so schnell, da seine Muskulatur besser trainiert ist und effektiver arbeiten kann. Zudem verfügen Sportler über aktivere Schweißdrüsen, die bei körperlichen Anstrengungen nacheinander aktiv werden und früher anfangen, Schweiß abzusondern, weil sie durch regelmäßiges Training gelernt haben, dass bei einer anstehenden körperlichen Leistung eine starke Erhöhung der Körpertemperatur zu erwarten ist und diese wieder abgekühlt werden muss. Sportler besitzen also ein weit ausgeklügelteres System und Netzwerk an Schweißdrüsen.

Vor allem regelmäßiges Ausdauertraining bei hohen Temperaturen trägt dazu bei, unsere Schweißdrüsen nach und nach zu sensibilisieren beziehungsweise zu akklimatisieren. Als Anpassung an das Training vergrößern sich dabei nicht nur unsere Schweißdrüsen, sondern sie geben auch immer weniger Mineralstoffe ab, wodurch der Kochsalzgehalt auf ein Drittel zurückgeht. Der Schweiß wird dünnflüssiger. Somit wird auf Dauer mehr Schweiß bei geringerer Kerntemperatur abgegeben und die Hautoberfläche besser gekühlt. Dies können Sportler viel besser regulieren, und deswegen schwitzen sie bei entsprechender Leistung nicht nur schneller als Untrainierte, sondern auch mehr.

Trotzdem steigt selbst bei guten Sportlern die Körpertemperatur nicht selten auf 39 bis 40 Grad an – nur eben deutlich später. Neben dem Trainingszustand kommt es aber vor allem auf die Intensität der Belastung an, wie viel Schweiß wir produzieren. Untrainierte verlieren beim Sport selbst bei höchster Anstrengung nur etwa 0,8 Liter Schweiß pro Stunde, wohingegen trainierte Sportler bei intensivem Training 2 bis 3 Liter Schweiß absondern können.

Der ungefähre Schweißverlust lässt sich auch in etwa durch einfaches Wiegen errechnen: Stellen Sie sich dafür vor und nach dem Sport, am besten unbekleidet, auf die Waage. Wenn Sie zwischendurch nichts mehr getrunken haben, dann entspricht der Gewichtsverlust in etwa dem Verlust an Flüssigkeit.

Unsere Schweißdrüsen produzieren beim Schwitzen einen feinen Flüssigkeitsfilm auf der Haut, der beim Verdunsten aus seinem flüssigen in einen gasförmigen Aggregatzustand übergeht. Ein Liter verdunstetes Wasser entzieht dem Körper dabei immerhin etwa 2.400 kJ oder 580 Kilokalorien Wärme. Da Schweiß sauer ist, unterstützt er durch seinen antibakteriellen Film gleichzeitig den Säureschutzmantel unserer Haut. Und er besitzt sogar auch eine »entgiftende Wirkung«, da er harnpflichtige Stoffwechselprodukte und Elektrolyte wie Kochsalz abgibt und damit einen geringen Teil der sonst über die Nieren erfolgenden Entgiftung übernimmt.

Insgesamt besitzt der Körper des Menschen ungefähr zwei bis drei Millionen Schweißdrüsen – das sind pro Quadratzentimeter Körperoberfläche zwischen 100 und 350 Einzeldrüsen, die knäuelförmig gewunden sind und sich in der Tiefe der sogenannten Lederhaut befinden. Sie sind jedoch nicht gleichmäßig über den ganzen Körper verteilt, sondern in bestimmten Körperregionen mehr und in anderen weniger vorhanden. Die meisten von ihnen befinden sich in den Achselhöhlen, den Ellenbogeninnenseiten, Handinnenflächen, Fußsohlen und der Stirn. Diese Körperregionen weisen ungefähr 250.000 Schweißdrüsen auf, die pro Tag circa 200 Milliliter Schweiß produzieren. Das entspricht dem Inhalt von einem Glas Kölsch.

ABER WIESO SCHWITZEN WIR ÜBERHAUPT?

Wenn der Körper belastet wird, entsteht durch Muskelkontraktionen Wärme, welche wieder abgesondert werden muss, damit wir nicht überhitzen. Der Körper reguliert durch das Schwitzen somit seine Temperatur, was auch »Körperthermoregulation« genannt wird. Wenn wir beispielsweise einen Sprint einlegen, um die S-Bahn noch pünktlich zu erreichen, müssen unsere Muskeln blitzschnell arbeiten. Dabei produziert der Organismus bei jeder Bewegung durch das Verbrennen von Energie Wärme. Je intensiver und länger der Körper aktiv ist, desto mehr Wärme produzieren die Zellen. Um deren Aktivität zu erhalten, muss die Wärme möglichst schnell wieder aus dem Körper heraustransportiert werden. Dazu sind unsere Schweißdrüsen in der Haut zuständig. Übermäßige Hitze würde unsere Zellen und den Organismus zerstören und wäre somit für unseren Körper nicht nur leistungshemmend, sondern sogar gefährlich. Wer schon einmal hohes Fieber hatte, kennt die Erfahrung. Man fühlt sich schwach und ermattet. Nur bei einer »normalen« Körperkerntemperatur von circa 36,6 °C ist der Mensch in der Lage, hohe Leistungen zu erbringen und seinen Stoffwechselmotor optimal zu nutzen. Eine Aufgabe unseres Körpers besteht also darin, die Temperatur ständig konstant zu halten.

UND WIE STEHT ES MIT DEM TRINKEN?

Generell verdunstet an einem Tag auch bei nicht übermäßiger körperlicher Anstrengung mindestens ein halber Liter Flüssigkeit über unsere Haut. Allerdings darf man nicht annehmen, dass durchs Schwitzen auch Fett verloren geht, sonst würde wahrscheinlich keiner mehr die Sauna verlassen ... Der Großteil des Schweißes besteht nämlich nur aus Wasser – und zwar zu etwa 99 Prozent. Deshalb muss sowohl nach dem »Schweißbad« als auch nach oder während des Sports immer ausreichend getrunken werden.

Das heißt: Trinken Sie noch, bevor das Durstgefühl entsteht, oder spätestens, sobald Sie leichten Durst verspüren! Eine Störung im Wasserhaushalt des Körpers kann nämlich zu erheblichen Problemen führen. So wird zum einen das Blut zunehmend dicker, wodurch sich dessen Fließeigenschaften verschlechtern. Dadurch steigt wiederum die Thrombosegefahr, da das Gewebe nicht mehr ausreichend versorgt werden kann. Und auch unsere Muskeln leiden, denn bereits bei einem Flüssigkeitsverlust von zwei Prozent des Körpergewichts ist der Sauerstofftransport in die Muskelzellen beeinträchtigt. Folglich übersäuern und ermüden unsere Muskeln frühzeitig. Schon ein Liter Flüssigkeitsverlust kann die Leistung um zehn Prozent mindern. Ein Wassermangel führt zudem zu einer schlechteren Ausscheidung von Stoffwechselendprodukten über die Nieren, einer Reduktion des Herzschlags, einem Absinken des Blutdrucks und einer Verschlechterung der Hautdurchblutung. Letzteres behindert damit den Wärmetransport der Hautoberfläche und stört wiederum die gesamte Wärmeregulation, wodurch die Körpertemperatur stetig oder im Extremfall sogar gefährlich ansteigen kann. Da auch die Gehirndurchblutung nachlässt, treten Symptome wie Müdigkeit, Konzentrationsschwierigkeiten und verlängerte Reaktionszeiten ein. Im schlimmsten Fall kann eine längere Dehydrierung zum Kollaps oder auch zum Tod führen. Daher sollten Sie bei körperlichen Aktivitäten bis 60 Minuten nach dem Sport etwa 0,5 bis 1 Liter Flüssigkeit zu sich nehmen. Bei intensiver Belastung erhöht sich der Bedarf entsprechend. Bei über einer Stunde Belastung sollten auch während des Sports zwischendurch Trinkpausen eingelegt werden.

Dennoch sollte man es mit dem Trinken auch nicht übertreiben. Wasser ist zwar für den Organismus in keiner Weise oder Dosis giftig, jedoch gibt es das Phänomen, dass die Aufnahme von Wasser schneller erfolgt als dessen Ausscheidung. Dadurch werden die Körperflüssigkeiten so stark verdünnt, dass es zu potenziell gefährlichen Verschiebungen im Elektrolythaushalt kommen kann. Man bezeichnet dies auch als »Wasservergiftung«. Allerdings wurden solche Fälle vorrangig bei Marathonläufern verzeichnet, die während des Laufes ausschließlich Wasser zu sich genommen haben, oder bei Personen, die bei Hunger, Anorexie oder krankhaft gesteigertem Durst exzessiv Wasser getrunken haben.

FAZIT: Schweißverlust und Trinkverhalten sollten sich die Waage halten. Hören Sie dafür auf Ihr inneres Durstgefühl! Sportler schwitzen durch das frühere und effizientere Anspringen ihrer Schweißdrüsen auf die kommende Belastung schneller und mehr, weswegen auch entsprechend mehr getrunken werden sollte. Wasser reicht dafür in der Regel vollkommen aus (siehe auch Tipp 26, »Apfelschorle ist das beste Sportgetränk«).

Wer viel Sport treibt, produziert viel Wärme und schwitzt entsprechend mehr und schnell, damit der Körper gekühlt wird und nicht überhitzt.

TOP-MYTHEN
ZU MAGNESIUM UND NATRIUM

Nicht wenige Menschen leiden an nächtlichen Wadenkrämpfen. Auch Sportler klagen im Wettkampf über die gleichen Symptome. Die Ursachen sind meist unklar und können vielfältig sein. Dennoch scheint sich die Annahme durchgesetzt zu haben, dass ein Mangel an Magnesium dafür verantwortlich gemacht wird. Die Folge: Zur Einnahme von Magnesium wird allgemein geraten. Doch dafür gibt es keine eindeutigen Beweise; lediglich für Muskelkrämpfe in der Schwangerschaft liegen aussagekräftige Studien vor.

Der mögliche Zusammenhang zwischen Magnesium und Muskelkrämpfen basiert auf der Funktion dieses Mineralstoffs. Denn in ausreichender Form stabilisiert und steuert Magnesium die neuromuskuläre Erregbarkeit. So führt ein Mangel zu einer Steigerung und Beschleunigung dieses Prozesses. Die Folgen können Krämpfe und Reflexsteigerungen sein. Obwohl selten, führt ein Überschuss als gegenteiliger Effekt zur Erschlaffung der Muskulatur. Eine andere Erklärung für Krämpfe hingegen ist die energetische Ermüdung.

Krämpfe entstehen jedoch aufgrund starken Schwitzens mit einem einhergehenden Verlust an Natrium (dem Bestandteil des Kochsalzes) – und nicht, wie die meisten wohl vermuten würden, mit einem Verlust an Magnesium. Das Mineral, das durch den Schweiß am meisten verloren geht, ist nämlich Natrium. In einem Liter Schweiß stecken davon rund 1.000 Milligramm. Bei Hobbysportlern ist der Mangel an Magnesium und Kalium eher unwahrscheinlich, die Versorgung über die Nahrung ist in der Regel ausreichend. Bei lang andauernden Ausdauerleistungen kann allerdings vorübergehend ein erhöhter Bedarf entstehen, den man mit einer ausreichenden Zufuhr an Flüssigkeit und Natrium oder Kochsalz ausgleichen sollte.

FEST STEHT: Ein lang andauernder Natriummangel erhöht die Neigung zu Muskelkrämpfen deutlich. Meist sind die Ursachen jedoch viel banaler: Die Beine sind »kaputt« und ermüdet und die Nerven spielen verrückt.

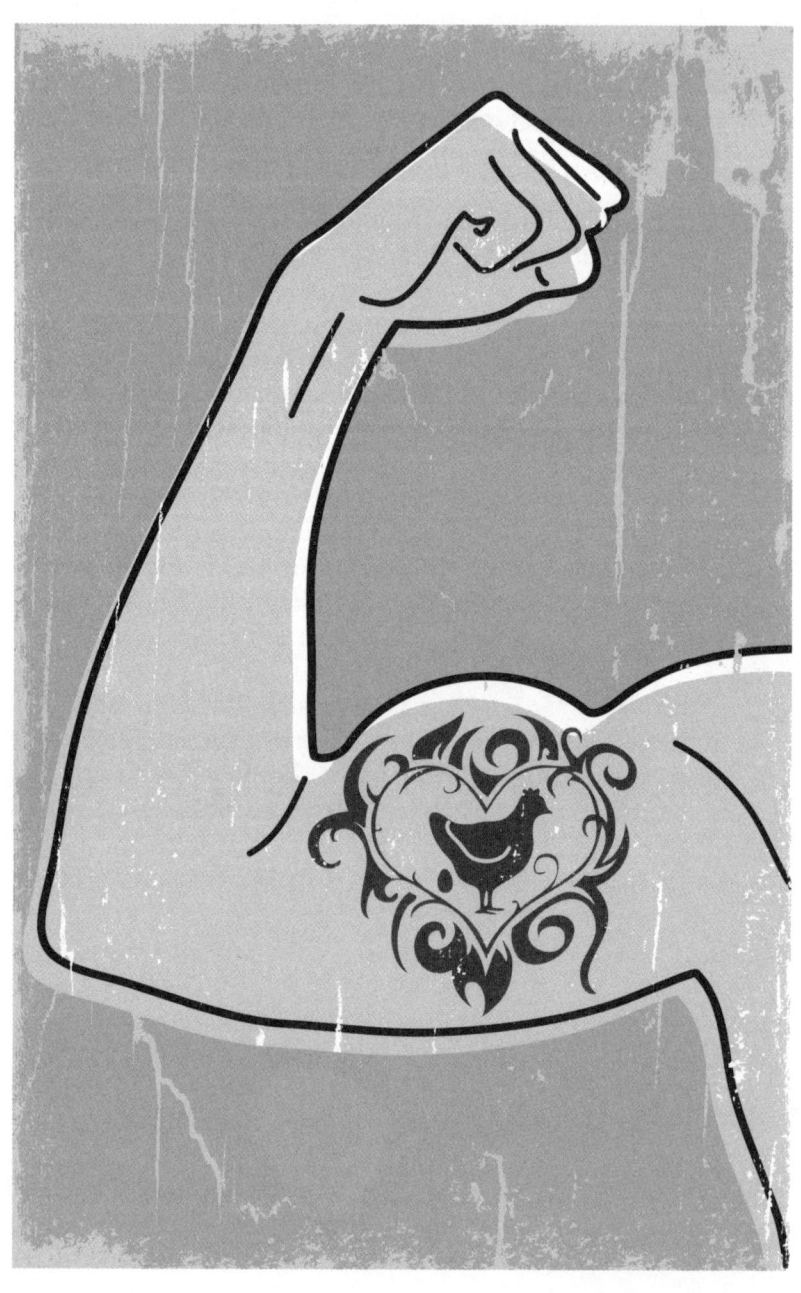

20. WER KRÄFTIGE MUCKIS WILL, BRAUCHT VIEL EIWEISS

Aussehen wie Mister Universum – muss nicht sein, aber so ein bisschen wäre schon schön. Und da hilft eben nur eines: viel Muskeltraining und vorher und nachher eine gute Portion Eiweiß. So machen es doch all die Bodybuilder, und die haben schließlich richtig dicke Muskeln. Und schlecht schmecken diese Shakes und Riegel ja auch nicht. Fix und fertig schon vom Hersteller vorgerührt, bekommt man alles, was die Muskeln nur so wachsen lässt. Ohne Eiweiß geht gar nichts! (Na gut, ein bisschen Training muss auch sein.)

Die Bausteine der Eiweiße sind sogenannte Aminosäuren. Von diesen gibt es insgesamt 20. Acht davon kann der Mensch nicht selber produzieren, sie sind aber lebensnotwendig. Da Aminosäuren ständigen Auf-, Ab- und Umbauprozessen unterliegen, müssen sie daher von außen, über die Nahrung zugeführt werden. Geschieht dies nicht, kommt es schon bald zu Leistungsabfall, Muskelschwund und Funktionsausfällen. Um Muskulatur aufzubauen, benötigen wir in der Tat das Eiweiß, jedoch kann zu viel des Guten auch großen Schaden anrichten. Der Irrtum liegt also nicht darin, dass wir Eiweiß für den Aufbau von Muskulatur benötigen, sondern in der Dosierung. Denn auch in diesem Fall gilt: »Die Dosis macht das Gift!«

Weiterhin ist die Annahme falsch, der optimale Zeitpunkt der Eiweißaufnahme sei die erste Gelegenheit nach dem Training. Es gibt zwar Zeitpunkte, zu denen die Eiweiße einen größeren Anteil der Mahlzeiten einnehmen sollten. Insgesamt ist aber eine Aufnahme über den ganzen Tag verteilt sinnvoll.

Die Werbung will dem Verbraucher eine Menge weismachen. Aber bei allen gut gemeinten Versprechungen sollten die Werbebeauftragten der Unternehmen »die Kirche im Dorf lassen«. Allein von der Einnahme von Eiweiß wird keiner mehr Muskulatur bekommen, egal wie viel und in welcher Form die Eiweiße aufgenommen werden. Das Allerwichtigste ist das Training! Und zwar ein Training mit einer gewissen Intensität, die einen überschwelligen Reiz auslöst. Der Körper gerät durch das Training in ein Ungleichgewicht. Damit im Anschluss an dieses Training der Aufbau von Muskulatur und somit auch eine Leistungssteigerung erfolgen können, müssen zwei weitere Faktoren stimmen: die Ernährung und die Regenerationszeit, also die Zeit zur Wiederherstellung der Strukturen. Denn im direkten Anschluss an die Reizsetzung erfolgt zunächst eine Ermüdungsphase. In dieser Phase darf kein neuer Reiz gesetzt werden, da sich die Strukturen ansonsten nicht wiederaufbauen können.

Lässt man dem Körper genug Zeit, sich von der Ermüdung zu erholen, so werden Strukturen wieder aufgebaut, und der Organismus erreicht ein höheres Ausgangsniveau, um sich für eine weitere Belastung in der Größenordnung des Trainingsreizes zu präparieren. Bildlich gesprochen will der Körper einfach ein paar Muckis mehr zur Verfügung haben, wenn noch einmal die gleiche Leistung von ihm verlangt wird.

Hierfür spielt auch der zweite oben genannte Aspekt eine wichtige Rolle: die Ernährung. Grundvoraussetzung für den beschriebenen Anpassungsprozess (Superkompensation) ist, dass alle Stoffe, die zum Aufbau und zur Wiederherstellung von Muskulatur benötigt werden, im Körper vorhanden sind.

Hier kommt nun das Eiweiß zu seinem Einsatz. Denn eine Ernährung, die muskelaufbauende Prozesse fördert, beinhaltet die Aufnahme von Proteinen. Etwa zehn bis 15 Prozent der Ernährung sollten nach neuesten wissenschaftlichen Untersuchungen aus Eiweiß bestehen. Pro Kilogramm Körpergewicht sollten etwa 0,8 Gramm Eiweiß zugeführt werden. Neben den Effekten beim Muskelaufbau hat Eiweiß auch noch weitere positive Eigenschaften. Es schützt das Herz, beeinflusst den Insulinspiegel positiv, beugt so Heißhungerattacken vor und steigert das Immunsystem. Für fast alles brauchen wir Eiweiß!

Während eines intensiven Trainings darf es ruhig ein wenig mehr sein als die grundsätzlich empfohlenen 0,8 Gramm pro Kilogramm Körpergewicht. Mindestens zwölf Prozent der Nahrung sollten bei Sportlern aus Eiweißen bestehen. Dabei müssen nicht nur Kraftsportler oder diejenigen, die Muskulatur aufbauen wollen, Eiweiß zu sich nehmen. Auch Ausdauersportler sollten nach anstrengenden Trainingseinheiten wie beispielsweise einem Ausdauerlauf oder Mountainbike-Touren über mehrere Stunden die Eiweißspeicher füllen, da der Körper die Reserven zu seiner Versorgung aufgebraucht hat. Dies gilt ebenso bei schwangeren und stillenden Frauen sowie bei Kindern und Jugendlichen, die sich im Wachstum befinden. Bis zu knapp zwei Gramm Eiweiß pro Kilogramm Körpergewicht dürfen es bei ausreichender Trinkmenge schon mal kurzfristig sein. Die Forderung nach einer drei- bis viermal so hohen Proteindosis bei intensivem Training ist jedoch übertrieben. Eine zu hohe Dosis kann nämlich sogar gesundheitsgefährdend sein, denn eine übertriebene Proteinzufuhr, beispielsweise über die Einnahme der häufig angepriesenen »Wunderpulver« und »Power-Riegel«, schädigt dauerhaft die Nieren. Diese erhöhen ihre Ausscheidungstätigkeit, um die vermehrte Produktion von Harnstoff auszugleichen, die aus der gesteigerten Eiweißaufnahme resultiert. Besonders hoch ist die Gefahr einer Nierenschädigung, wenn trotz erhöhter Eiweißaufnahme nicht genug getrunken wird.

Zum gesunden Aufbau von Muskulatur gehört also die ausreichende Aufnahme von Eiweißen, verbunden mit einer angemessenen Flüssigkeitsaufnahme. Doch das allein reicht nicht aus. Wichtig sind auch die richtige Portionierung und der Zeitpunkt der Eiweißaufnahme. Denn im Körper können je nach Geschlecht, Größe und Gewicht nur etwa 100 bis 200 Gramm an Eiweißen gespeichert werden. Den Tagesbedarf kann ein Trainierender also gar nicht auf einmal zu sich nehmen, auch nicht direkt nach dem Training mittels Eiweißriegeln oder Powershakes. Deshalb ist es wichtig, über den Tag verteilt Eiweiß zu essen. Ein Schwerpunkt der Eiweißaufnahme sollte zur abendlichen Mahlzeit gelegt werden, denn in der Nacht nutzt der Körper die Ruhe und regeneriert Gewebe- und Zellstrukturen. So erhält er genügend Bausteine, um nach einem vorausgegangenen Reiz durch Training oder harte körperliche Arbeit die Muskulatur während des Schlafes aufzubauen und sich so für die nächsten Belastungen zu »wappnen«.

WO KOMMT DAS EIWEISS HER?

Um Ihre empfohlene Tagesdosis an Eiweiß aufzunehmen, wählen Sie am besten aus dem breiten Sortiment an eiweißhaltigen Lebensmitteln. Wenn Sie also Fisch/Meeresfrüchte, Fleisch, Eier, Milchprodukte, Nüsse, Getreideprodukte, Obst und Gemüse über den Tag sinnvoll kombinieren, stellen Sie sicher, dass Sie Ihrem Körper alle essenziellen Aminosäuren, also bildlich gesprochen alle benötigten Bausteine zur Verfügung stellen, die er für den Muskelaufbau benötigt. Dabei sollten Sie dem pflanzlichen Eiweiß den Vorzug geben. Dieses ist gegenüber den tierischen Eiweißen wertvoller, denn es besitzt mehr unterschiedliche Bausteine, die wie bei einem Baukasten alle vorhanden sein müssen. Im Verhältnis sollten Sie etwa zwei- bis dreimal häufiger pflanzliche Eiweiße zu sich nehmen. Je häufiger Sie neue Lebensmittel ausprobieren und Ihre Ernährung variieren, umso sicherer können Sie sein, dass Ihnen keines der »Baumaterialien« fehlt. Insbesondere Vegetarier sollten auf einen bunten Mix achten, da sie keine Aminosäuren aus tierischen Eiweißen aufnehmen.

FAZIT: Eiweiß ist ein lebenswichtiger Baustein, den Sportler dringend benötigen. Normalerweise sind dazu aber Mengen ausreichend, die mit der normalen Nahrung aufgenommen werden. 0,8 bis 1,0 Gramm pro Kilogramm Körpergewicht reichen aus, um den täglichen Bedarf auch von Sportlern zu decken. Und nicht nur Muskelathleten, sondern gerade auch Ausdauersportler sollten auf ihre Eiweißzufuhr achten. Aber vor einem brauchen Sie keine Angst zu haben: Eiweiß allein macht noch keine dicken Muskeln.

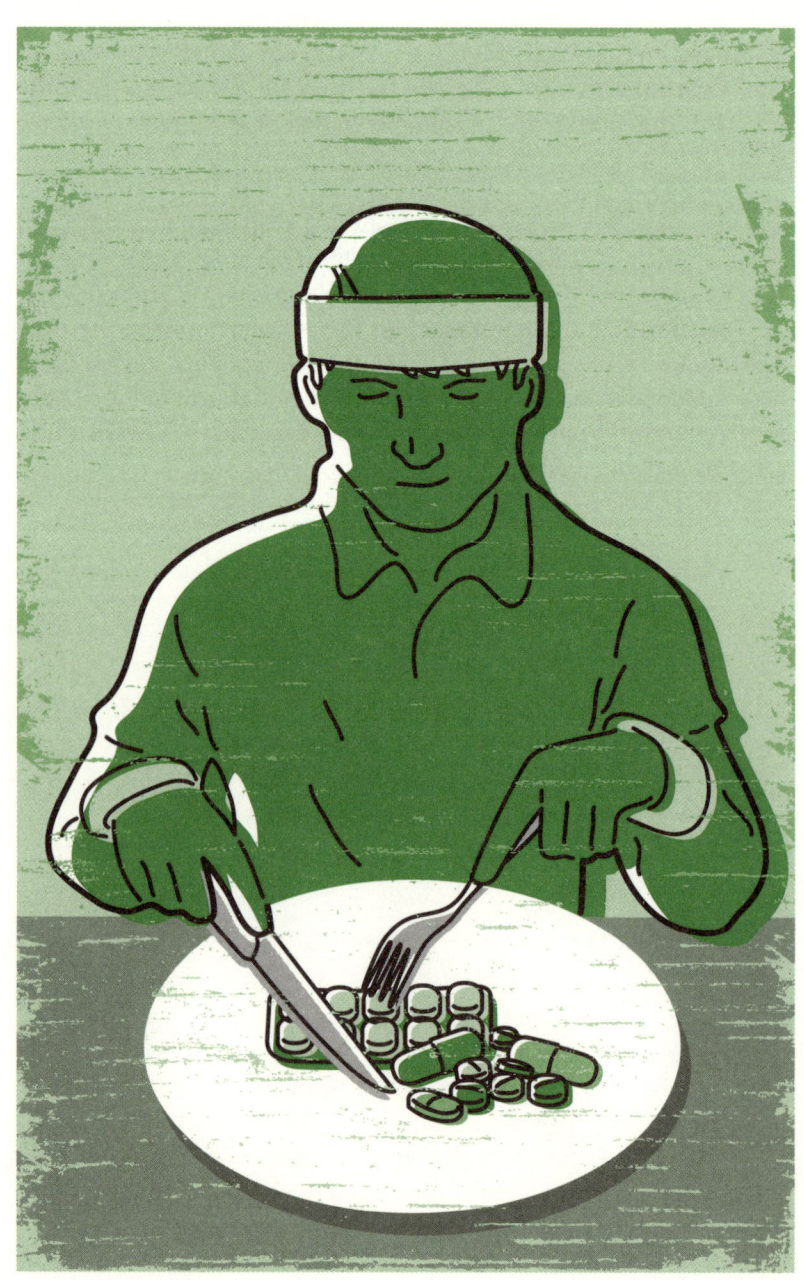

21. WER VIEL TRAINIERT, SOLLTE NAHRUNGS-ERGÄNZUNGSMITTEL ZU SICH NEHMEN

? Wer kennt das nicht: Da hat man sich gerade etwas Gutes getan und sich wieder eine Woche lang täglich durch den Stadtwald »gequält« oder im Fitnessstudio ausgetobt, doch für das vermeintlich gesunde Essen bleibt kaum noch Zeit. Und da aktive Sportler noch mehr Vitamine und Mineralien benötigen, ist das schlechte Gewissen fast schon vorprogrammiert. Gegen »Schlechtes-Gewissen-Machen« gibt es jedoch ein tolles Patentrezept für alle, die mit Leichtigkeit fit und gesund werden und auch bleiben wollen: Nahrungs-ergänzungsmittel! So viele Menschen können doch nicht irren, denn 80 bis 160 Millionen Europäer und Nordamerikaner geben an, regelmäßig solche Präparate einzunehmen. Es klingt verlockend, mit nur einer Pille, einem Pülverchen oder Ähnlichem am Tag den gesamten Bedarf an lebenswichtigen Vitaminen, Spurenelementen und Mineralien decken zu können. Vor allem aber steigern Nahrungsergänzungsmittel die Leistung – nicht nur bei Sportlern. Genau deswegen sollten diese Produkte eigentlich alle täglich eingenommen werden, denn Energie kann man doch nicht genug haben.

Nahrungsergänzungsmittel sind Lebensmittel, in denen einer oder mehrere Nährstoffe wie Vitamine, Mineralstoffe und Spurenelemente in konzentrierter Form, aber so gut wie keine Energielieferanten wie Kohlenhydrate, Fette, Eiweiße enthalten sind. In Form von Tabletten, Kapseln oder Dragees verpackt, sollen diese lediglich als *Ergänzung* der Ernährung dienen und stellen damit keine Arzneimittel dar. Dennoch müssen alle Produkte beim Bundesamt für Verbraucherschutz und Lebensmittelsicherheit (BVL) registriert sein, um zugelassen werden zu können, da sie den Bestimmungen des Lebens- und Futtermittelgesetzbuches (LFGB) unterliegen. Aber benötigen wir diese Nahrungsergänzungsmittel wirklich, und können sie womöglich sogar unsere sportliche Leistung steigern oder die Regenerationsfähigkeit verbessern?

Die Antwort lautet ganz klar *nein*. Bisher konnte in keiner fundierten Studie bewiesen werden, dass ein Mehr an Vitaminen, Mineralien und Spurenelementen die sportliche Leistung steigern kann. Denn weder der Verlust an Vitaminen noch der an Spurenelementen ist im Sport so groß, dass er durch künstliche Nährstoffe ausgeglichen werden müsste. Die einzige Ausnahme stellen ganz bestimmte Mineralien wie Natrium, Kalium und Magnesium dar, die aber nur bei überdurchschnittlich lang andauernden Belastungen, wie etwa einem Marathon, vermehrt über den Schweiß ausgeschieden werden. Bei einer bis zwei Stunden Sport am Stück könnte das höchstens noch bei großer Hitze der Fall sein.

Anders verhält es sich nur, wenn ein Nährstoffmangel in Ihrem Blut nachgewiesen werden konnte. Allerdings ist dies in unseren Breiten äußerst selten. So sind Nahrungsergänzungsmittel für gesunde Personen grundsätzlich überflüssig – vorausgesetzt, sie ernähren sich zumindest zum überwiegenden Teil ausgewogen. Eine einseitige, unausgewogene Ernährungsweise oder ein generell ungesunder, »sitz-lastiger« Lebensstil können jedoch nicht durch die Einnahme von Nahrungsergänzungsmitteln ausgeglichen werden. Wenn es um unsere körperliche Fitness geht, lohnt es sich daher immer, sich neben abwechslungsreichen, frischen Mahlzeiten ebenso anderen wichtigen Einflüssen zu widmen, wie unseren genetischen Voraussetzungen, psychologischen Faktoren, einem optimalen Training, ausreichenden Regenerationszeiten, unserer Umfeldgestaltung und einigem mehr.

Dennoch werben die Hersteller der Nahrungsmittelindustrie immer wieder mit neuen Produkten, mit denen man angeblich zielgerichtet Einfluss auf die Gesundheit sowie die körperliche Leistungsfähigkeit nehmen kann. Da jedoch nach wie vor keine wissenschaftlich gesicherte Datengrundlage existiert, finden sich nur Untersuchungen mit wenigen Probanden oder Einzelfallstudien, aus denen sich keine allgemeingültigen Rückschlüsse ziehen lassen. Außerdem ist es methodisch sehr aufwendig und schwierig, die wichtigen Langzeiteffekte von Nahrungsergänzungsmitteln genauer zu erforschen. Keiner hat ihren angeblichen Nutzen bisher beweisen können, aber viele glauben daran. Und davon profitiert die Industrie.

Ungefährlich ist dies nicht. Ein Problem stellen die Verunreinigungen von Vitaminpräparaten und anderen dar. So wurde erst kürzlich ein Handballtorwart der Ersten Bundesliga eines Dopingfalls überführt, da er während eines grippalen Infekts zur schnelleren Genesung auf ein eigentlich harmloses Multivitaminpräparat zurückgriff, das mit der verbotenen Substanz Octopamine kontaminiert war. Laut Angaben des Instituts für Biochemie der Deutschen Sporthochschule Köln stellt dies keinen Einzelfall dar. Besonders Produkte aus den USA seien häufig mit anabolen Steroiden verunreinigt.

Trotz solcher Vorkommnisse gelingt es der Industrie dennoch immer wieder, Ängste zu schüren, wenn es um unser Heiligtum, nämlich unsere Gesundheit geht. Aber statt einen gesunden Lebensstil zu propagieren, werden wir besonders im Sportbereich mit Präparaten, die vermeintliche Nährstoffverluste verhindern sollen, geradezu überrannt. Und dabei konnte bis heute die alles entscheidende Frage, sprich: *wie viel wir wovon überhaupt benötigen*, noch gar nicht ausreichend geklärt werden.

Obwohl von der chemischen Substanz und der physiologischen Funktion her gesehen künstliche und echte Nährstoffe dieselben sind, weiß man, dass bestimmte Vitamine bei chronisch hohen Dosen durchaus Gefahren für unsere Gesundheit bergen können. So wurde zum Beispiel festgestellt, dass eine langfristige Einnahme von künstlich zugeführtem Vitamin A zu einer Verringerung der Knochendichte führen kann und damit dem Sport und vor allem dem Krafttraining mit seinen »knochenstärkenden Effekten« eher entgegenwirkt. Ebenso steht es im Verdacht, Leber- und sogar Krebserkrankungen hervorrufen zu können. Durch eine normale Ernährung treten hingegen nur in sehr seltenen Fällen nebenwirkungsreiche Überdosierungen auf, wie etwa bei übermäßigem Verzehr von Leber zusammen mit Vitamin D. Denn natürliche, in Lebensmitteln vorkommende Nährstoffe beeinflussen sich gegenseitig und ergänzen sich in ihren positiven Wirkungen. So sind beispielsweise die Vitamine B6, B12 und Folsäure gemeinsam mit dem Element Eisen an der Bildung der roten Blutkörperchen beteiligt. Hingegen kann die alleinige Einnahme von Folsäure einen Vitamin-B12-Mangel kaschieren, welcher eine gefährliche Blutarmut als Ursache haben könnte. Nimmt man Folsäure, von der man nicht vermutet, sie überdosieren zu können, in großer Menge ein, kann es außerdem zu Magen-Darm-Störungen, Schlaflosigkeit, Reizbarkeit oder auch Depressionen kommen. Weitere Untersuchungen haben gezeigt, dass durch eine zusätzliche Einnahme von Vitamin B2 (Riboflavin), das unter anderem in der Atmungskette und beim Fettsäureabbau eine wichtige Rolle spielt, keine verbesserte maximale Sauerstoffaufnahme zu erwarten ist. Lediglich Personen, die in körpergewichtsbezogenen Sportarten zu Hause sind, wie Ringen, Judo, Boxen, Gymnastik, könnten theoretisch davon profitieren. Aber selbst wenn man intensives Krafttraining betreibt und der Tagesbedarf an Vitamin B6 auf das Dreifache ansteigt, kann dieses ohne Probleme über die üblichen Nahrungsmittel wie Fleisch, Gemüse, Fisch und Vollkornprodukte ausreichend »aufgefüllt« werden. Nimmt man hingegen zusätzlich Vitamin B6 in hohen Dosen über mehrere Monate ein, so gerät man schnell in eine Überdosierung, die bereits ab 150 Milligramm pro Tag erreicht werden kann. Die Folgen sind unter anderem Reflexausfälle, Gangstörungen und Beeinträchtigungen von Tast- und Temperatursinn. Unerklärliche Nebenwirkungen nach rein vorbeugender Einnahme von Vitamincocktails bei normalen Blutwerten sollten für Sie daher immer ein Warnzeichen sein.

Dennoch gibt es gerade im Sport auch Produkte, die bedeutende Energielieferanten beinhalten. Carnitin, Q10 (Ubichinon), Vitamin C, Magnesium, Natrium und Koffein sorgen in Bezug auf Sport immer wieder für kontroverse Diskussionen. Ihnen ist ebenso wie Kreatin, das zu den wichtigsten Stoffen gehört, wenn es um vermeintliche Leistungssteigerungen im Sport geht, jeweils einer der Top-Mythen in diesem Buch gewidmet.

FAZIT: Nahrungsergänzungsmittel braucht niemand, der sich einigermaßen vernünftig ernährt. Die Gefahr einer Unterversorgung ist angesichts der Qualität und Quantität unserer Nahrungsmittel nahezu auszuschließen. Keine wissenschaftliche Studie konnte bisher zufriedenstellend den Nutzen künstlicher Zusatzprodukte belegen. Selbst Sportler brauchen – wenn überhaupt – nur in ganz kurzen intensiven Trainingsphasen ausgewählte Zusatznährstoffe.

Man kann jedoch auch zu viel davon nehmen, und das ist oft gefährlich! Wenn Sie dennoch nicht auf Nahrungsergänzungsmittel verzichten wollen, dann achten Sie auf eine hohe Qualität. Denn gerade minderwertige, meist preiswerte Produkte beinhalten oft Stoffe, die Sie gar nicht haben wollen. Doping ist dabei noch das kleinste Übel. Also: Finger weg von Internet-Käufen!

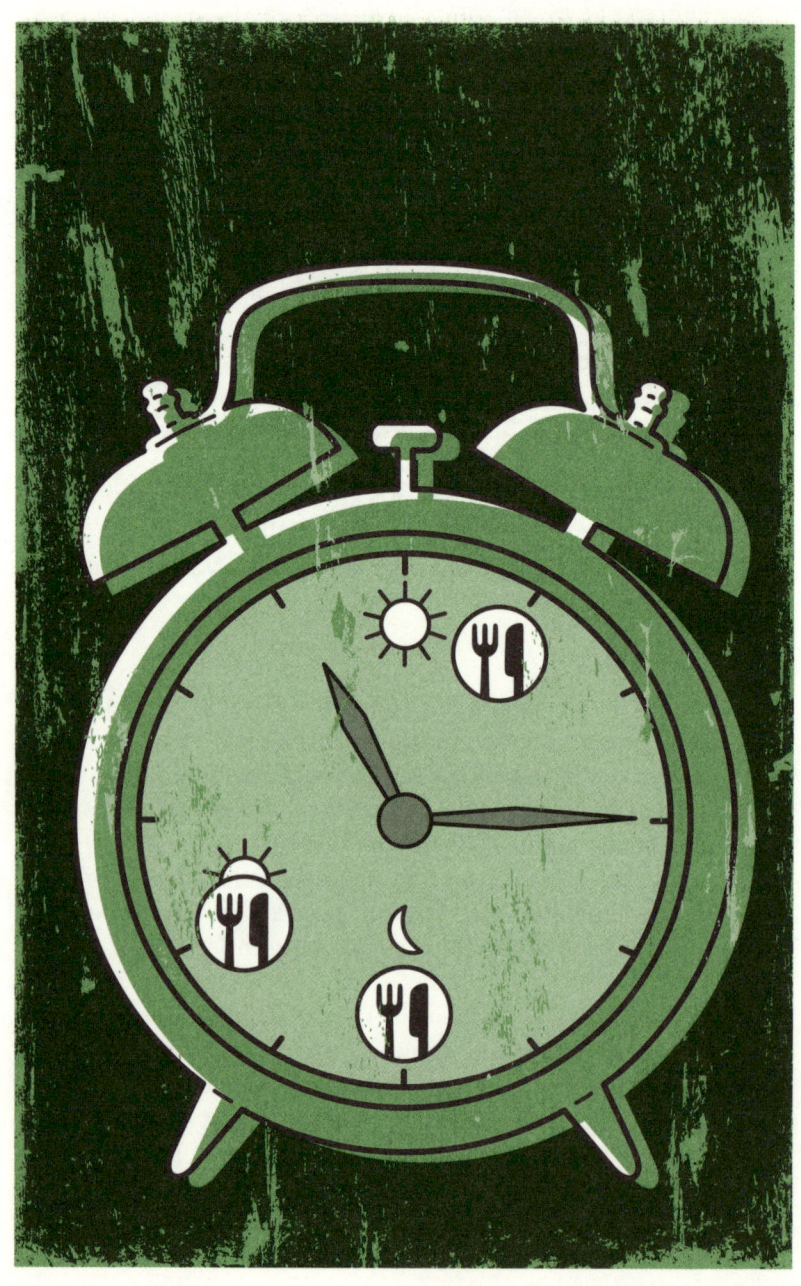

22. FÜNF KLEINE MAHLZEITEN SIND BESSER ALS DREI HAUPTMAHLZEITEN

Dreimal so richtig satt essen – das ist out. Seit vielen Jahren wissen wir es zum Glück besser. Gerade um unsere tägliche Ration Obst und Gemüse zu bekommen, ist es notwendig, dass wir über den Tag verteilt mindestens fünf kleinere Mahlzeiten essen. Nur dann sind wir überhaupt in der Lage, dem Körper das zu geben, was er braucht. Ständig Energie garantiert, dass der Körper fit und leistungsfähig bleibt. So ein Apfel zwischendurch oder ein kleiner Snack sind auch ideal, um abzunehmen. Denn der Körper wird von großen Mahlzeiten überfordert, und dann landet alles auf den Hüften. Gesund isst man also, wenn fünf Portionen – kleine natürlich – auf der Tagesspeisekarte stehen.

Blicken wir doch einmal weit zurück in unsere Vergangenheit, denn dort liegt die Wahrheit begraben. Unsere Urahnen lebten nicht so wie wir im »Schlaraffenland« und mussten oft längere Zeit ohne Nahrung auskommen. Deswegen ist unser Organismus immer noch auf »sparen« angelegt. Denn wenn wir Energie aufnehmen, reagiert unser Verdauungssystem mit größerer Aktivität und versucht, alles Verwertbare zu speichern. Vor allem unsere Bauchspeicheldrüse ist dafür verantwortlich, sie schüttet verstärkt Insulin aus. Dieses dient dazu, die Zellen des Körpers »aufzuschließen« und die zugeführte und zerlegte Nahrung mit ihren Nährstoffen zu ihnen zu transportieren.

Wer nun ständig über den Tag verteilt immer wieder Nährstoffe zu sich nimmt, der hält den Insulinspiegel konstant oben. Denn die Nährstoffe müssen raus aus dem Blut und hinein in die Zellen. Hierzu muss der Organismus immer mehr Insulin produzieren, um die »satten« Zellen weiter zu füllen. Da ein erhöhter Blutzucker- beziehungsweise Insulinspiegel allerdings gleichzeitig die Verbrennung von Fetten in der Muskulatur hemmt, geht das nicht lange gut. Denn erst in einer Insulin-Niedrigphase blockiert das Insulin die »Ausgangstüren« für das Fett nicht länger. Solange der Insulinspiegel dauerhaft erhöht ist, bleibt das Körperfett buchstäblich eingesperrt.

DREIMAL PRO TAG GENÜGT

Nicht nur deswegen scheinen wir alle von drei Mahlzeiten täglich zu profitieren. Zu dem Thema erschien bereits 2005 eine amerikanische Studie in der renommierten Zeitschrift Lancet. Zwar wurde die Untersuchung an Tieren durchgeführt, aber sie lässt sich gut auf den Menschen übertragen. Denn Mensch und Tier müssten nicht zuletzt aufgrund ihrer Evolution von Natur aus mit selteneren und unregelmäßigen Mahlzeiten umgehen können. Zwar weiß man mittlerweile, dass eine Ernährung mit hoher Kalorienzahl den Hauptrisikofaktor für die Gesundheit darstellt, dennoch ist die Frage nach dem Einfluss der Mahlzeitenhäufigkeit auf die Energieaufnahme bei vielen Menschen mit und ohne Übergewicht bis heute noch nicht vollständig geklärt.

Dabei legen diverse experimentelle Untersuchungen nahe, dass sich eine weniger hohe Kalorienaufnahme und auch die Beschränkung auf zwei bis drei Mahlzeiten pro Tag positiv auf die Krankheitshäufigkeit wie auch auf die Lebenserwartung auszuwirken scheinen. Dieses Argument unterstreicht den Nutzen einer geringeren Anzahl an Mahlzeiten, wie es vor allem die Verfechter des »Dinner-Cancellings« praktizieren, die dazu raten, das Abendessen ausfallen zu lassen. Obwohl die wissenschaftliche Beweislage diesbezüglich noch in den Anfängen steckt, wird zumindest deutlich, dass bisherige Empfehlungen, die für viele kleine und nicht für drei »große« Mahlzeiten pro Tag sprechen, infrage gestellt werden müssen. Sie entsprechen nicht unserer biologischen Vorgabe.

KLEINE TRICKS UND TIPPS

Um Ihrem Verdauungstrakt seine wohlverdienten Pausen einzuräumen und der »Insulinfalle« zu entgehen, ist es empfehlenswert, drei abwechslungsreiche Mahlzeiten pro Tag zu sich zu nehmen, zwischen denen eine etwa vier- bis fünfstündige Pause liegen sollte. Dann hat der Insulinspiegel die Möglichkeit abzusinken, und die Zellen können Energie abgeben, um sich auf den nächsten Nährstoff-Nachschub einzustellen. Der Organismus braucht drei zentrale Zeitpunkte, um Energie und Nährstoffe zu bekommen. Ihn immer wieder zwischendurch zu »füttern«, verwirrt ihn und verändert sogar den normalen Biorhythmus.

Der Verzicht auf Zwischen- und übrigens auch Nachtmahlzeiten schont unseren gesamten Stoffwechsel. Denn unser genetischer Hungerrhythmus verläuft fast parallel zu den Tageszeiten. Gesteuert wird das Ganze von dem Sättigungshormon Leptin. Essen wir eine ausreichend große und möglichst vollwertige Mahlzeit, schüttet der Körper das Sättigungshormon aus und sorgt dafür, dass wir erst nach etwa fünf Stunden wieder Hunger verspüren.

Etwa vier bis sechs Stunden nach der letzten Mahlzeit ist der Magen wieder geleert. Dann beginnt der Darm, die Reste der Mahlzeiten weiterzutransportieren. Mithilfe sogenannter interdigestiver Bewegungen werden nun die Nahrungsreste vorwärtsbewegt. Gelangt allerdings zwischendurch erneut

Nahrung in den Magen, stoppt dieser Prozess selbst bei kleinen Leckereien sofort. »Nacht-Snacks« schaden dem Stoffwechsel dabei besonders, da die Biologie und unsere Gene auf Schlafen anstatt auf Verdauen eingestellt sind.

Wenn es Ihnen jedoch überhaupt nicht gelingen sollte, zwischendurch auf das Essen oder Knabbern zu verzichten, dann wählen Sie zumindest die Zwischenmahlzeiten besser aus. Ein Salat eignet sich beispielsweise besser als kohlenhydratreiche Schokolade oder süße Äpfel, die den Insulin-Stoffwechsel wieder richtig ankurbeln. Denn auch der im Apfel enthaltene Zucker führt zu einem raschen Anstieg des Blutzuckerspiegels und damit zur Ausschüttung von Insulin. Beim Abbau des Zuckers fällt der Insulinspiegel dann tückischerweise sogar unter das Normalniveau ab und lässt Heißhungergefühle aufkommen.

Selbst bei Getränken lohnt es sich darauf zu achten, zu was Sie greifen. Ungesüßter Tee oder pures Wasser sind natürlich empfehlenswerter als süße Getränke wie Limonade oder Tee, Kaffee und Ähnliches mit Zuckerzusatz.

DAS FURCHTBARE QUARTETT

Da die Zellen irgendwann »die Nase voll« haben, wenn sie zu viel bekommen, werden sie insulinresistent. Diabetes und massive Störungen des Fettstoffwechsels drohen. Das Gewicht steigt, und immer mehr Fettzellen werden gebildet, denn die überflüssige Nahrung muss ja irgendwohin. Der Teufelskreis des metabolischen Syndroms – nämlich das gemeinsame Auftreten von Adipositas, Fettstoffwechselstörungen, Bluthochdruck und Diabetes mellitus Typ 2 – hat seinen Anfang genommen. Ausgangspunkt ist nicht selten das regelmäßige, ständige Hochhalten des Insulinspiegels (auch Hyperinsulinämie genannt) sowie eine daraus resultierende Insulinresistenz, also eine verminderte Empfindlichkeit der Insulinrezeptoren. Letztere wird bei Hyperinsulinämie auch als Vorstadium beziehungsweise Situation von Diabetes Typ 2 oder Altersdiabetes angesehen. So ist nicht verwunderlich, dass nahezu 80 Prozent der Patienten mit metabolischem Syndrom übergewichtig sind. Gerade für die Zielgruppe der Übergewichtigen und Adipösen sollte es daher von besonderem Interesse sein, die Gesundheit positiv zu beeinflussen.

FAZIT: Gönnen Sie nicht nur Ihrer Seele, sondern auch Ihrem Verdauungssystem täglich ihre Erholungspausen. So purzeln über kurz oder lang wahrscheinlich nicht nur Pfunde, sondern auch Ihr Stoffwechsel wird es Ihnen danken und Sie mit mehr Energie beschenken. Essen Sie sich also dreimal täglich richtig satt. Dabei müssen Sie auch auf Süßes keineswegs verzichten. Es empfiehlt sich jedoch, den Schokoriegel oder den Obstsalat direkt im Anschluss an die Hauptmahlzeit zu genießen, denn dann ist der Blutzuckerspiegel sowieso schon erhöht, und Magen und Darm laufen auf Hochtouren!

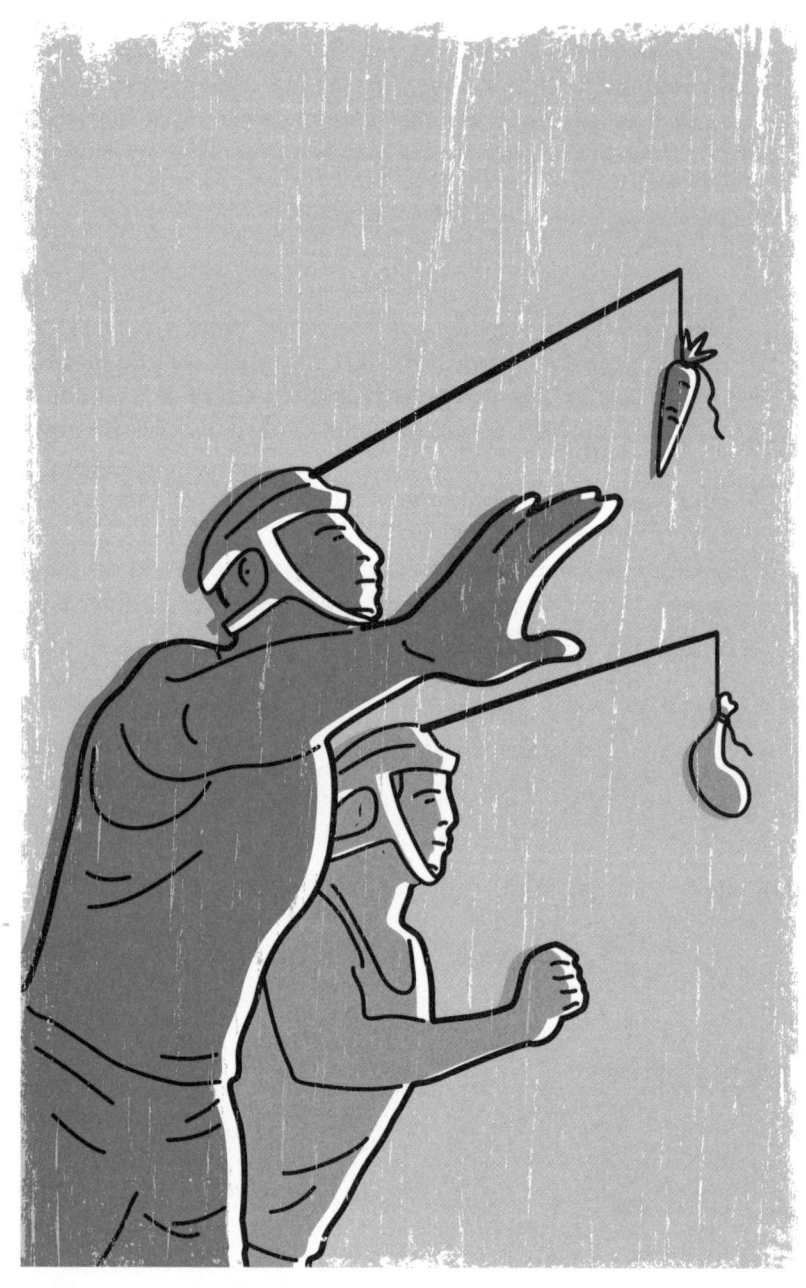

23. VEGETARIER SIND DIE SCHLECHTEREN SPORTLER

? *»Viele Ausdauersportler sind Vegetarier,
sie lehnen sogar Sitzfleisch ab.«*

*Lustig ist es schon, dieses Zitat von Prof. Gerhard Uhlenbruck.
Aber auch wenn es stimmt, dass Ausdauersportler eben nicht
gerne sitzen, sind doch die wenigsten sportlichen Menschen
Vegetarier. Und das macht auch gar keinen Sinn, denn jeder, der
Sport treibt, braucht eine ausreichende und auf ihn abgestimmte
Ernährung. Vegetarier aber haben durch ihre spezielle Ernährungsweise Defizite im Nährstoffhaushalt, weil sie kein Fleisch
und manche von ihnen nicht einmal Milchprodukte zu sich
nehmen. Das wirkt sich auf die körperliche Leistungsfähigkeit
aus und ist sogar gefährlich. Leistungssport ist unter diesen
Umständen gar nicht möglich.*

Es gibt bisher keine eindeutigen Studien, ob vegetarische
Ernährung im Sport Vorteile bringen kann. Aber unter den
circa 5,5 Millionen Vegetariern in Deutschland sind dennoch
einige Sportler zu finden, dabei sogar der weltbekannte Tri-
athlet Thomas Hellriegel. Und er ist beileibe nicht der einzige Leistungssportler weltweit, der sich vegetarisch ernährt.
Die Olympiasieger Carl Lewis und Edwin Moses zählen
dazu, die Wimbledon-Siegerin Martina Navratilowa, der
zwanzigfache Laufweltrekordler Paavo Nurmi und der Fußballer Alain Sutter. Diese illustre Schar ließe sich weiter fort-
führen.

Vegetarisch lebende Leistungssportler tun damit etwas für ihre Gesundheit, wie umfangreiche Studien zeigen. So haben Vegetarier im Regelfall seltener Übergewicht, weniger häufig hohen Blutdruck und meist günstigere Cholesterinwerte. Hinzu kommt, dass Vegetarier nicht nur auf ihre Ernährung achten, sondern sich auch in anderen Lebensbereichen gesundheitsbewusster verhalten als die Durchschnittsbevölkerung. Sie verzehren Vollkornprodukte, frisches Obst, Gemüse und Rohkost, verzichten oftmals auf Nikotin und Alkohol, und körperliche Aktivität hat einen hohen Stellenwert. Folglich weisen Vegetarier ein geringeres Risiko für Diabetes, Gicht und Herz-Kreislauf-Erkrankungen auf. Das ist schon mal beeindruckend.

Aber zurück zum Sport. Das Olympische Komitee der USA stellte schon 1998 fest, dass weder Spitzen- noch Freizeitsportler als Vegetarier Nachteile haben, was ihr Talent und ihre Leistungsfähigkeit betrifft. Und doch will diese Form der Ernährung geplant und verstanden werden. Es gibt nämlich unterschiedliche Formen des Vegetarismus, vom Hard-Core-Veganer, der auf alle Lebensmittel tierischer Herkunft verzichtet, bis zum Vegetarier »light«, der nur bei Fleisch »nein danke« sagt, aber sonst alles verputzt. Die Art der Ernährung hat natürlich Einfluss auf den Sportler; der Veganer braucht ein gutes Ernährungswissen, um seinen alltäglichen Nährstoffbedarf zu decken. Deshalb wird gerade jugendlichen Leistungssportlern von dieser Form der vegetarischen Ernährung abgeraten. Dieter Wagner vom Institut für Sporternährung sieht für Veganer auch keinen Vorteil für den Sport. So haben Veganer Mühe, mit ihrer meist fettarmen Ernährung den gesteigerten Kalorienbedarf durch das Training wettzumachen. Sie haben wenig Fettpolster, wodurch die Gefahr groß ist, dass der Körper Eiweiß in Form von Muskelmasse verheizt. Ist nicht gesund und sieht auch nicht gut aus.

Ansonsten aber hat der Vegetarier vor allem, wenn er Milchprodukte zu sich nimmt, einen vollen Speisezettel. Dabei gibt es einen weiteren Mythos zu entschlüsseln, denn die Annahme, dass der Vegetarier seinen Eiweißbedarf nicht über pflanzliche Ernährung decken kann, ist noch immer allgemein verbreitet. Weit gefehlt! Auch Hülsenfrüchte, Gemüse und Obst enthalten alle acht Eiweißbausteine, die der Körper nicht selbst herstellen kann. Selbst Bodybuilder müssen nicht befürchten, zu wenig Eiweiß für ihren Muskelaufbau zu bekommen, zumal durch Eiweiß die Kraft nicht erhöht wird. Eher führt ein Überschuss an Protein beim Sportler zu Entwässerung, Appetitverlust und Durchfall.

Generell scheint es in der Vorstellung der Menschen immer noch einen großen Zusammenhang zwischen sportlicher Leistung und der Wichtigkeit von tierischem Eiweiß zu geben, frei nach dem Motto »Fleisch macht stark«. Doch dieser Glaube beruht auf einer biochemischen Fehlinterpretation des Muskelstoffwechsels. Früher dachte man, dass Energie im Muskel durch Verbrennung von Eiweiß produziert würde. Diese Auffassung wurde aber bereits in der zweiten Hälfte des zwanzigsten Jahrhunderts widerlegt. Es sind meist Kohlenhydrate, die für Muskelenergie verbrannt werden und leider viel zu selten die Fette.

Der Schwerpunkt der Sportlerernährung sollte also auf einem hohen Kohlenhydratanteil liegen, also Vollkorn, Obst und Gemüse, damit das Eiweiß, zugeführt etwa durch Milchprodukte oder alternativ durch Tofu und Sojadrinks, für die Tätigkeiten aufgespart wird, für die es am besten geeignet ist: das Bilden und Reparieren von Körpergewebe und Muskeln.

Eine ausgewogene vegetarische Ernährung für den Sportler ist demnach reich an Kohlenhydraten, arm an Fett und angemessen an Eiweiß. Ist dies erfüllt, sollte der Vegetarier auf eine Versorgung mit folgenden Stoffen achten:

- *Vitamin B12*, das vom Körper nicht selbst gebildet wird und hauptsächlich in tierischen Lebensmitteln vorkommt. Es findet sich aber auch im Sauerkraut oder kann durch spezielle Vitamin-B12-haltige Säfte zugeführt werden.

- *Eisen*, das unter anderem als »Sauerstoffüberträger« dient und dessen Mangel die körperliche Leistungsfähigkeit stark beeinträchtigt. Durch Vitamin C kann die Aufnahme von Eisen um das Vierfache gesteigert werden. Eisenlieferanten sind verschiedene Gemüse und Vollkorngetreideprodukte.

- *Zink und Calcium*, für die es genügend pflanzliche Alternativen oder auch Zuführungsformen in Form von Getränken gibt.

Sollten Sie also Ihre Ernährungsampel auf Grün umstellen wollen, steht Ihrer sportlichen Karriere nichts im Wege. Auch wenn Sie demnächst nur ein bisschen mehr spazieren gehen wollen. Es hält sich nämlich das Gerücht, dass die vegetarisch lebenden Tarahumara-Indianer aus Mexiko 150 bis 300 Kilometer zu Fuß zurücklegen können. Ohne Pause!

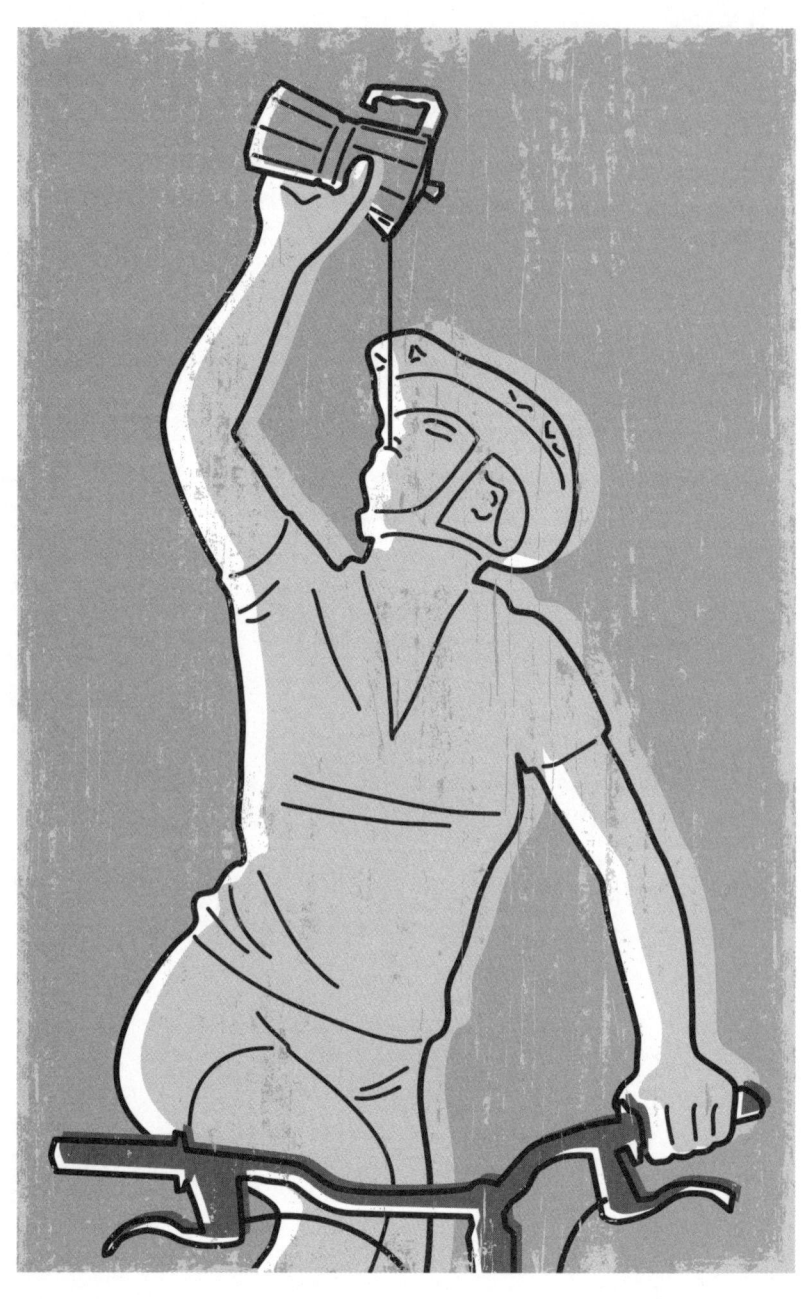

24. PFLANZLICHE STOFFE UND PRÄPARATE SIND IM SPORT UN-GEFÄHRLICH UND ERLAUBT

? *Pflanzliche Präparate haben sich in der letzten Zeit zunehmend in der Medizin und im Sport etabliert. Solange etwas also rein pflanzlich ist, kann man sich als Sportler bedenkenlos bedienen, denn pflanzlich ist gleichbedeutend mit harmlos. Pflanzenstoffe bieten immer eine wunderbare und ungefährliche Alternative zu chemischen Präparaten. Sie sind meist nicht rezeptpflichtig und können selbstständig eingenommen werden. Schließlich ist alles biologisch, rein natürlich und damit auch gesund. Besseres kann man seinem Körper wirklich nicht bieten. Und über Doping braucht man sich im pflanzlichen Fall auch keine Gedanken mehr zu machen. Denn warum sollte das, was in der Natur vorkommt, auf der Dopingliste stehen? Besser gesagt: Natur ist kein Doping.*

Unmengen von pflanzlichen Mitteln wurden schon im Altertum für das gepflegte Doping eingesetzt. In der Antike wurden Stierblut und Alkohol getrunken sowie Stierhoden und Atropin, ein Wirkstoff aus der Alraunwurzel, verputzt. Die Berserker machten ihrem Namen alle Ehre und gewannen aus Fliegenpilzen die Droge Bufotenin, Griechen und Römer griffen zu Mohn und Opium. Nicht zu vergessen die Inkas, die Matetee und Kaffee tranken und Cocablätter kauten, um ihre Laufleistung zu steigern. Reine Legende ist allerdings, dass sie eine 1.750 Kilometer lange Strecke in fünf Tagen bewältigen konnten. Das hätte tagtäglich eine Durchschnittsgeschwindigkeit von 15 Kilometern in der Stunde bedeutet, und das 24 Stunden lang, ohne Ruhepause. Diese Leistung schafften die angeblichen südamerikanischen Wunderläufer sicher nicht, auch nicht mit allen Dopingmitteln, die ihnen zur Verfügung standen.

Sogar bei Pferden wurde schon früh zur Steigerung der Schnelligkeit ein Gemisch aus Honig und Wasser benutzt. In jüngster Zeit geriet der Wirkstoff Capsaicin ins Gespräch. Dies ist eine Gattung der Paprika und führte unlängst zu positiven Dopingtests, da es die Schmerzempfindlichkeit an den Vorderhufen heraufsetzt, sodass das Pferd beim Sprung auf keinen Fall Kontakt zum Hindernis haben möchte. Die Verwendung von Capsaicin wird als Dopingvergehen bewertet.

Aber auch andere pflanzliche Stoffe stehen auf der Dopingliste. Ephedra ist eine natürliche Substanz und überall verfügbar, gehört aber dennoch zur Gruppe der Stimulanzien. Ephedra wird häufig als Nahrungsergänzungsmittel oder zur Gewichtsabnahme verwendet, dämpft das Hungergefühl, führt zu erhöhtem Puls und Blutdruck, erhöhter Aufmerksamkeit und gesteigerter Atmung. Allerdings sind schwere Nebenwirkungen wie Halluzinationen, Herzattacken und Desorientierung nicht auszuschließen.

Auch Kava Kava – ein Pfeffergewächs, dessen Kavalactone aus den Wurzeln und der Rinde der Kava-Pflanze Angst- und Spannungszustände mindern, für Entspannung sorgen und zu leichter Euphorie führen – ist im Sport nicht gern gesehen. Taubheitsgefühle von Zunge und Lippen, eine Verminderung des Sehvermögens und eingeschränkte Reaktionsfähigkeit zählen zu den unerwünschten Nebenwirkungen der Kavalactone.

Wer Krimis schätzt, vorzugsweise aus den Fünfzigerjahren und von Agatha Christie, der kann den Begriff Strychnin sicher gut einordnen. Mit diesem Analeptikum, das auf das Nervensystem wirkt, wurde schon so mancher unliebsame Konkurrent ins Jenseits befördert. Und tatsächlich sind 30 bis 120 Milligramm Strychnin tödlich. Der Dosierung kam und kommt also eine besondere Bedeutung zu. Kaum zu glauben, wie im Jahre 1904 in St. Louis der amerikanische Leichtathlet Thomas Hicks seinen Olympiasieg im Marathon schaffte. In Zeiten, als das Trinken auf dieser Strecke verboten und verpönt war, spülte sich Hicks bei Kilometer 24 mit destilliertem Wasser den Mund aus, um drei Kilometer darauf ein Milligramm Strychnin zu sich zu nehmen, zusammen mit einem rohen Ei. Auch wenn das schon schwer zu glauben ist, kam es fünf Kilometer weiter noch besser. Diesmal gab es zwei rohe Eier, einen Brandy und ein Milligramm Strychnin. Hicks gewann, war nicht betrunken und zu seiner großen Freude auch nicht tot. Denn dafür war die Dosis zu gering. Sie wirkte anregend. Und wegen dieser Wirkung steht Strychnin auch auf der Dopingliste.

Das galt im Übrigen auch für Koffein bis zum Jahre 2004. Allerdings war der Grenzwert so hoch, dass der Kaffee zum Frühstück durchaus getrunken werden durfte. Dennoch wurde im Jahre 2000 der spanische Radprofi Oskar Sevilla positiv auf Koffein getestet und daraufhin von seinem Verband von der Straßen-Weltmeisterschaft ausgeschlossen. Der Wirkstoff steht auch heute noch unter Beobachtung der Welt-Anti-Doping-Agentur. Mehr dazu können Sie unter Top-Mythen zu Koffein auf Seite 233 nachlesen.

Im Folgenden möchten wir Ihnen noch einige pflanzliche Mittel mit ihren Einsatzmöglichkeiten, aber auch deren möglichen Nebenwirkungen auflisten.

KNOBLAUCH

Bei Knoblauch handelt es sich um ein wichtiges Heilmittel. Es wirkt vorbeugend gegen Herz-Kreislauf-Erkrankungen. Das ätherische Knoblauchöl mit dem Wirkstoff Alliin putzt die Arterien so aus, dass Verklumpungen im Blut verhindert werden können. Auch ist seine antibiotische Wirkung bekannt. Jedoch ist auch bei Knoblauch Vorsicht geboten, denn es erhöht die Blutungsneigung, indem es die Zusammenlagerung von Blutplättchen hemmt. Durch diese Blutverdünnung wird das Risiko einer Blutung zum Beispiel während einer Operation erhöht.

GINKGO

Ginkgo wird eingesetzt, um kognitive Funktionen bei Hirnleistungsstörungen wie Morbus Alzheimer oder Demenz zu stabilisieren oder zu verbessern. Darüber hinaus wird es auch zur Verbesserung von Durchblutungsstörungen angewendet. Unangenehme Nebenwirkungen können Kopfschmerzen, Magen-Darm-Beschwerden und ein Absenken der Krampfschwelle sein. Wie Knoblauch erhöht auch Ginkgo die Blutungsneigung.

INGWER

Bei Ingwer handelt es sich um eine Heilpflanze mit bemerkenswerten Eigenschaften und Wirkungen. Der Scharfstoff des Ingwers wird als Gingerole bezeichnet und ist für die heilende Wirkung mit verantwortlich. In seiner Wirksamkeit ist Gingerole mit Aspirin vergleichbar, es hemmt die Zusammenlagerung von Thrombozyten. Dadurch wird das Risiko von Arteriosklerose und Blutgefäßverschlüssen gesenkt. Ingwer wirkt zusätzlich schmerzhemmend und im Darm als Gegenspieler zum Hormon Serotonin. Aus diesem Grund wird er häufig gegen Blähungen, Übelkeit und Krämpfe eingesetzt.

Aber auch Ingwer kann Nebenwirkungen mit sich bringen. So hat er bei übermäßigem Konsum einen Einfluss auf die Blutgerinnung und den Blutdruck.

PFEFFERMINZE

Pfefferminze gehört zu den Heilkräutern, die eine wichtige Rolle für Magen und Darm spielen. Darüber hinaus wird sie oft bei Gallenproblemen, Erkältungen und Kopfschmerzen verwendet. Ihre ätherischen Öle begünstigen eine krampflösende und beruhigende Wirkung. Bei längerer Anwendung kann jedoch die Magenschleimhaut gereizt werden, und durch die Wirkung der ätherischen Öle wird der Schließmechanismus der Speiseröhre geschwächt.

BALDRIAN

Baldrian ist eine der bekanntesten heimischen Arzneipflanzen. Er wirkt auf die Psyche, sorgt für Beruhigung und fördert die Schlafbereitschaft. Angespanntheit, Angst und Unruhe werden verringert, zudem wirkt Baldrian bei nervösen Magen-Darm- und Herz-Kreislauf-Beschwerden.

Gefahr besteht jedoch bei einer längeren und hoch dosierten Einnahme. Entzugserscheinungen, Unruhe, Schwindel, Schweißausbrüche und Ähnliches können die Folge sein. In diesem Fall sollte umgehend ein Arzt aufgesucht werden.

Jeder Athlet muss sich demnach auch vor der Einnahme eines pflanzlichen Medikaments darüber informieren, ob dessen Inhaltsstoffe auf der Liste verbotener Substanzen stehen. Auch Hobbysportler sollten auf die Rücksprache mit einem Arzt nicht verzichten, denn es besteht die Gefahr von Wechselwirkungen mit anderen Medikamenten. Ansonsten gilt auch für pflanzliche Stoffe frei nach Paracelsus: »Alle Dinge sind Gift, und nichts ist ohne Gift, allein die Dosis macht es, dass ein Ding kein Gift ist.«

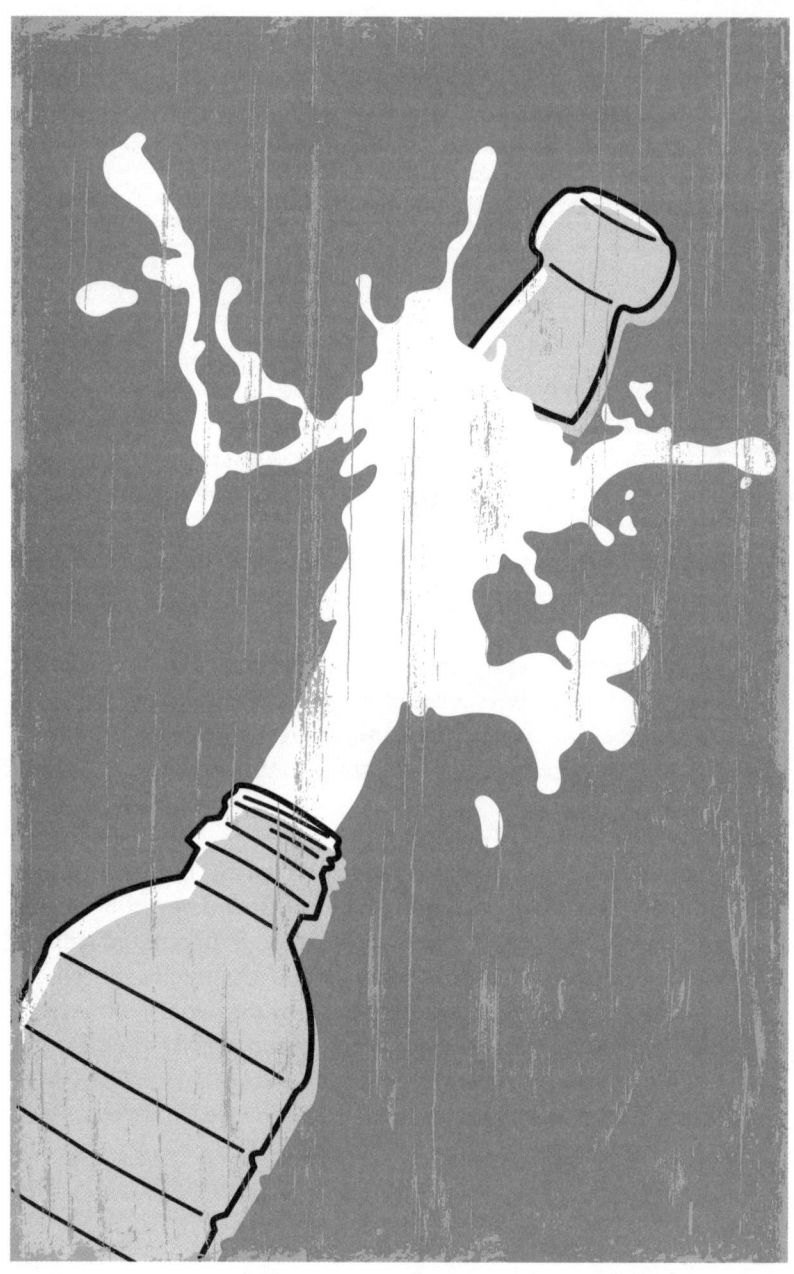

25. WASSER MIT ZUSÄTZEN STEIGERN DIE LEISTUNG

? *Die Deutschen sind Weltmeister im Mineralwassertrin-*
ken. Dabei ist eines klar: Billiges Wasser und vor allem
solches ohne Zusätze wie Sauerstoff, Magnesium und so
weiter ist schlecht oder sogar ungesund. Nur ein teures oder
besonders reichhaltiges Wasser ist auch ein gutes Wasser. Das
leben uns auch Stars wie Madonna vor. Da man sich aber ein
Wasser wie »Bling«, das mit 52 € pro 0,7 Liter so teuer wie ein
guter Champagner ist, meist nicht leisten kann oder will, gibt
es in den Regalen der Supermärkte viele Alternativen. Es muss
aber unbedingt ein Wasser mit zugesetztem Sauerstoff oder
besonderen Vitaminzusätzen sein. Solche Wunderwasser
bieten alles, was der Körper braucht: Frische und Vitalität für
Körper und Geist und vor allem viele Mineralien, ohne die wir
gar nicht leben können.

In der Tat besitzt der Mensch riesige Wasservorkommen wie
eine Gurke! 30 bis 40 Liter Wasser sind bei den meisten Menschen im Körper gespeichert. Wasser ist das größte und wich-
tigste Lösungs- und Transportmittel unseres Organismus und
sogar viel wichtiger noch als Blut. Es versorgt jede einzelne
unserer 60 Billionen Körperzellen mit Energie und transportiert verbrauchtes Material sowie Schad- und Giftstoffe aus
unserem Organismus. Aber eines ist Wasser sicher nicht,
obgleich die Industrie es uns in wohlklingenden Werbeaussagen immer verspricht: ein Nahrungsmittel. Denn das, was
dem Wasser alles so zugeschrieben wird, tritt in derart kleinen

Mengen auf, dass man es getrost vernachlässigen kann. Oder aber die Zusätze können gar nicht vom Organismus verarbeitet werden, da die Stoffe in biologisch nicht verwertbarer Form vorliegen.

BEISPIEL SAUERSTOFFWASSER

Sauerstoff ist zweifellos unser Lebenselixier, aber ob wir es tatsächlich in größerer Menge in unseren Mineralwässern benötigen, konnte bisher zumindest unter wissenschaftlichen Gesichtspunkten nicht bestätigt werden. 2003 wurde der fehlende Nutzen eines solchen speziellen Wassers auch durch die Stiftung Warentest belegt. Sie bewertete die Sauerstoffanreicherung durchweg mit »mangelhaft« und bezeichnete sie sogar als Luftnummer. Zwar haben Münchner Forscher an Kaninchen dargelegt, dass Sauerstoff auch über den Magen-Darm-Trakt aufgenommen werden kann, allerdings lassen sich solche Befunde noch lange nicht auf den Menschen übertragen. Der Mensch nimmt bereits 20 bis 500 Gramm Sauerstoff über die Atemluft zu sich. Würde er einen Liter Sauerstoffwasser trinken, kämen über den Verdauungstrakt lediglich weitere 24 bis maximal 226 Milligramm hinzu – vorausgesetzt man nähme den Sauerstoff vollständig auf. Und das gelänge auch nur, wenn sich Sauerstoff gut in Wasser lösen würde und wir für den Sauerstofftransport keine roten Blutkörperchen im Körper brauchten.

Sauerstoff löst sich allerdings nur schlecht im Wasser. Selbst wenn wir einen Liter Wasser mit der fünfzehnfachen Menge an Sauerstoff anreichern würden, ließe sich nicht mehr Sauerstoff aufnehmen, als wenn wir zusätzlich zwei- bis dreimal tief einatmen würden.

Gesunde Menschen in normaler Umgebung weisen keinerlei Sauerstoffmangel auf, sodass eine zusätzliche Zufuhr nicht einmal bei nachgewiesener Wirkung Sinn machen würde.

Denn unsere Atmung gewährleistet eine ausreichend gute Sauerstoffversorgung des Körpers, wodurch unser Blut zu 97 Prozent gesättigt ist. Und das reicht vollkommen aus, um alle lebenswichtigen Funktionen des Körpers und somit den Energiestoffwechsel der Organe aufrechtzuerhalten. Während sportlicher Betätigungen benötigen wir zwar mehr Sauerstoff, aber auch dies wird über eine höhere Atemfrequenz ermöglicht, indem wir die Luftaufnahme von etwa 6 Litern pro Minute auf bis zu 100 Liter steigern können. Es lohnt sich also viel mehr, körperlich aktiv zu werden, und das am besten durch Ausdauertraining wie Laufen, Radfahren und Schwimmen. So wird unsere Lungenfunktion und damit die Sauerstoffversorgung fast wie von selbst verbessert, und der Sauerstoff gelangt auf natürlichem Wege in unseren Körper.

Noch ein weiterer Grund spricht eher für Training und gewöhnliches (Leitungs-)Wasser: Das Sauerstoffwasser konnte nicht einmal geschmacklich überzeugen. Es schmeckte »flach und abgestanden« und ist somit nicht einmal seinen Preis mit 65 Cent bis 4,55 (!) Euro pro Liter wert. Und noch etwas: Sauerstoff ist flüchtig! Das heißt, wenn die Flaschenetiketten einen Wert zwischen 40 und 200 Milligramm pro Liter versprechen – in normalem Trinkwasser sind es etwa 3 bis 10 Milligramm –, muss dieser also noch lange nicht im Wasser enthalten sein. Eine angebrochene und bei Raumtemperatur gelagerte Flasche weist nach vier Stunden nur noch etwa die Hälfte bis ein Viertel des Sauerstoffgehalts auf. Das »Sauerstoff-Gold« löst sich also in nichts auf.

UND DIE ANDEREN?

Aber es ist nicht nur Sauerstoffwasser, was den Verbraucher in puncto Gesundheit überzeugen soll. So gibt es Wasser mit zugesetzten Vitaminen, Gingko, Guarana oder auch Koffein (siehe auch Kapitel 26 auf Seite 169 ff.). Bei all diesen Produkten fehlt bisher jede Art von zertifizierter wissenschaftlicher Studie zum Nutzen, aber auch zur Verwendbarkeit der Zusätze für den Menschen. Meist sind diese nämlich völlig wertlos für den Organismus oder liegen in so niedriger Konzentration vor, dass sie sowieso keinen Effekt erzielen.

KLARES WASSER REICHT AUS

Ausreichende Trinkmengen, das heißt etwa 30 Milliliter pro Kilogramm Körpergewicht täglich, sind natürlich gerade im Sport besonders wichtig. Aber »einfaches« Mineralwasser oder auch das in der Regel hygienisch unbedenkliche Leitungswasser reichen dafür vollkommen aus. Denn so wie »künstliche« Vitamine nicht zwangsläufig vom Organismus aufgenommen werden können, sind auch Mineralien nicht unbedingt vom Körper verwertbar. Das haben die amerikanischen Ärzte Brugg und Walker bereits vor mehr als 50 Jahren herausgefunden. Mineralien im Wasser können aufgrund ihrer Größe und ihres Umfelds nicht verstoffwechselt werden, sodass sie ausgeschieden oder – im schlechtesten Fall – im Körper eingelagert werden. Hersteller von Mineralwasser werben zwar mit dem enormen gesundheitlichen Nutzen ihrer Mineralien und anderer Zusätze, der auch auf den Etiketten zur Schau gestellt wird, aber wegen der Übermineralisierung, möglicher Nebenwirkungen sowie bei einigen Wässern sogar radioaktiven Belastung ist der Sinn und Nutzen für die Gesundheit eher zu hinterfragen. Greifen Sie getrost zum Wasser aus dem Hahn oder lassen sich in einem Fachgeschäft zu speziellen Filter- und Wasseraufbereitungsanlagen wie Aktivkohlefiltern, Umkehr-Osmose-Systemen, Kombi-Systemen, Ionentauschern oder einfachen Kannen- oder Krugsystemen beraten. Gerade bei den fest installierten Systemen wird zumindest gewährleistet, dass »harter Kalk«, der unsere Arterien und Organe buchstäblich verkalken lässt, und andere Schadstoffe herausgefiltert werden. Und keine Angst vor entmineralisiertem Wasser. Lange Zeit haben wir immer wieder gehört, dass »destilliertes« Wasser gefährlich sei. Es soll die Mineralien aus dem Körper entziehen und so den Zellen schaden. Wissenschaftler der Charité in Berlin haben jedoch errechnet, dass ein durchschnittlicher Mann davon etwa 17 Liter pro Tag trinken müsste, um gefährdet zu werden. Eine solche Menge ist wohl eher unwahrscheinlich.

Halten Sie sich also an preiswertes und reines Wasser. Dann sind Sie auf dem richtigen Weg, und Ihre Geldbörse freut sich auch.

FAZIT: Wasser ist ohne Zweifel ein Lebenselixier. Aber es ist kein »Nahrungsmittel«, wie es die Industrie uns immer wieder weismachen möchte. Wir nehmen genügend Mineralien und Spurenelemente mit der Nahrung oder Sauerstoff mit der Atmung auf. Die winzigen Mengen in den teuren Wässern helfen da wenig – sie bereichern nur die Industrie.

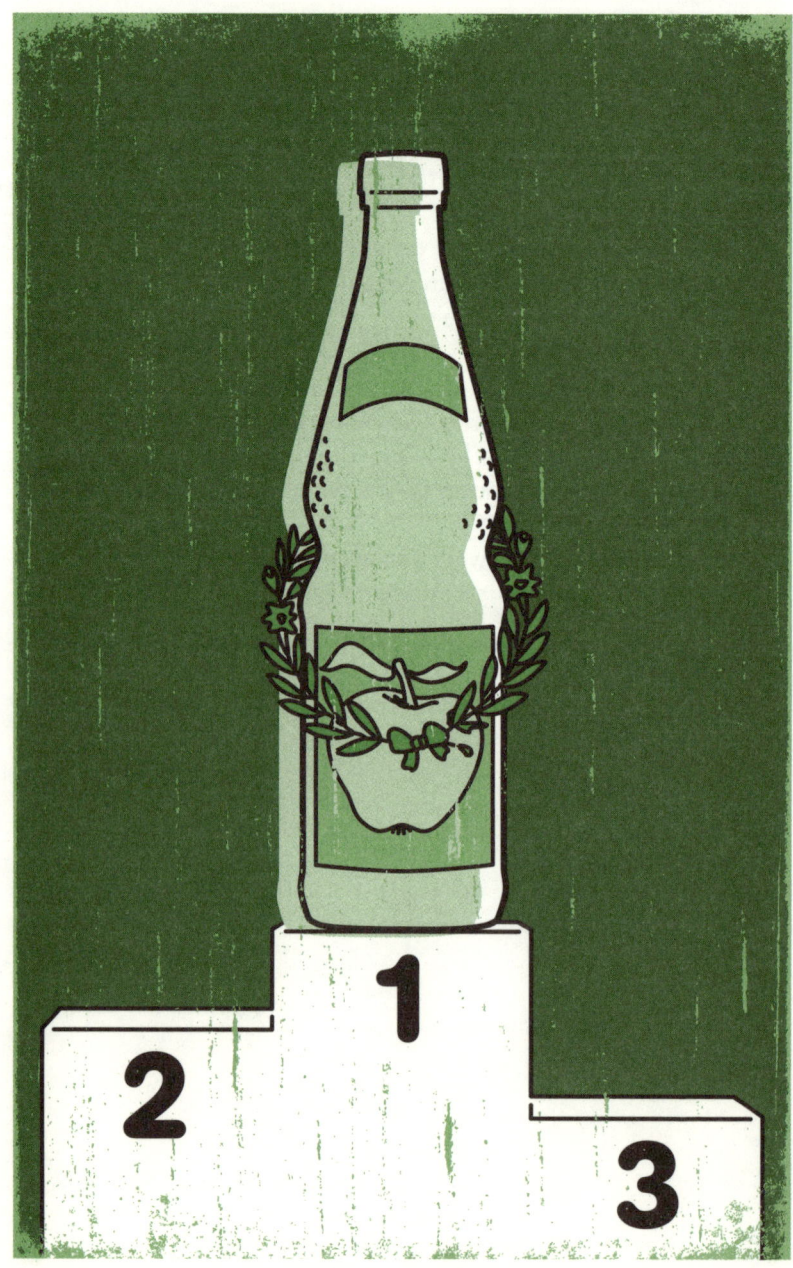

26. APFELSCHORLE IST DAS BESTE SPORTGETRÄNK

? *Gerade im Sommer greift man nicht nur nach dem Sport gern zu einer großen Apfelschorle. Sie schmeckt erstens nicht so »langweilig« wie Wasser und wird von unserem Gewissen besser akzeptiert als eine Cola oder ein kühles Radler mit viel zu viel Zucker und Alkohol. Lecker, nahrhaft und erfrischend – so kommt die Apfelschorle nach dem Sport daher. Häufig wird sie als eines der besten Sportgetränke überhaupt empfohlen. Oder die Industrie rät uns alternativ zu isotonischen Getränken, die dem Körper die fehlenden Mineralien zurückgeben und den Flüssigkeitshaushalt regulieren sollen. Wie bereits in Kapitel 25 angesprochen, hat sich in den letzten Jahren ein geradezu unüberschaubarer Markt kommerzieller Sportgetränke entwickelt. Ebenso zahlreich sind laut den Herstellern die möglichen Einsatzgebiete wie auch die Zutaten dieser angeblich so »innovativen«, sportgerechten Getränke. Neben Mineralstoffen und Vitaminen finden Pflanzenextrakte, Koffein, Geschmacks- und Süßstoffe Einzug in unsere Sportgetränke. Ist da die Apfelschorle nicht die bessere Wahl?*

Ein »Sportgetränk« sollte in erster Linie dazu beitragen, die körperliche Leistungsfähigkeit im Training und/oder Wettkampf zu unterstützen, sowie zu einer schnellstmöglichen Regeneration nach Belastungsende verhelfen. Dafür müssen die Inhaltsstoffe der Getränke in erster Linie leicht verdaulich und rasch verwertbar sein. Der Organismus benötigt bei kurzen Belastungen unter 60 Minuten Dauer dazu lediglich Flüssigkeit, um einer möglichen Dehydrierung entgegenzuwirken. Erst bei Belastungen über mehrere Stunden ist es sinnvoll, dem Getränk etwa 500 bis 1.000 Milligramm Natrium pro Liter beizumischen, da sonst zu viele wichtige Elektrolyte über den Schweiß ausgeschwemmt werden. Andere Mineralstoffe wie Kalium, Calzium und Magnesium oder Vitamine müssen während des Trainings hingegen nicht hinzugefügt werden. Kohlenhydrate in Getränken oder in Form von Riegeln oder einer Banane sind nur während einer langen sportlichen Aktivität über mindestens eine oder eher zwei Stunden sinnvoll.

Apfelschorlen hingegen enthalten je nach Konzentration viel zu viel Zucker, den der Körper nicht zusätzlich braucht. Vor allem qualitativ minderwertige Fruchtsäfte kommen oft auf bis zu 26 bis 31 Stücke Würfelzucker je Liter, was 440 bis 520 Kalorien pro Liter entspricht; der echte Saftanteil ist hierbei nur gering. Auch in der guten Apfelschorle stecken immer noch 220 bis 260 Kalorien pro Liter, ein Zuckergehalt von 13 bis 15 Stück Würfelzucker je Liter und dazu ein Haufen unnötiger Aromastoffe.

Da dem Körper in der Regel ausreichend Kohlenhydrate beim Sport zur Verfügung stehen, schlägt sich der in der Apfelschorle enthaltene Zucker meist eher auf unseren Rippen nieder. Also am besten nur Wasser trinken, um den Schweißverlust zu kompensieren.

Auch die anderen hoch gelobten Getränke machen meist keinen Sinn, wie wir bereits bei Tipp 25 auf Seite 165 erwähnt haben.

Insgesamt unterscheiden wir zwischen hypo-, iso- und hypertonen Sportgetränken. Um zu verstehen, was es damit auf sich hat, wollen wir zunächst das Prinzip der Osmolarität betrachten, was bedeutet, dass alle aktiven Teilchen pro Liter Lösung nach einem Konzentrationsausgleich zwischen dem Getränk und dem Blutplasma im Körper streben. Werden während der körperlichen Belastung zu stark konzentrierte, also hypertone Getränke aufgenommen, strömt Wasser aus den Körperzellen in den Magen und Darm, damit dort die gleiche Konzentration wie beim soeben konsumierten Getränk vorherrscht (= Isotonie). Somit wird den Zellen allerdings genau das Wasser entzogen, das sie eigentlich benötigen. Daher ist darauf zu achten, dass Getränke, die während des Sports getrunken werden, eher leicht hypoton oder isoton sind, also dieselbe Menge an gelösten Stoffen wie das Blut enthalten. Schweiß ist beispielsweise hypoton, er besteht vor allem aus Wasser und aus möglichst wenigen Mineralstoffen, da er den Körper vorrangig kühlen und nicht salzen soll.

Isotonische Getränke werden besonders während des Sports für die Zufuhr von verbrauchten Mineralien wie zum Beispiel Salz und Natrium empfohlen. Theoretisch ist das nicht verkehrt, jedoch konnte bisher nicht bewiesen werden, dass der Transport von Mineralien aus dem Getränk in die Zelle, wo sie gebraucht werden, auch wirklich gut gelingt. Daher ist die Empfehlung wohl nur eine sehr gute »Marketingstrategie«.

Derzeitigen Untersuchungen zufolge weist auch das Hinzugeben von Eiweißen und Fetten zu einem Sportgetränk keinen Vorteil für die Leistungsfähigkeit auf. Im Gegenteil – diese Stoffe können vielmehr dazu führen, dass die Magenentleerung verzögert wird.

Viel, viel besser und vor allem preiswerter ist – wie bereits gesagt – reines Wasser. Das braucht der Organismus ständig, da mithilfe von Wasser die wichtigsten Transportvorgänge von Nährstoffen in die Körperzellen, die Ausscheidung von Stoffwechselprodukten und die Regulation der Körpertemperatur erledigt werden. Wichtig ist jedoch: Bitte immer ohne

Kohlensäure! Denn die Kohlensäure legt sich wie kleine Perlen unter das Zwerchfell (man fühlt sich wie aufgeblasen) und behindert somit die tiefe Ein- und Ausatmung, wodurch auch Seitenstiche begünstigt werden können. Sportler sollten also immer stilles Wasser bevorzugen.

Pro Tag benötigt der Körper etwa 30 Milliliter Flüssigkeit pro Kilogramm Körpergewicht. Rund ein Liter wird dabei über die Nahrung – vor allem aus Obst und Gemüse – gedeckt; zusätzlich sollten unter normalen Umständen täglich mindestens eineinhalb bis zwei Liter getrunken werden. Bei heißem Wetter und/oder körperlicher Belastung, also auch beim Sport, steigt der Flüssigkeitsbedarf entsprechend auf 40 Milliliter pro Kilogramm Körpergewicht und mehr an. Das gilt vor allem bei längeren sportlichen Belastungen ab 60 Minuten Dauer. Da der Körper während des Sports bei starker Hitze vermehrt auf Kohlenhydrate als Substrat zurückgreift, sollte unter diesen Bedingungen bei Belastungen von über zwei Stunden das Sportgetränk einen leichten Kohlenhydrat-Anteil aufweisen. Allerdings darf der Zuckergehalt nicht zu hoch sein, damit auch hierbei die Magenentleerung und somit die Aufnahmegeschwindigkeit für Wasser und Kohlenhydrate im Organismus nicht behindert werden. Vor allem bei Laufbelastungen können bei zu hohen Kohlenhydrat-Beimischungen Magen-Darm-Probleme hervorgerufen werden, die sich in der Regel in Form von Übelkeit und Brechreiz bemerkbar machen.

UND NACH DEM SPORT ...

Nach der sportlichen Belastung ist es hingegen sinnvoll, Getränke mit einem höheren Kohlenhydratanteil (> 8 Prozent) zu sich zu nehmen, um die Glykogenspeicher im Organismus wieder aufzufüllen. Am besten gelingt dies, wenn die Kohlenhydratzufuhr bis etwa 60 Minuten nach dem Belastungsende erfolgt. Dabei spielt es keine Rolle, ob Sie sich eine Apfelschorle mit möglichst geringem Zuckeranteil zubereiten oder die Kohlenhydrate in fester Form zu sich nehmen.

Wenn Sie sich für die Apfelschorle entscheiden sollten, dann achten Sie darauf, welches Produkt Sie aus dem Regal nehmen. Man hat meist die Wahl zwischen Fruchtsaft und -nektar. Entscheiden Sie sich auf alle Fälle für den Fruchtsaft, denn dieser besteht zu 100 Prozent aus Saft, während Fruchtnektar auch zugesetzten Zucker enthalten darf und meist nur einen Saftgehalt von etwa 25 bis 50 Prozent aufweist. Sogenannte Fruchtsaftgetränke enthalten sogar noch weniger Saft, nämlich nur 6 bis 30 Prozent. Die Angaben auf der Verpackung geben näheren Aufschluss über die Inhaltsstoffe.

FAZIT: Sportler brauchen in den meisten Fällen nur Wasser ohne Kohlensäure und am besten nicht eiskalt, damit der Magen und Darm nicht »gereizt« werden. Sollten Sie kein pures Wasser mögen, so verdünnen Sie qualitativ hochwertige Fruchtsäfte so stark wie möglich. Je mehr Wasser, desto besser! Wenn Sie reines Wasser verwenden, nutzen Sie zudem den sogenannten Nachbrenneffekt aus, denn nach der Belastung versucht der Körper, seine Energiespeicher wieder aufzufüllen. Steht ihm dafür jedoch nichts zur Verfügung, da Wasser keine Kohlenhydrate enthält, greift er auf die körpereigenen Fettpolster zurück.

Im Freizeitsportbereich macht es nur an sehr heißen Tagen und bei einer Belastungsdauer von über 60 Minuten Sinn, etwas Kohlenhydrate in Form von Säften hinzuzufügen. Und wenn Sie gar nicht auf Geschmack verzichten können, dann versuchen Sie es doch einmal mit alkoholfreiem Bier. Denn das liefert etliche wertvolle Stoffe nach dem Sport.

DER WASSERKREISLAUF IM MENSCHEN

- Ein erwachsener Mensch von 70 Kilogramm hat rund 5 bis 5,5 Liter Blut (Blutmenge = 7 bis 8 Prozent des Körpergewichts).

- In 24 Stunden durchströmen 1.400 Liter Wasser das Gehirn.

- In 24 Stunden umspülen rund 2.000 Liter Wasser die Nieren.

- In 24 Stunden produziert der Körper 1,5 Liter Speichel, 2,5 Liter Magensaft, 3,0 Liter Darmflüssigkeit, 0,5 Liter Flüssigkeit in der Galle und 0,7 Liter in der Bauchspeicheldrüse – insgesamt 8,2 Liter Verdauungssäfte.

- In 24 Stunden scheidet ein gesunder Erwachsener 2 bis 2,5 Liter Flüssigkeit über die Nieren, den Darm, die Haut und die Lungen aus.

- Die wasserreichsten Organe – Gehirn, Herz, Lunge und Muskulatur – reagieren besonders empfindlich auf Wasserverluste.

TOP-MYTHEN ZU L-CARNITIN

L-Carnitin ist ein körpereigener Stoff, der Fettsäuren in die Mitochondrien, die Kraftwerke der Zellen, transportiert, wo sie dann umgewandelt werden. Entsprechend wird L-Carnitin als sogenannter »Fatburner« empfohlen, als Wundermittel gegen überflüssige Pfunde. Und nicht nur das. Gegen Muskelkater soll es helfen, den Muskelaufbau unterstützen und ein schwaches Herz stärken, da ein Mangel an diesem Stoff angeblich eine Schwächung des Herzmuskels zur Folge haben kann. Übergewichtige und Stressgeplagte haben ebenfalls laut Studien einen niedrigen L-Carnitin-Spiegel im Blut.

Allerdings scheint in keiner einzigen fundierten Untersuchung die Wirksamkeit des Stoffes nachgewiesen worden zu sein. Die Rolle als Übermittler in der Fettverbrennung ist zwar unumstritten, aber wenn nicht gerade eine Mangelsituation vorliegt, bringt zusätzliches L-Carnitin keinen Effekt. Mehr Carnitin heißt also nicht mehr Fettverbrennung, und ein Mangel scheint eher unwahrscheinlich, denn man findet L-Carnitin ausreichend im Fleisch. Höchstens bei Veganern, also der Form von Vegetarismus, bei dem keinerlei tierische Produkte zu sich genommen werden, könnte eine Unterversorgung gegeben sein. Und noch eine schlechte Nachricht für Sportmuffel: Man muss schon Sport treiben, um den Effekt von Carnitin zu nutzen. Denn ohne Anstrengung besteht auch keine Veranlassung für das vorhandene körpereigene Carnitin, sich zum Transport von Fettsäuren bereitzustellen.

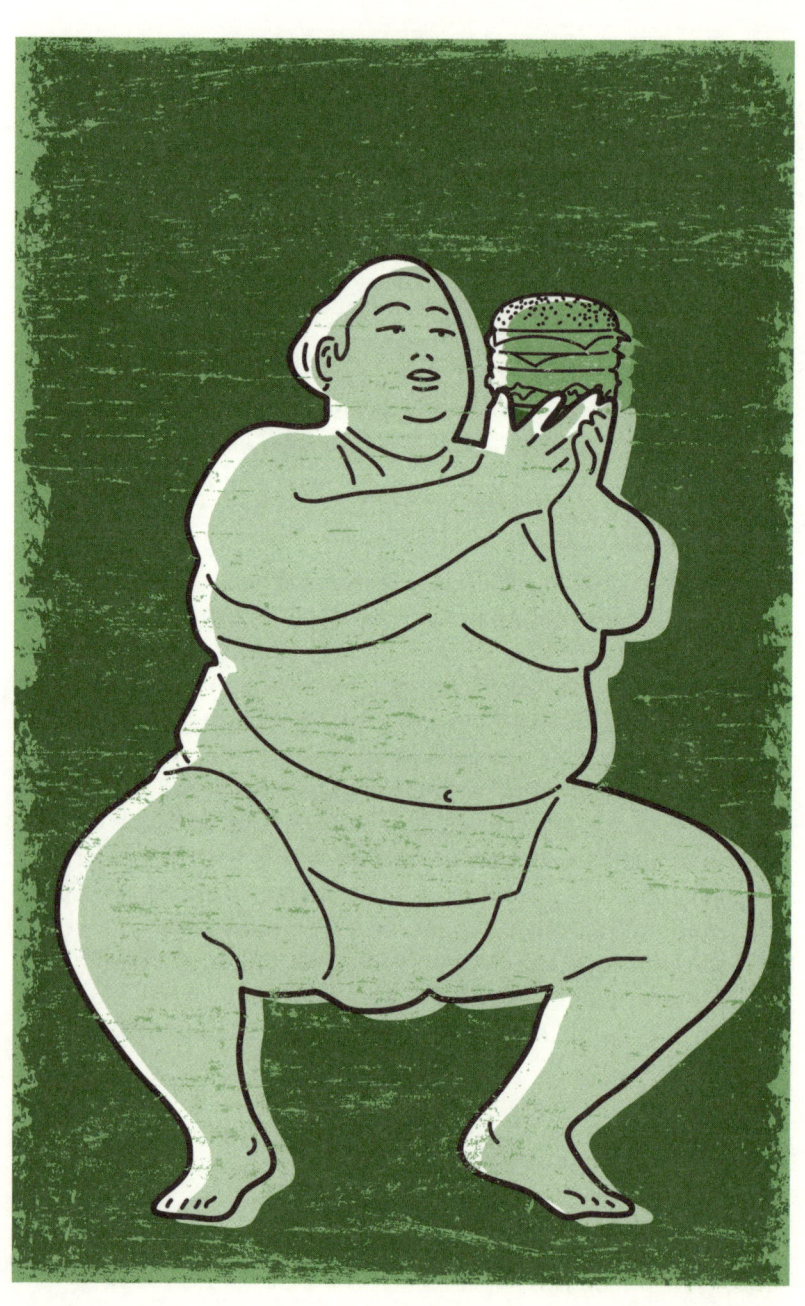

27. SPORT MACHT SCHLANK

? *Der Sommer steht vor der Tür, das bedeutet: Weg mit dem Winterspeck. Bewegung und Sport sind da das beste Mittel, um die lästigen Kilos wieder loszuwerden. Viele Kalorien werden auf diese Weise zusätzlich verbraucht, und dann kann auch eine fettreiche Nahrung dem gut gebauten Körper nichts anhaben. Wenn man sich so richtig beim Sporttreiben verausgabt, spricht nichts dagegen, danach auch mal nach Herzenslust zu schlemmen.*

Das stimmt leider so nicht ganz! Die Nahrungsaufnahme muss immer im Verhältnis zu den verbrauchten Kalorien gesehen werden. Entscheidend für eine Körpergewichtsabnahme ist und bleibt die Energiebilanz. Das bedeutet: Sport macht zunächst erst einmal nur dann schlank, wenn der Energieverbrauch höher ist als die Energieaufnahme pro Tag durch Nahrung.

Zum Beispiel bei einem Ausdauertraining von einer Stunde werden je nach Geschlecht, Körperzusammensetzung und Körpergewicht zwischen 500 und 600 Kalorien verbrannt. Das klingt viel und ist auch eine prima Sache, allerdings sollte man sich trotzdem vor Augen halten, dass, wenn man danach seinen Hunger mit Fast Food stillt, also beispielsweise einen Hamburger und eine Portion Pommes Frites mit Mayonnaise isst und dazu 0,4 Liter Coca-Cola trinkt, man schnell mehr als 1.600 Kilokalorien zu sich nimmt. An diesem kleinen Beispiel wird deutlich, dass man schon ganz schön viel und vor allem auch regelmäßig Sport treiben muss, um diese Kalorien wieder abzutrainieren.

Um ein Kilo Fett abzunehmen, müssen Untrainierte mehr als 30 Stunden joggen (bei einem Fettverbrennungsanteil von 50 bis 60 Prozent), denn dieses Kilogramm Fett besitzt einen Brennwert von 7.000 Kilokalorien. Und auch wenn man regelmäßig zwei- bis dreimal wöchentlich Sport treibt, liegt der zusätzliche Kalorienverbrauch meist weit unter 2000 Kilokalorien pro Woche. Das ist häufig zu wenig, um weiter abzunehmen, da man bei regelmäßigem Sporttreiben meist auch einen größeren Appetit hat. Bei der Energieaufnahme ist somit vor allen Dingen auf eine ausgewogene Ernährung zu achten.

Darüber hinaus darf nicht außer Acht gelassen werden, dass der Kalorienverbrauch je nach Sportart, Intensität und Dauer des Trainings unterschiedlich ist. So verbraucht beispielsweise ein 80 Kilogramm schwerer und 1,80 Meter großer Mann bei 30 Minuten Joggen etwa 470 Kalorien, während er in der gleichen Zeit beim Inlineskaten lediglich rund 290 Kalorien verbrennen würde. Weiterhin ist der Kalorienverbrauch vom individuellen Trainingszustand, dem Körpergewicht und der Muskelmasse einer Person abhängig. Allein das Körpergewicht beeinflusst den Verbrauch erheblich. So bedarf eine 50 Kilogramm schwere Frau für 60 Minuten Joggen etwa 550 Kalorien, dagegen ein 80 Kilogramm schwerer Mann bei gleicher Größe etwa 760 Kalorien für dieselbe Strecke bei gleichem Tempo.

Egal, wie viel und was man isst und wie viel Sport man treibt, Energieaufnahme und Energieverbrauch müssen im Gleichgewicht stehen. Wenn Sie mehr essen, als Sie umsetzen können, halten Kohlenhydrate oder auch Proteine Sie nicht schlank. Wenn Sie aber nicht mehr essen, als Sie verbrauchen, macht Fett Sie folglich auch nicht dick. Ansonsten wird die überschüssige Energie in Form von Fettreserven gespeichert, und das Ziel der »Sommerfigur« wird schwer zu erreichen sein.

Die besondere Bedeutung von Sport und Aktivität liegt somit nicht allein im Verbrennen von Kalorien. Das ist nur eine Facette von Sport. Regelmäßige körperliche Aktivität kurbelt den Stoffwechsel an, beschleunigt die Energieverbrennung, regt den Fettstoffwechsel an, stärkt die Energiefresser wie Muskeln und erhöht vor allem den Grundumsatz. Dies ist der Energieverbrauch, der für alle lebensnotwendigen Prozesse benötigt wird und für die Gesundheit so unschlagbar wichtig ist.

Leicht nachzuvollziehen ist dieser Trainingseffekt beispielsweise bei der Bereitstellung von Energie für gemäßigte Aktivitäten. Bei untrainierten Personen setzt die schwerpunktmäßige Übernahme der Energiebereitstellung über Fette sehr viel später bei moderater Belastung ein als bei trainierten Personen. Hier übernimmt der eingeübte Fettstoffwechsel schon viel früher die hauptsächliche Energiebereitstellung.

Zum anderen ist für die Höhe des Grundumsatzes neben Körpergewicht, Alter und Geschlecht vor allem die Muskelmasse entscheidend, da die Muskulatur auch in Ruhe ein stoffwechselaktives Organ ist. Denn jedes Kilogramm Muskulatur, das Sie aufbauen, steigert den täglichen Grundumsatz um ungefähr 100 Kalorien, selbst wenn sie nicht beansprucht wird. Zum besseren Verständnis: Ein 75 Kilogramm schwerer Läufer verbrennt bei einem 30-minütigen Lauf mit etwa 10 Stundenkilometern rund 300 Kalorien. Baut dieser Mann 3 Kilogramm Muskulatur auf, verbrennt er jeden Tag 300 Kalorien extra – auch wenn er sich gerade mal nicht bewegt. Somit wird es auf lange Sicht viel einfacher für Sie, Ihr Gewicht zu halten, denn je mehr Muskelmasse Sie aufweisen, desto höher ist der Grundumsatz. Das heißt nun nicht, dass Sie keiner Ausdauerbewegung nachgehen sollten, aber um effektiv abzunehmen, sollten Sie auf ein Krafttraining und den damit verbundenen Muskelaufbau nicht verzichten. Darauf ist vor allen Dingen auch bei reinen Diäten zu achten, denn nicht selten verliert man in den ersten Wochen zwar einiges an Körpergewicht, aber die Körperzusammensetzung ändert sich ungünstig. Bei drastischer Kürzung der Energiezufuhr »glaubt« der Körper an eine Hungersnot. Er spart deshalb Energie ein, mobilisiert seine Reserven und baut körpereigenes Eiweiß, vor allem also Muskelmasse, ab. Somit wird der Grundumsatz gesenkt, nach der Abmagerungskur bleibt der niedrige Energiebedarf bestehen, und man nimmt durch »normales« Essen wieder zu. Hierbei spricht man vom häufig genannten »Jo-Jo-Effekt«.

In einem gesteigerten Stoffwechsel liegt somit der eigentliche Wert des Sporttreibens. Aus einem lahmen Stoffwechsel mit nur wenig PS wird durch Training ein Stoffwechsel mit einem Turbomotor, und der schluckt viel Benzin. Sobald das erreicht wird, macht auch die Sahneschnitte kaum Probleme mehr.

FAZIT: Sport allein reicht nicht aus, um abzunehmen. Und wenn nach dem Sport auch noch mehr als sonst gegessen wird, setzt der Körper zusätzlich Fett an. Um erfolgreich abzunehmen, muss schon eine Kombination aus Sport und gesunder Ernährung gewählt werden. Abnehmen ohne Sport hingegen führt meistens zu dem berühmt-berüchtigten Jo-Jo-Effekt.

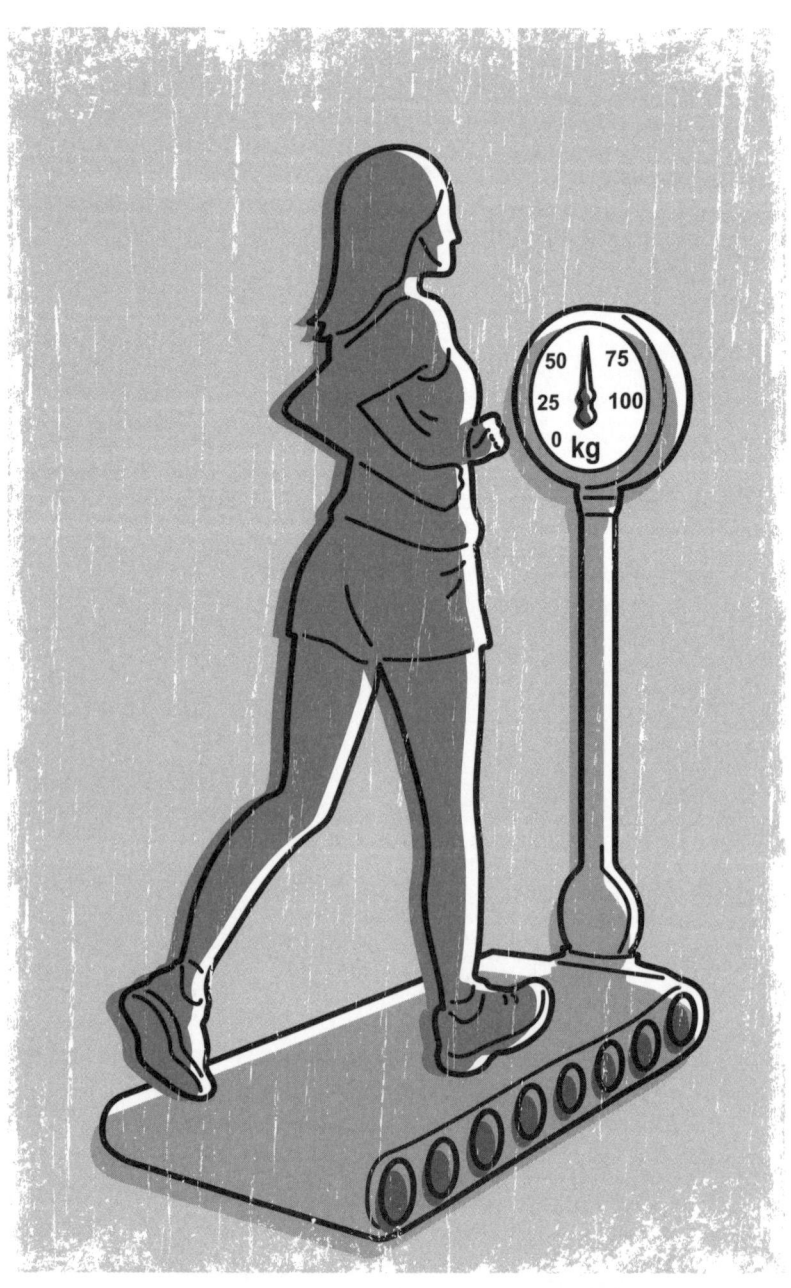

28. MIT JOGGING NIMMT MAN AM BESTEN AB

? *Alt, jung, dick, dünn, sportlich, unsportlich, erfahren, unerfahren ... Schauen wir in den Wald, gewinnen wir den Eindruck, dass immer mehr Menschen joggen. Und das ist auch gut so! Denn Joggen ist die effektivste Sportart für alle – besonders auch für Dicke. Seit Jahren predigen die meisten Experten in puncto Gewichtsreduktion vor allem das langsame Laufen, denn dabei sind viele Muskeln im Einsatz, die bei richtig gewähltem Tempo die Pfunde fast wie von selbst schwinden lassen. Gerade für Einsteiger bietet sich das Laufen ja geradezu an, denn es überfordert nicht. Da kann keine andere Sportart mithalten!*

Studien an der Deutschen Sporthochschule Köln haben gezeigt, dass der Körper circa 1.500 bis 2.000 Kilokalorien pro Tag benötigt, um in absoluter Ruhe die Grundversorgung der Muskulatur, der Organe und des Gehirns zu gewährleisten. Je mehr wir uns bewegen, denken und aktiv sind, desto höher wird unser Bedarf an Nahrung. Das können Sie im Kasten auf Seite 187 gut erkennen, in dem der Energieverbrauch in Alltagssituationen aufgelistet ist. Tour-de-France-Fahrer können sogar einen Verbrauch von bis zu 8.000 Kilokalorien erreichen, während »Schreibtischtäter« und »Couchpotatoes« spätestens mit der Tüte Chips oder der Schokolade ihren Kalorienbedarf weit überschreiten.

Es kommt also tatsächlich auf den absoluten Verbrauch und damit die Gesamtkalorienbilanz des Tages an! So zählt für das Abnehmen in der Summe lediglich, dass der Energieverbrauch höher ist als die mit der Nahrung zugeführte Kalorienmenge. Der Stellenwert der Ernährung ist dabei weitaus höher anzusehen als die Wahl der Sportart.

Beim Joggen werden zwar relativ gesehen viele Muskeln gleichzeitig beansprucht, wodurch auch einiges an Energie verbraucht werden kann, allerdings sind hierbei ebenso das Tempo und die Intensität, mit der eine Bewegung ausgeführt wird, von entscheidender Bedeutung. Besonders der Mythos des langsamen Lauftempos hält sich hartnäckig. Doch gibt es keinen speziellen Fettverbrennungspuls, der einen maximalen Fettabbau garantieren kann. Letztendlich wird der Fettverbrauch neben dem Trainingszustand und dem Geschlecht vor allem durch den Energieverbrauch pro Zeiteinheit und die Trainingsdauer bestimmt. Daher sagt nicht einmal eine hohe relative Fettverbrennungsrate etwas über den wirklichen Umfang des Fettabbaus aus. Trainiert der Sportler weniger intensiv, bezieht er zwar prozentual umso mehr Energie aus der Fettverbrennung; allerdings ist der absolute Energieumsatz dennoch weitaus geringer, als wenn mit höherem (Lauf-)Tempo trainiert wird. Dann sinkt zwar prozentual gesehen der Anteil an der Fettverbrennung, aber die Kohlenhydratverbrennung nimmt besonders bei schnellerem Tempo so überproportional zu, dass der absolute Energieverbrauch höher ausfällt als beim so oft als »Fettverbrennungs-Training« gepriesenen Läufchen im Plaudertempo (siehe auch das Kapitel 18, »Die Fettverbrennung beginnt erst nach 30 Minuten«).

Wer langfristig nur läuft, schwimmt oder Rad fährt, sich also ausschließlich den Ausdaueraktivitäten widmet, wird mit hoher Wahrscheinlichkeit eine geringere Fettverbrennungsrate und einen ebensolchen Energieverbrauch aufweisen wie diejenigen, die ihre sportliche Betätigung durch ein gezieltes Kraft-, Beweglichkeits- und Koordinationstraining ergänzen. Denn: Ohne Muskeln keine Fettverbrennung und kein Kalorienverbrauch! So lässt vor allem ein Kräftigungstraining den Querschnitt der Muskeln anwachsen, wodurch auch die sogenannte energiefordernde Masse größer wird. Muskeln haben damit wie erwähnt selbst im Ruhezustand einen deutlich höheren Energiebedarf als Fettgewebe. Aber Achtung: Da Muskelgewebe mit $1,05 \text{ g/cm}^3$ dichter ist als Fettgewebe ($0,94 \text{ g/cm}^3$), bringen Muskeln auch mehr auf die Waage, wovon sich besonders Abnehm-Willige anfangs schnell verunsichern und entmutigen lassen.

Denken Sie auch an die beschriebene langfristige Anpassung des Stoffwechsels – er wird aktiver, und der tägliche Grundbedarf erhöht sich. Dabei ist es sowohl der Fett- als auch der Muskelzelle egal, ob Sie joggen, walken oder radeln. Das weiß nur Ihr Kopf. Der eigentliche Effekt des Sports liegt also auf keinen Fall im Energie- und Kalorienverbrauch der Sportart »begraben«, sondern einzig und allein in seiner langfristigen Wirkung auf den Stoffwechsel.

Daneben herrscht häufig auch der Irrglaube, dass Fettgewebe sich in Muskelgewebe umwandeln lässt – aber das sind zwei völlig unterschiedliche Gewebearten! Fettgewebe besteht aus Lipidmolekülen, Muskelgewebe hingegen aus Proteinen. Obwohl nicht die Anzahl an Fettzellen verringert werden kann, beginnt das Fettgewebe unter regelmäßigem Muskeltraining erheblich zu schrumpfen. Zwei Trainingseinheiten pro Woche reichen dabei schon völlig aus. Anfangs wird Ihnen sicher dazu geraten werden, im Krafttraining mit wenig Gewicht und vielen Wiederholungen zu arbeiten (etwa zwei bis drei Sätze à 15 bis 20 Wiederholungen), bevor Sie nach einigen Wochen oder Monaten langsam das Gewicht erhöhen und dafür maximal zwölf bis 15 Wiederholungen durchführen. Von der Kalorienbilanz her kommen beide Methoden auf einen ähnlich hohen Energieverbrauch, denn wie beim Ausdauertraining läuft es etwa auf dasselbe hinaus, ob man über einen kurzen Zeitraum mit hohen Intensitäten oder über einen längeren Zeitraum mit weniger hohen Intensitäten trainiert.

»LANGES NACHBRENNEN«

Ein aktives Leben macht sich zudem nicht nur während, sondern auch nach dem Sport deutlich bemerkbar, denn gerade nach dem Training bleibt die Stoffwechselrate noch für einige Zeit gesteigert. Dies kann je nach Art des Trainings bis zu 48 Stunden anhalten. Untersuchungen haben diesbezüglich bereits in den Achtzigerjahren belegt, dass besonders ein intensiveres Krafttraining ein stärkeres und längeres »Nachbrennen« hervorruft als ein moderates Ausdauertraining. So ist der Nachbrenneffekt eines Krafttrainings in den ersten Stunden nach Beendigung des Trainings fast 90 Prozent höher als nach einem Ausdauertraining.

Während des Krafttrainings werden zwar vorrangig Kohlenhydrate zur Energiegewinnung herangezogen, allerdings greift der Organismus in der Ruhephase nach dem Sport dann viel stärker auf die Fettreserven zurück, um seine weiteren Kohlenhydratspeicher zu schonen.

FAZIT: Essen und Trimmen – beides muss stimmen! Wer also glaubt, durch Jogging gezielt abnehmen zu können, der täuscht sich gewaltig. Und beim Fettabbau ist es – unabhängig von der Sportart – nicht entscheidend, ob jemand ausdauernd mit niedriger Intensität trainiert oder sich kürzer hoch intensiv belastet. Auch der oft propagierte Fettverbrennungspuls, der optimales Abnehmen versprechen soll, gehört zu den ganz großen Sport-Irrtümern. Achten Sie vielmehr auf eine ausgewogene Ernährung! Oft genügt es schon, ein- bis zweimal pro Woche bei einer Mahlzeit (am besten dem

Abendbrot) die Kohlenhydrate wie Brot, Kartoffeln und Reis vom Speiseplan zu streichen.

Das Abnehmen durch Sport zu unterstützen, ist natürlich sehr sinnvoll, insbesondere um langfristige Veränderungen zu erzielen. Denn das schafft man mit der Nahrung nicht alleine. Und besonders gegen den Jo-Jo-Effekt gibt es neben dem Sport keine Alternative. Ein Verbrauch von etwa 40 Kalorien pro Kilogramm Körpergewicht pro Woche ist ideal dafür. Ob Sie joggen oder radeln, ist völlig egal. Machen Sie einfach das, was Ihnen Spaß macht!

SO VIEL ENERGIE VERBRENNEN SIE IM ALLTAG

KALORIENVERBRAUCH in 20 Minuten	MANN (80 kg)	FRAU (60 kg)
Bürotätigkeit	60 kcal	50 kcal
Putzen	90 kcal	70 kcal
Staubsaugen	90 kcal	70 kcal
Autowaschen	80 kcal	60 kcal
Bügeln	50 kcal	40 kcal
Treppensteigen	220 kcal	160 kcal
Rasenmähen	140 kcal	100 kcal
Spazierengehen (5 km/h)	120 kcal	90 kcal
Walken (7 km/h)	180 kcal	150 kcal
Jogging (10 km/ h)	220 kcal	180 kcal
Radfahren (15 km/ h)	160 kcal	120 kcal
Tanzen (ruhig)	100 kcal	80 kcal
Schwimmen (ruhig)	200 kcal	140 kcal

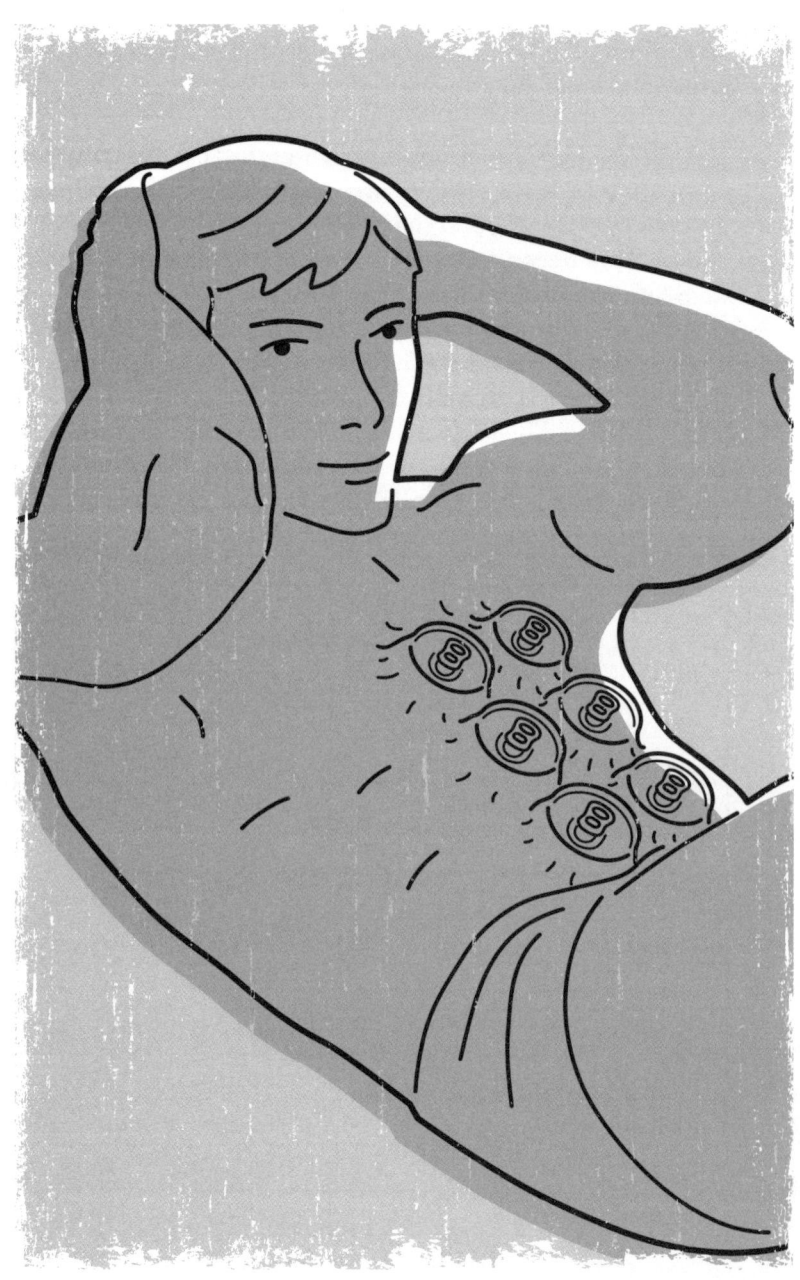

29. SIXPACK DURCH BAUCHMUSKEL- TRAINING

? *Wer ein knackiges Sixpack à la Daniel Craig will, der muss seine Bauchmuskeln hart trainieren. Langsam, aber sicher erscheinen dann die gewünschten Muskeln, die von vielen so sehr begehrt werden. Das Fett verschwindet, und ein formschönes Relief kommt zum Vorschein. Insgeheim hat wohl jeder schon neidische Blicke auf die wohlgeformte Partie des Nachbarn im Fitnessstudio geworfen. So ist es nicht verwunderlich, dass fast zwei Drittel aller Männer und auch Frauen den Waschbrettbauch einem insgesamt muskulösen Körper vorziehen würden. Jeden Frühling startet das Projekt Sixpack daher von Neuem.*

Ein Sixpack am Bauch kann nicht allein durch Muskeltraining erreicht werden. Dies liegt daran, dass die Muskulatur kaum oder gar nicht auf die Energiespeicher in der Körpermitte zurückgreift. Der Körper hat nur ein Stoffwechselsystem, deshalb kann das Fett nicht gezielt an bestimmten Stellen verbrannt werden. Häufig wird am schnellsten Fett im Gesicht oder bei Frauen auch an der Brust abgebaut. Erst danach greift der Körper auf andere Fettdepots zu, wie an den Hüften oder Oberschenkeln. Gerade am Bauch speichert der Körper vor allen Dingen bei Männern das meiste Fett – deswegen spricht man bei Männern auch gern von der Apfelform. Gerade Typen mit einem apfelformähnlichen Körperbau müssen dieses Fett dennoch unbedingt reduzieren, da es viele negative Konsequenzen auf sämtliche Stoffwechselvorgänge mit sich bringen kann. Das Bauchfett hat es nämlich in sich. Zum einen ist es extrem hartnäckig, zum anderen stellt das obenauf liegende Fettgewebe gesundheitlich ein Problem dar. Das innere Bauchfett, das sich an den Eingeweiden anlagert, begünstigt einen zu hohen Blutdruck, Diabetes Typ 2, Fettstoffwechselstörungen und sogar Herzinfarkte. Aber wie kommt man nun an dieses leidvolle Bauchfett heran und minimiert es?

Beim Bauchtraining baut man kaum Fett ab. Die Erklärung hierfür ist, dass die Bauchmuskeln eine sehr kleine Muskelgruppe sind und den Energieverbrauch nur unwesentlich steigern können. Der Energieverbrauch liegt bei klassischen Bauchmuskelübungen meist bei weniger als bei 0,5 Gramm Fettanteil und ist daher bilanztechnisch eher zu vernachlässigen. Denn je mehr Muskelmasse beim Training in Bewegung ist, wie etwa bei Kniebeugen oder Ganzkörperstützübungen, desto höher ist der Energieverbrauch.

Darüber hinaus wird die Energieversorgung über die Bauchmuskulatur auch dadurch eingeschränkt, dass durch die Muskelkontraktionen der Sit-ups die Durchblutung und dadurch auch die Sauerstoffversorgung gemindert werden. Dies merken wir unter anderem an dem zunehmenden »Brennen« in der Muskulatur.

Der Waschbrettbauch macht sich meistens erst bemerkbar, wenn der Körperfettanteil insgesamt niedrig liegt, nämlich bei Männern um die 15 und bei Frauen um die 18 bis 20 Prozent. Dieser niedrige Fettanteil des Gesamtkörpers gelingt am besten durch ein Muskeltraining, kombiniert mit einem regelmäßigen Ausdauertraining. Das Ausdauertraining regt den Fettstoffwechsel an, um den Fettanteil auf die beschriebenen Optimalwerte zu reduzieren. Das Muskeltraining dient in erster Linie dazu, den täglichen Kaloriengrundumsatz zu erhöhen und um Körperkonturen zu formen. Je höher dieser Umsatz ist, desto mehr Kalorien verbraucht der Körper auch ohne Sport. Zusätzlich zum optischen Erscheinungsbild dienen ein kräftiger Bauch und Rumpf einer stabilen Körperhaltung. Die wichtigen Rumpfmuskeln, zu denen auch der so geschätzte Bauchmuskel gehört, entlasten nicht nur die Wirbelsäule, sondern sie stabilisieren den Rumpf und sorgen für eine schöne Körperhaltung. Ein weit verbreitetes Problem und Erscheinungsbild ist das Hohlkreuz, bei dem die Bauchmuskeln schwach sind und den innen liegenden Organen nur wenig Gegendruck geben können. Dadurch verstärkt sich die Lordose der Wirbelsäule, und Haltungsprobleme können auftreten.

Zusätzlich ist bei einem regelmäßigen und gesundheitsbewussten Bauchmuskeltraining darauf zu achten, dass der Muskel auf unterschiedliche Art und Weise belastet wird. Das weit verbreitete Sit-up-Training formt hauptsächlich den oberen Teil der Muskeln, der untere Teil wird hingegen kaum trainiert. Somit sind zwar Muskeln vorhanden, allerdings wirkt der Bauch dennoch nicht straff, weil nicht alle Teile trainiert werden. Empfehlenswert ist also, viele verschiedene Übungen zu kombinieren, um nicht nur die geraden, sondern auch die seitlichen und die tiefer gelegenen Muskelpartien sowie die untere Bauchmuskulatur zu beanspruchen. Hierbei eignet sich zum Beispiel auch ein Pilatestraining.

Zusätzlich ist zu beachten, dass nach einem harten Training auch das Sixpack Zeit für die Regeneration braucht. Nur mit ausreichend Pausen zwischen den Trainingseinheiten können die Bausteine aus der Nahrung in den beanspruchten Muskeln eingebaut werden. Neben den beschriebenen Trainingsmaßnahmen sollte demnach nicht vergessen werden, dass eine Reduktion der Nahrungsmenge sowie eine ausgewogenere Nahrungszusammenstellung ebenfalls notwendig sein können, um insgesamt eine niedrige und gesunde Energiebilanz zu erhalten. Hierbei bleibt in Sachen Ernährung wie immer die Frage nach dem »Was«. Die nötigen Bausteine müssen per Nahrungsaufnahme geliefert werden, aber zu viele unnötige Substanzen sind hinderlich, um eine niedrige Energiebilanz zu erzielen. Entscheidend ist also, dass man weiß, zu welchem Zeitpunkt der Körper welche und wie viele Stoffe benötigt.

Die Kombination von Ausdauer-, Krafttraining und Ernährung ist ausschlaggebend, um das Bauchfett gegen das gewünschte Sixpack auf lange Sicht auszutauschen.

FAZIT: Nicht nur aus optischen, sondern vor allem auch aus gesundheitlichen Gründen müssen die Rettungsringe um den Bauch verschwinden. Muskeltraining allein reicht nicht aus, sondern das Bauchfett muss durch Ausdauertraining abgebaut werden, um das Sixpack sichtbar zu machen. Eine gezielte und reduzierte Nahrungsaufnahme unterstützt das Vorhaben. Innerhalb von wenigen Wochen ist das Ziel jedoch meist unerreichbar. Nehmen Sie sich also Zeit und starten Sie frühzeitig mit dem Beach-Programm.

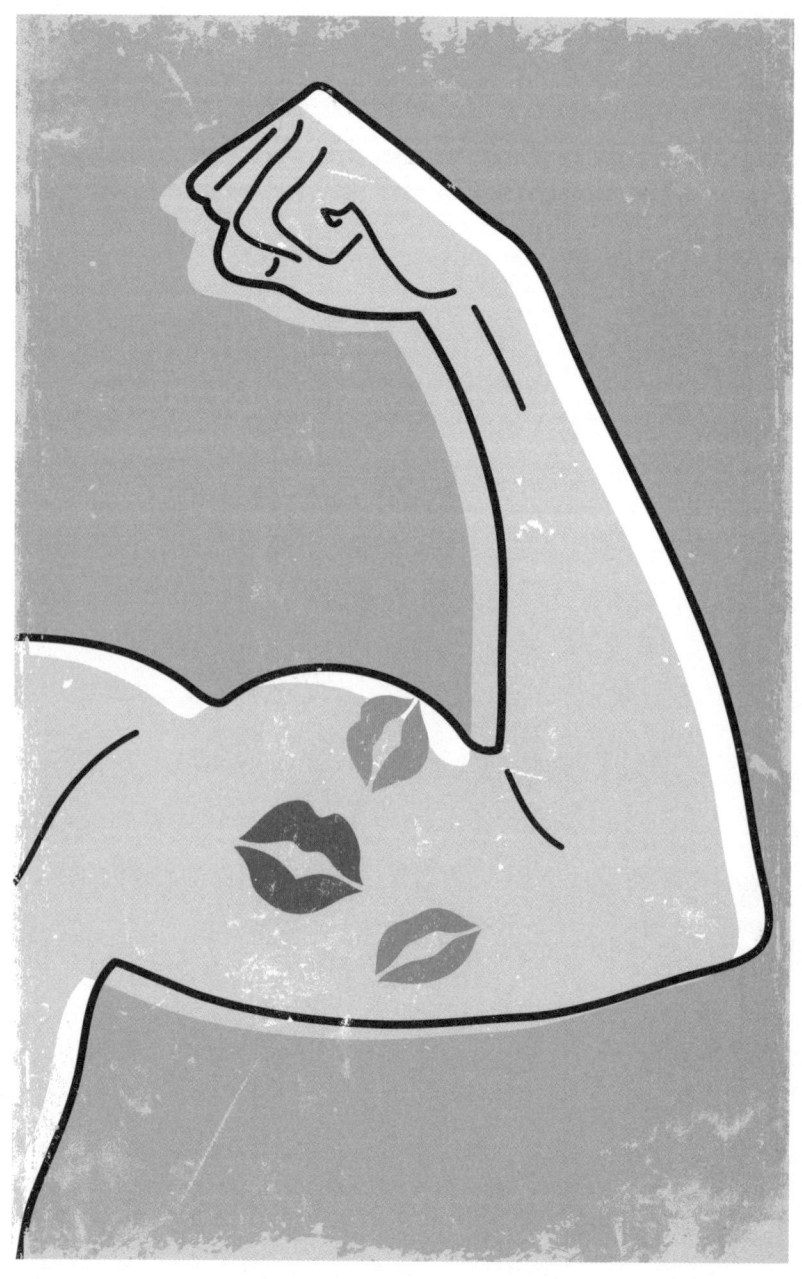

30. FRAUEN STEHEN AUF DICKE MUCKIS

■ *4,2 Millionen Menschen, die meisten davon Männer, schwitzen in 5.500 Studios in Deutschland. Ihr Ziel: fit werden und vor allem den Körper in Form bringen. Frauen sind, was den Männerkörper angeht, nämlich ziemlich anspruchsvoll. Wenn das allgegenwärtige Sixpack am Bauch von jedem Hochglanzmagazin lacht und Männermodels in Badehose perfekt definiert ins Seewasser eintauchen, wird der Druck zu Hause größer. Der Hungerhaken ist out, es lebe der üppig proportionierte Muskelmann. Dicke Muckis machen sexuell attraktiver und wecken bei Frauen den Urinstinkt unserer Vorfahren: Wer Kraft hat, kommt auch als Ernährer infrage, hat Mut und Geschick und kann seiner Familie eine Überlebensgarantie geben. Zudem propagieren viele Sportwissenschaftler den Aufbau von Muskeln. So sagt der Heidelberger Sportwissenschaftler und ehemalige deutsche Meister im Bodybuilding Axel Gottlob: »Kraft ist nicht alles – aber ohne Kraft ist vieles nichts.«*

Ja, es stimmt, was Sportwissenschaftler sagen. Muskeltraining fristete lange ein Schattendasein, und doch gibt es gute Gründe, seine Muckis auf Vordermann zu bringen. Denn Krafttraining ist auf lange Sicht ein effektiver Weg zum Wunschgewicht. Wie bereits erklärt, erhöht Muskelmasse den Grundumsatz des Körpers, da sie selbst im Schlaf ständig Energie verbraucht. Laut einer US-Studie verbrennen allein drei Pfund mehr Muskelfleisch täglich zusätzlich 120 bis 150 Kalorien.

Aber wir reden ja nicht über kalorische, sondern über optische Kriterien. Und da gibt es einiges Spannende zu berichten. Eines scheint klar zu sein. Fragt man allgemein, wie ein Traumpartner aussehen soll, so wie es die Forschungsstelle für Sexualwissenschaften der Universität Landau tat, dann suchen 71 Prozent der fast 1500 Befragten einen sportlichen und leistungsfähigen Typ. Also fit sollte er sein, aber auch muskelbepackt? Eine Antwort darauf hat der italienische Sexualforscher Massimo Cicogona, der auch Frauen nach ihren Vorlieben gefragt hatte. Die Mehrheit bevorzugte natürlich proportionierte Männer, übrigens mit Dreitagebart. Nur 32 Prozent der Frauen aber fanden durchtrainierte Muskelpakete erotisch.

Hier also eine kurze Prioritätenliste, damit »Mann« auch weiß, welche Muskeln die Frauen in diesem Falle meinen. Von 1.000 Frauen wollen jeweils:

- 74 Prozent einen schönen, knackigen und festen Po
- 65 Prozent breite, definierte Brustmuskeln
- 63 Prozent einen guten Bizeps und gut definierte Unterarme
- 63 Prozent breite Schultern
- 40 Prozent einen Waschbrettbauch
- 79 Prozent eine V-Form des Rückens mit vielen kleinen Muskeln
- 54 Prozent stramme und gut durchtrainierte Waden

Fast als Unterstützung für unseren Irrtum müsste man amerikanische Wissenschaftler anführen, die den Nachweis erbrachten, dass Muskeln Männer für Frauen sexuell attraktiv machen. Doch zu viel des Guten finden die Damen meistens gar nicht gut. Und das hat einen Grund. Denn die Studie förderte zutage: Je mehr Muskeln, desto mehr Geschlechtspartner hatten die männlichen Untersuchungsobjekte. Außerdem tendieren Männer, die sich selbst als überdurchschnittlich muskulös einschätzen, zu einem promiskuitiven Lebensstil und kurzen Affären. Und das finden Frauen gar nicht gut.

Und damit passen diese Männer auch nicht mehr in das sich wandelnde Bild der eigenen Definition von Männlichkeit. Das berühmte Kinsey Institut in Indiana fragte 27.000 Männer zwischen 20 und 75 Jahren aus acht Ländern, worüber sie Maskulinität und Lebensqualität definieren. Nur erstaunliche drei Prozent halten ein aktives Sexleben und den Erfolg bei Frauen für wichtig. Kontrolle über das eigene Leben, ein guter Arbeitsplatz und Freunde belegen längst die vorderen Plätze.

Den Wandel belegen auch andere Trends. Die Beschaffenheit des Männerkörpers als Indiz für die Fähigkeit, die Frau und die potenziellen Nachfahren zu versorgen, gehört eher der Vergangenheit an. Dieser ehemals angeborene Instinkt hat sich als Schönheitsideal insbesondere in der Antike durchgesetzt. Doch die Bedingungen haben sich geändert. Glaubt man entsprechenden Publikationen, so beurteilen Frauen den Mann immer noch nach den drei Kriterien Körper, Charakter und Geist. Doch haben sich die Prioritäten verschoben.

Ausschlaggebend sind immer mehr das *Bildungsniveau* und der *Status*. So entscheidet inzwischen das Einkommen, ob ein Mann die Fähigkeit als Versorger der Familie besitzt. Da das Bildungsniveau im Durchschnitt mit dem Einkommen zusammenhängt, ist man inzwischen umso interessanter, je mehr man in das persönliche Bildungsniveau investiert.

Noch mehr als physische Reichtümer führt der soziale Status zur Anerkennung in der Gesellschaft. So könnte der Zusatz »Dr.« mehr wert sein als muskulöse Waden.

Frauen brauchen den Kraftprotz gar nicht mehr, der mit blo-
ßen Händen ein Wildschwein erlegt. Denn sie sind im Beruf
ebenso selbstständig und auf den reinen Versorger immer
weniger angewiesen. Hier ist das Gespräch auf Augenhöhe
im Zweifelsfall wichtiger als der geschwollene Bizeps.

Zwar gelten Männer weiterhin als attraktiv, wenn sie wenig
Fett, viele Muskeln sowie relativ breite Schultern und eine
schmale Taille haben – doch heißt attraktiv auch gleich
gesund? Eine Untersuchung der Universität von Pennsylva-
nia bricht eine Lanze für den Spargel unter den Männern.
Würden nämlich die gesündesten Männer auch am schöns-
ten gefunden, so wären dies Männer mit wenig Fett und
wenig ausgeprägter Muskulatur. Noch ist das nicht so weit.
Bis dahin freuen wir Männer uns über den Trend, dass auch
Geschlechtsgenossen mit kleinen Schönheitsfehlern begehr-
ter sind als angenommen. 88 Prozent der Frauen haben nämlich kein Problem mit Speckröllchen auf männlichen Hüften,
nur 14 Prozent finden Glatze und lichtes Haar unattraktiv,
und auch Falten werden akzeptiert. Sie scheinen nämlich
männlich zu sein. Warum auch nicht, so sieht die Realität ja
nun mal aus.

Unschön allerdings ist, was der Körperkult unter anderem in
den USA anrichtet. Allein drei Millionen Männer nehmen
Anabolika. Der Grund: der sogenannte Adonis-Komplex. Der
perfekte Körper scheint für immer mehr Menschen zur Norm
zu werden, der Schönheitswahn auch bei den Männern angekommen zu sein. Einer Studie des British Medical Journal
zufolge entwickelt jeder vierte Mann aufgrund des gesell-
schaftlichen Drucks, schlank, hübsch und attraktiv sein zu
müssen, eine regelrechte Sucht nach Muskeln. Dabei finden
Frauen wie gesagt wesentlich weniger Muskelmasse anzie-
hend, als die Männer annehmen. Muskeltraining also nicht
wegen der Optik, sondern wegen der Gesundheit – das wäre
der richtige Weg. Vielleicht aber nicht mit der Methode des

Lerner-Research-Instituts in Cleveland. Dieses behauptet, 15 Minuten am Tag intensiv über einzelne Übungen nachzudenken reiche schon aus, um die Muskelmasse zu steigern, weil das Gehirn dann automatisch einen Ausbau der Kraftpakete veranlasse. Besonders wirksam sei die Methode übrigens am kleinen Finger. Der allerdings kam in unserer fraulichen Prioritätenliste leider nicht vor. Schade!

TOP-MYTHEN ZU KREATIN

Als körpereigene Substanz wird Kreatin in den Nieren, der Leber und in der Bauchspeicheldrüse produziert und zu circa 95 Prozent in unseren Muskeln gespeichert. Täglich werden so etwa ein bis zwei Gramm aus den Aminosäuren Arginin, Glycin und Methionin gebildet. Allerdings kann es auch über die Nahrung zugeführt werden. Die besten Kreatin-Lieferanten sind Fleisch mit circa fünf Gramm pro Kilogramm und Fisch mit zwei bis zehn Gramm pro Kilogramm. Insgesamt benötigt der Organismus davon zwei bis vier Gramm pro Tag.

Die Hauptfunktion des Kreatins besteht in der Bildung von ATP (Adenosintriphosphat), das der Körper zur Energiegewinnung benötigt. Erst wenn das Kreatin vollständig aufgebraucht ist, zieht der Organismus andere Substrate zur Gewinnung von ATP heran, die dann allerdings deutlich langsamer und aufwendiger verstoffwechselt werden.

Da die körpereigenen Kreatinspeicher jedoch meist schon nach spätestens 30 Sekunden Belastung aufgebraucht sind, konnten bisher nur eingeschränkte leistungssteigernde Effekte bei Sportarten nachgewiesen werden, die durch kurze und/oder intervallartige Belastungsspitzen gekennzeichnet sind und ausreichend große Pausen zwischen den Belastungen aufweisen, wie etwa der Sprint. Bei Ausdauersportarten sind dagegen keine Wirkungen zu erwarten, da hierbei die Energiebereitstellung durch Zucker- und Fettverbrennung erfolgt.

Forschungen zufolge lässt sich die Kreatinmenge im Muskel durch die Gabe einer bestimmten Dosis um bis zu 15 bis 25 Prozent nach bereits mehrtägiger Kreatinzufuhr steigern. Etwa 20 Prozent des in den Muskelzellen aufgenommenen Kreatins sind dann als Kreatinphosphat messbar, wobei allerdings der ATP-Gehalt der Muskulatur unverändert bleibt. Die Leistungsfähigkeit der Muskulatur wird also nicht durch die Höhe des Kreatingehalts, sondern primär durch den Gehalt an Kreatinphosphat bestimmt. Überschüssiges Kreatin wird daher über die Nieren ausgeschieden. Man geht deswegen davon aus, dass überhaupt nur diejenigen Sportler von einer zusätzlichen Kreatineinnahme profitieren, deren Muskulatur noch nicht mit Kreatin »gesättigt« ist, wie es etwa in besonders intensiven Trainingsphasen der Fall sein kann. Die meisten Sportler brauchen also kein Kreatin! Auch anabole Effekte, also solche, die den Aufbau von körpereigenen Bestandteilen fördern, scheinen nicht einzutreten und sind wissenschaftlich nicht zu beweisen.

Durch die Einnahme von Kreatin wirkt der Muskel sogar richtig »aufgeschwemmt«, und dies ist vorrangig auf vermehrte Wassereinlagerungen zurückzuführen, die zu nicht unbedenklichen gesundheitlichen Problemen führen können. Das Bundesinstitut für Risikobewertung (BgVV) stuft deshalb nur eine Einnahme von höchstens drei Gramm pro Tag als (relativ) risikoarm ein. Die Kreatin-Supplementierung ist somit im Breitensport, teilweise im Leistungssport und auch generell nicht zu empfehlen. Denn speziell Ausdauersportler leiden unter den Wassereinlagerungen. Und ob die Sprinter profitieren, weiß niemand so richtig. Also am besten: Finger weg!

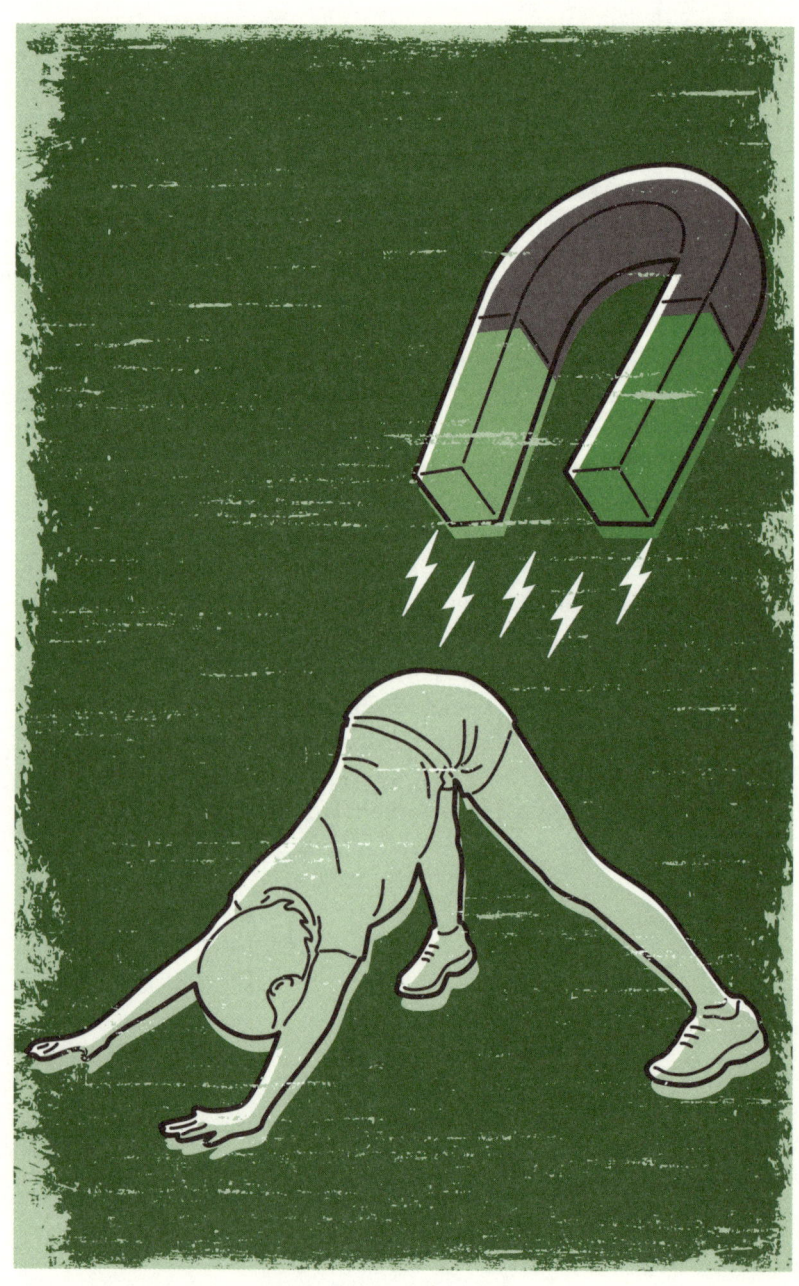

31. SPORT VERHINDERT CELLULITE

? *Frauen kennen dieses Gefühl mehr als genug. Der nächste Urlaub oder die nächste Pool-Party stehen auf dem Programm, und ein kritischer Blick in den Spiegel lässt nur ein knallhartes Urteil zu: »Sechs, setzen!« Der Po ist nicht straff genug, der Bauch nicht flach, und die Oberschenkel weisen diese unschönen Dellen und Streifen auf. Ein häufiges Problem hierfür ist die Cellulite, und leider sind Frauen für dieses Problem äußerst anfällig. Dann heißt es rauf aufs Rad, rein in die Sportschuhe und aktiv versuchen, die Dellen weg- zutrainieren. Betroffene Frauen versuchen durch verschie- denste Kraft- und Ausdauersportarten, der Cellulite Lebewohl zu sagen. Das Bindegewebe wird wieder straff – und der nächste Strandurlaub kann kommen.*

80 Prozent aller Frauen leiden unter Cellulite, auch Celluli- tis oder Orangenhaut genannt. Die Haut der Frauen ist etwas anders aufgebaut als die der Männer. Sie ist dehnba- rer und weicher, was evolutionär vorbestimmt ist, sonst könnten Frauen wohl keine Kinder gebären. Grund dafür ist ein »weicheres« Bindegewebe. Bei Frauen verlaufen die Bin- degewebsstränge fast ausschließlich parallel und begüns- tigen somit auch die Ansammlung von Fettzellen. Oft blähen sich die Fettzellen durch ungesunde Lebensweisen auf: Was- ser sammelt sich in den Fettzellen an, und Abfallprodukte des Stoffwechsels, die normalerweise beim Abtransport durch die Lymphkanäle verschwinden würden, stauen sich. Dieser Prozess führt zu den berühmten sichtbaren Dellen in der Haut.

Bei zu fetthaltiger Nahrung und zu geringer Flüssigkeitszufuhr kommt es zu einer deutlichen Reduktion des Abtransports. Faktoren wie häufiger Konsum von Nikotin, Kaffee und Alkohol erhöhen zudem das Risiko, eine Cellulite zu erleiden. Denn dieser Konsum führt ebenfalls zu einer Aufblähung der unter der Haut liegenden Fettzellen. Das bedeutet: Fettpolster entstehen, und die Durchblutung der Haut ist nicht mehr ausreichend gewährleistet. Weitere Faktoren wie Hormonschwankungen, Übergewicht und Bewegungsmangel begünstigen dies. Was Ihnen Kummer macht, ist von der Natur jedoch klug angelegt: Das weibliche Fettgewebe sichert die stillen Reserven für Schwangerschaft und Stillzeit. Problemzonen sind vor allem Hüfte, Oberschenkel, Po und nicht selten auch Oberarme. Hat man zusätzlich noch eine »genetische« Bindegewebsschwäche, werden diese Dellen in der Haut schon in frühester Jugend sichtbar, und in späteren Jahren wirkt die Haut fahl und grau. Bei wem eine Cellulite in welcher Intensität auftritt, ist weitgehend genetisch festgelegt und muss keine spezielle auslösende Ursache haben.

Kann man vorbeugen? Völlig beseitigen kann man die Orangenhaut nicht, dennoch gibt es einige Verhaltensmaßnahmen, die zum einen dabei helfen, der Cellulite vorzubeugen, und zum anderen die Entstehung weiterer Dellen reduzieren. Sport allein reicht da leider nicht aus. Das Allerbeste, um die Cellulite zu bekämpfen, ist eine Kombination aus richtiger Ernährung, sportlicher Betätigung und unterstützenden Massagen. Halten Sie ein normales Gewicht beziehungsweise reduzieren Sie Übergewicht und hören Sie auf zu rauchen! Sorgen Sie für eine ausgewogene Ernährung mit mehr Obst und Gemüse, vor allem viel Vitamin C (Kiwis, Paprika), das Fette »schmelzen« lässt. Vermeiden Sie zu viel Fett, Zucker und auch Salz, denn das lagert Fette und Wasser ein und fördert die Entstehung von »Orangenhaut«. Je mehr Fett Ihr Körper speichert, desto mehr Fettzellen können durch das dehnbare Bindegewebe hindurchschlüpfen und Knötchen und Dellen in der Haut verursachen oder verstärken. Durch regelmäßigen Sport können Sie Ihr Körpergewicht stabilisieren, die Muskulatur und das Bindegewebe straffen, die Durchblutung steigern und den Stoffwechsel aktivieren. Hier empfiehlt sich eine Kombination aus Ausdauer- und Krafttraining. Ersteres regt den Körper an, Fette zu verbrennen, und Zweiteres baut die Muskeln auf. Geeignete Sportarten, um die Bekämpfung von Cellulite zu unterstützen, sind Wandern, Walking, Joggen, Radfahren, Schwimmen und Aquasportarten. Wer ein sehr schwaches Bindegewebe hat, sollte wegen der Erschütterung möglichst nicht auf hartem Asphalt joggen und immer gut federndes Schuhwerk tragen. Zu Beginn sollten Sie dreimal die Woche mindestens 30 Minuten Ausdauertraining und zwei- bis viermal die Woche ein 15-minütiges Muskeltraining absolvieren. Zur Hautpflege werden Wechselduschen empfohlen. Der Wechsel von warm und kalt steigert die Durchblutung sowie den Stoffwechsel und schleust Giftstoffe aus dem Gewebe. Duschen Sie Beine und Oberschenkel zuerst eine Minute mit warmem Wasser ab und anschließend circa 20 Sekunden mit kaltem Wasser. Wiederholen Sie dies dreimal und schließen Sie immer mit kaltem Wasser ab.

LASSEN SIE DIE LYMPHE FLIESSEN

Der Verzicht aufs Rauchen wirkt sich positiv auf die Cellulite aus, weil Rauchen einerseits die Durchblutung vermindert und andererseits die kollagenen Fasern des Bindegewebes direkt schädigt. Um die Durchblutung zu fördern, sind Bürstenmassagen, Massagen mit einem Luffaschwamm oder einem Sisalhandschuh geeignet; auch das Abreiben der Haut mit Eiswürfeln kann wirkungsvoll sein. Gönnen Sie sich öfter mal eine Lymphdrainage. Denn ein verstopftes Lymphsystem kann ebenfalls Ursache für Cellulite sein. Eine Lymphdrainage löst die Stauung und hilft, dass Schadstoffe in der Haut abtransportiert und Nährstoffe wieder optimal aufgenommen werden. Weitgehend wirkungslos und reine Geldmacherei sind hingegen sämtliche Anti-Cellulite-Cremes und -Gele. Sie sind teuer und wirken sich lediglich auf Ihren Geldbeutel aus. Extrakte aus Efeu, Rosskastanie, Ginkgo, Weintrauben, Kaffeebohnen und Co. sowie Tabletten, Pulver und Tees haben keinerlei positive Auswirkungen. Genauso wenig helfen Körperwickel oder Magnetfeldbehandlungen. Letztendlich können all die aufgeführten Maßnahmen die genetisch festgelegte und völlig normale Orangenhaut nicht vertreiben. Auch der Sport vermag lediglich die Entwicklung der Cellulite zu verlangsamen, aber nicht gänzlich zu bekämpfen.

FAZIT: Straff ohne Mühe! Bekämpfen Sie ganz einfach die Cellulite – das versprechen Ihnen jeden Sommer wieder die meisten Frauenzeitschriften, die Entwickler neuer Anti-Cellulite-Methoden sowie die Hersteller umsatzträchtiger Produkte. Wer der Cellulite »ade« sagen möchte, muss durch Umstellung der Essgewohnheiten, regelmäßigen Sport, Hautpflege und tägliche Massagen gegen die hartnäckigen Dellen an Oberschenkel und Po vorgehen. Mindestens 80 Prozent aller Frauen ab 30 haben mit Cellulite zu kämpfen. Selbst sehr schlanke Frauen können darunter leiden. Deshalb ist Cellulite ein gefundenes Fressen für die Kosmetikindustrie. Cremes, Sprays und Lotionen sind meist teuer und auch noch sinnlos. Der einzige Effekt dieser Produkte liegt darin, dass die Haut sich weicher anfühlt, die Dellen jedoch bleiben. Den Weichmacher-Effekt bekommt man auch durch einfache und preiswertere Hautcremes hin. Das Einzige, was die Cellulite dämmen kann, sind: eine ausgewogene, relativ fettarme Ernährung, die Beseitigung von Übergewicht, mindestens drei- bis viermal wöchentlich eine halbe Stunde sportliche Betätigung in Form von Ausdauer- und Krafttraining sowie Massagen oder Lymphdrainagen. Damit tun Sie alles, was Sie gegen die Dellen selbst tun können!

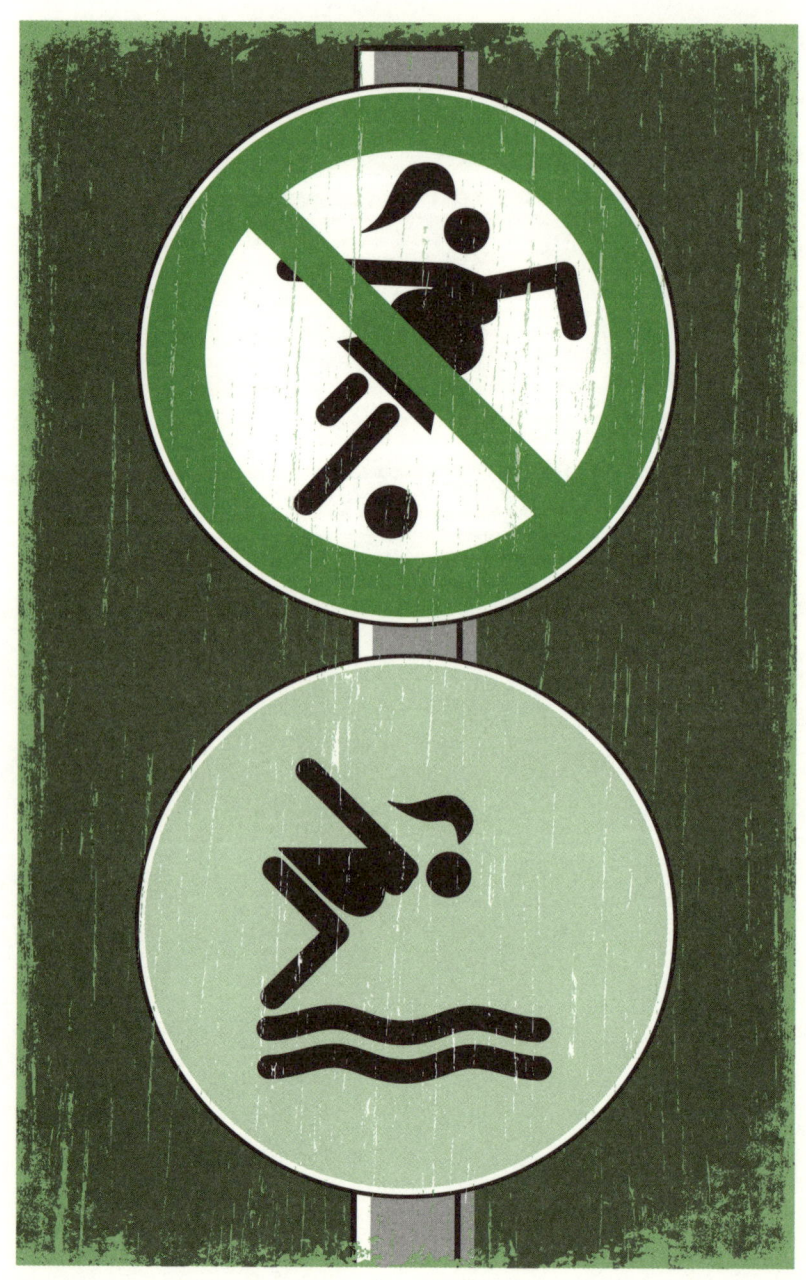

32. SCHWANGERE DÜRFEN KEINEN SPORT TREIBEN

? *Herzlichen Glückwunsch! Sie sind schwanger und können es sicher kaum erwarten, Ihr Baby in den Armen zu halten. Normalerweise treiben Sie viel Sport, und jetzt kriegen Sie die Krise, da der Arzt Ihnen empfohlen hat, wenig bis gar keinen Sport mehr zu treiben. Lediglich Spazierengehen oder eine leichte Schwangerschaftsgymnastik sind noch drin. Deswegen sind Sie fast den größten Teil des Tages inaktiv und sehnen sich trotz Schwangerschaft nach mehr Bewegung. Die Angst davor, der Sport könnte schädlich für Ihr Kind sein und Probleme provozieren, ist groß und bleibt immer im Hinterkopf. Sogar von Sauerstoffunterversorgung durch Sport für das Ungeborene ist die Rede. Da muss man wohl in den sauren Apfel beißen und »nichts tun«.*

Bis weit in die zweite Hälfte des 20. Jahrhunderts galten Schwangerschaft und Sport als unvereinbar. Es wurde behauptet, dass der Sport Gefahren für die Schwangerschaft darstelle. Diese Angst ist jedoch nicht begründet. Anfang der Achtzigerjahre kippte dieses Denken der Medizin um, als immer mehr junge Frauen Sport als Lebensbestandteil für sich sahen und darauf auch während der Schwangerschaft nicht verzichten wollten. Deshalb beschlossen Wissenschaftler, sich näher mit der Physiologie und Pathophysiologie von Schwangeren beim Sporttreiben zu befassen.

DIE SCHNELLERE GEBURT

Heute wissen wir, dass diese Entwicklung richtig und gut war. In zahlreichen Studien wurde belegt, dass speziell »moderater« Sport während der Schwangerschaft nicht nur gut für die

Mutter, sondern auch gesund für das Kind ist. Zudem haben sportlich aktive Schwangere deutlich geringere und seltenere Komplikationen während der Entbindung. Die meist viel stärker ausgebildete Bauch- und Beckenbodenmuskulatur sorgt für einen »einfacheren« Geburtsvorgang, da die Wehen viel länger gehalten werden können und es so zu keinem Nachlassen des Vorgangs kommt. Mehr Muskeln machen es möglich. Die positivere persönliche Einstellung zu körperlicher Anstrengung vermindert ferner das Risiko eines Kaiserschnitts oder einer vaginal-operativen Entbindung, und auch die Eröffnungs- und Austreibungsphase ist bei Sportlerinnen häufig deutlich verkürzt. Sportlerinnen sind auch dabei eben »schneller«.

DIABETES - NEIN DANKE

Ein häufiges Problem in der Schwangerschaft stellt der Glukosestoffwechsel dar. Einige Frauen entwickeln während der Schwangerschaft eine Insulinresistenz, das heißt, die Zellen reagieren nicht mehr auf Insulin, was zu deutlichen Geburtskomplikationen, einer erhöhten Anfälligkeit für Infektionen wie Blasenentzündungen, vorzeitigen Wehen und sogar Frühgeburten führen kann. Sportliche Aktivität kann hierbei vorbeugend wirken. Betreibt die Frau regelmäßig auch während der Schwangerschaft Sport, erhöht sich die Empfindlichkeit des mütterlichen Organismus gegenüber Insulin. Dies führt zu einer gesteigerten zellulären Glukoseaufnahme. Schwangerschaftsdiabetes kann somit durch körperliche Aktivität vermieden werden.

KEIN KREUZ MIT DEM KREUZ

Viele Frauen leiden während der Schwangerschaft erheblich unter Rückenschmerzen. Sie treten bereits zu Beginn der Schwangerschaft auf und nehmen mit zunehmendem Gewicht und Bauchumfang meist stärker zu. Die Gründe dafür sind sehr vielfältig. Die hormonelle Veränderung bewirkt, dass die Brust empfindlicher wird und mehr Gewicht aufweist. Ein

Zurücknehmen der Schultern nach hinten ist die Folge, um einen Gewichtsausgleich zu erzielen. Verspannungen sind somit vorprogrammiert. Zudem bewirken hormonelle Veränderungen eine Gewebsauflockerung von Sehnen, Bändern und Gelenken, was folglich zu einer verringerten Stabilität der Wirbelsäule führt. Des Weiteren nehmen Frauen aufgrund des wachsenden Bauches häufig ungewohnte Körperhaltungen ein, was zu dem bekannten »Enten- oder Schwangerengang« führt. Das alles verursacht Rückenbeschwerden! Um diese während der Schwangerschaft (und nicht nur dann!) möglichst zu vermeiden, ist ein frühzeitiges Rückentraining überaus sinnvoll. Sowohl eine Stärkung der Rückenmuskulatur als auch bewusstere Bewegungen können eine Schmerzlinderung bewirken. Vermeiden Sie im Alltag stundenlanges Stehen oder Sitzen, eine »gesunde« Abwechslung ist positiv für Ihren Rücken. Bei schwerem Tragen oder Heben von Gegenständen sollten Sie die Hilfe von Mitmenschen annehmen. Optimale Sportarten gegen Rückenbeschwerden während der Schwangerschaft sind Schwimmen, Aqua-Joggen, Aquafitness oder auch Radfahren. Dies alles können Schwangere bis zur Geburt ausführen. Der Auftrieb des Wassers schont die Gelenke und entlastet den gesamten Stütz- und Bewegungsapparat. Die Rückenmuskulatur wird sowohl gelockert als auch gekräftigt. Und selbst beim Radeln kann nichts passieren. Weitere gute Aktivitäten sind eine gezielte Gymnastik für den Rücken und Yoga und Pilates, um den Körper zu kräftigen und zu entspannen. Zusätzliche Maßnahmen, die ebenso kleine Wunder bei Rückenschmerzen bewirken können, sind Massagen, Kirschkernkissen oder Wärmflaschen, um bei akuten Schmerzen eine Muskellockerung herbeizuführen.

SPORT HILFT ABER NOCH MEHR

Darüber hinaus gibt es noch einige weitere positive Aspekte von moderater sportlicher Aktivität. Dies sind einmal die zunehmende Fitness, die das Herz-Kreislauf-System stärkt und die Gewichtszunahme limitiert. Zum anderen lassen sich neben den physischen Wirkungen von sportlicher Aktivität auch psychische Aspekte aufführen.

So zeigen Ergebnisse neuester Studien, dass die Zufriedenheit und das Wohlbefinden von Müttern sowohl vor als auch nach der Geburt durch Sport ansteigen. Frauen sind ausgeglichener und gehen mit Unannehmlichkeiten, die eine Schwangerschaft nun einmal mit sich bringt, viel gelassener um. Ein weiterer positiver Effekt, der festgestellt werden konnte, ist, dass die plötzlichen hormonell bedingten Stimmungsschwankungen viel seltener bei sportlichen Schwangeren auftreten als bei nicht sportlichen. Hier profitiert sicherlich auch der Partner ein wenig davon.

Und nicht nur während der Schwangerschaft sind positive Auswirkungen von sportlicher Aktivität zu verzeichnen. Auch nach der Geburt verläuft die Erholung der Sportlerinnen deutlich schneller.

WAS IST DER RICHTIGE SPORT?

Zum Schutz der Schwangeren und des Ungeborenen sollten ein paar Vorsichtsmaßnahmen und Einschränkungen getroffen werden. Besonders achten sollte man auf die Sportart, die Intensität, mit der die Sportart ausgeführt wird, und die mütterlichen Erfahrungen. Wichtig ist immer, dass der Sport nicht extreme Formen annimmt. Insbesondere in den letzten drei Monaten der Schwangerschaft sollte die sportliche Betätigung etwas reduziert werden. Als geeignete Sportarten gelten vor allem Radfahren, Schwimmen, Wandern, Laufen, Gymnastik und Tanzen. Ballsportarten sollten mit zunehmender Schwangerschaftsdauer auf ein Minimum reduziert oder völlig eingestellt werden. Abzuraten ist von jeder Art des Kampf-, Hochleistungs- und Wettkampfsports. Tabu aufgrund des Gefahrenpotenzials sollten auch Sportarten mit erhöhter Sturzgefahr, wie etwa Inlineskaten, Skatebord oder Skifahren sein. Um das Verletzungsrisiko zu minimieren, wird ebenfalls von akuten Abbremsmanövern und extremen Beschleunigungen abgeraten.

UND WIEDER: DIE DOSIS MACHT DAS GIFT

Die Intensität, mit der eine Sportart betrieben werden sollte, kann mithilfe der Herzfrequenz kontrolliert werden. Die Herzfrequenz in der Schwangerschaft sollte 140 Schläge pro Minute über einen Zeitraum von 20 Minuten hinweg keinesfalls überschreiten. Beim Radfahren sollte die Herzfrequenz sogar zehn Schläge pro Minute und beim Schwimmen 20 Schläge pro Minute darunter liegen. Dabei ist der Puls individuell zu betrachten und hängt besonders vom Trainingszustand der Schwangeren ab. Nach der Schwangerschaft sollte nicht sofort wieder mit dem richtigen Sport begonnen werden. Eine intensive Rückbildungsgymnastik ist sinnvoll und gut und sollte zuerst erfolgen. Denn der Beckenboden erhält seine volle Funktion erst nach sechs bis neun Monaten wieder.

FAZIT: Zu einer gesunden Schwangerschaft sollte die sportliche Betätigung immer dazugehören, jedoch in moderater Weise. Besonders gut geeignete Sportarten sind Walken, Nordic Walking, Radfahren und diverse Sportarten im Wasser, wie Aquafitness, Aquajogging oder Aquaspinning. Sportliche Aktivität wirkt sich vor allem positiv auf das Herz-Kreislauf-System aus, verringert Rückenschmerzen und steigert die allgemeine körperliche Fitness. Zudem wird eine exzessive Gewichtszunahme verhindert und das Risiko von Schwangerschaftsdiabetes verringert. Wenn Sie sich körperlich fit halten, fällt Ihnen am Ende die Geburt viel leichter, und Sie erholen sich schneller davon. Ihr Selbstwertgefühl und Wohlbefinden werden gesteigert, und viele Unannehmlichkeiten während der Schwangerschaft werden besser zu ertragen sein. Sprechen Sie jedoch vorher mit Ihrem Arzt, ob irgendwelche krankheitsbedingten Risiken für den Sport bei Ihnen bestehen.

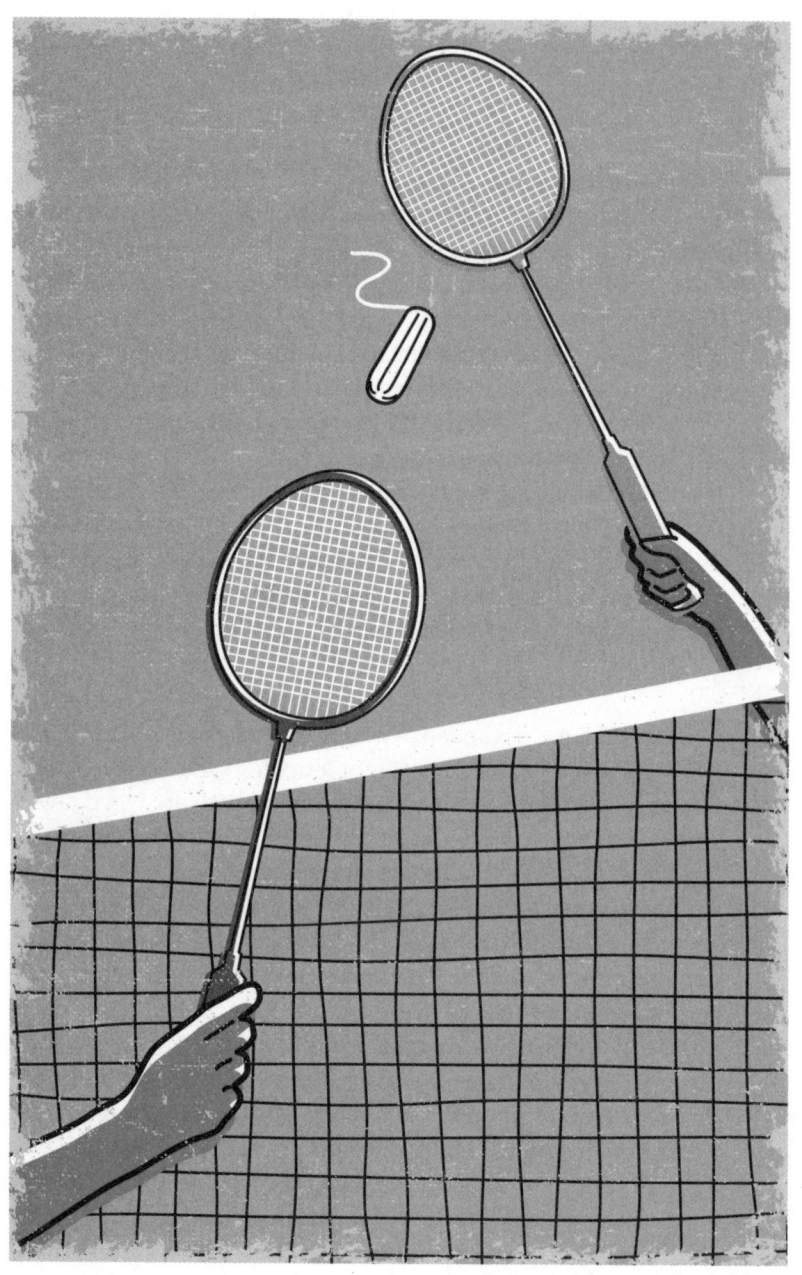

33. DIE »UNSPORTLICHEN TAGE«

Auch heute ist es nicht anders! Nicht bloß früher saßen immer wieder Mädchen in der Sportstunde auf der Bank und durften nicht am Unterricht teilnehmen. Wirft man heute einen Blick in die Turnhallen, so hat sich daran nichts geändert. Und das ist auch richtig so. Denn schließlich geht mit der Regelblutung eine umfassende körperliche Einschränkung aller körperlichen Funktionen einher. Und nicht nur die sportliche Leistungsfähigkeit ist während der Tage absolut schlecht, auch das Wohlbefinden wird durch zahlreiche Begleitsymptome eingeschränkt. Deswegen versuchen gerade im Spitzensport die Sportlerinnen immer, ihre »Tage« zu verschieben, damit sie nicht auf einen großen Wettkampf fallen. Denn sonst könnten sie auch gleich zu Hause bleiben.

Für Sportlerinnen ist es in der Regel egal, ob sie ihre Menstruation haben oder nicht. Denn zu jedem Zeitpunkt des monatlichen Zyklus sind in den verschiedensten Disziplinen Weltrekorde erzielt worden. Deswegen kann man davon ausgehen, dass bei trainierten Sportlerinnen der Menstruationszyklus keinen Einfluss auf die Leistung hat.

Doch gilt das auch für Hobbysportlerinnen? Zunächst steht bei diesen oft viel mehr der psychologische Aspekt im Vordergrund. Viele Frauen empfinden die monatliche Regelblutung als leistungshemmend. Es ist daher zunächst eine subjektive Entscheidung, ob »frau« sich an diesen Tagen lieber schonen will. Medizinisch spricht nichts gegen sportliche Betätigung während der Regel, da der Blutverlust von durchschnittlich 60 Millilitern keine gravierenden Auswirkungen hat. Oft kann Sport sogar helfen, Regelbeschwerden zu mindern.

DIE TAGE IM SPORT

Der Eintritt der ersten Menstruation ist abhängig von der Entwicklung des Fettanteils. Erreicht er 17 Prozent der Körpersubstanz, tritt bei einem Mädchen im Allgemeinen die Menstruation ein. Der Zyklus dauert im Mittel etwa 28 Tage, wobei der Eisprung gewöhnlich am 14. Tag erfolgt.

Der Zyklus kann wie folgt unterteilt werden:
* Menstruationsphase: 1. bis 14. Tag
* Postmenstruelle Phase: 5. bis 11.Tag
* Intermenstruelle Phase: 12. bis 22.Tag
* Prämenstruelle Phase: 23. bis 28.Tag

Das Leistungsoptimum liegt bei den meisten Sportlerinnen in der postmenstruellen Phase, denn durch den zunehmenden Östrogenspiegel und die damit parallel einhergehende Aktivierung des Nebennierenmarks wird eine vermehrte Ausschüttung von Noradrenalin verursacht. Während man in der intermenstruellen Phase keine bedeutenden Unterschiede in der Leistungsfähigkeit feststellt, kann man die prämenstruelle Phase, besonders die Tage unmittelbar vor der Menstruation, als Phase der verminderten Leistungsfähigkeit betrachten. In dieser Zeit lassen sich häufiger eine herabgesetzte Konzentrationsfähigkeit sowie eine etwas schnellere Muskel- und Nervenermüdbarkeit bemerken. Das wissen Leistungssportlerinnen schon seit vielen Jahren und nutzen diese Veränderungen aus. Gezielt wird über das »frühere Absetzen« oder »längere Durchnehmen« der Pille versucht, die Wettkampftage mit der postmenstruellen Phase in Einklang zu bringen.

Während der Menstruation selbst wird bei 70 Prozent der Frauen die gleiche oder gar bessere Leistung erzielt; bei 30 Prozent tritt, wenn auch nur in geringem Ausmaß, eine Verminderung der Leistung ein. Das bezieht sich vor allem auf Dauerleistungen wie im Ausdauersport. Sprung-, Wurf- oder Spielsportlerinnen zeigen dagegen kaum Leistungseinbußen während ihrer Tage auf.

JE TRAINIERTER, DESTO GERINGER DIE LEISTUNGSEINBUSSEN

Bei drei Vierteln aller Sportlerinnen beeinflusst der Sport nicht die Menstruation. Wenn stärkere Menstruationsbeschwerden auftreten, ist allerdings eine Einschränkung der sportlichen Belastung vor allem in den ersten Tagen ratsam. Bei der Beurteilung der Wechselwirkung von Menstruation und sportlicher Leistungsfähigkeit scheint der grundsätzliche Trainingsgrad der Sportlerin ausschlaggebend zu sein. Hier gilt offenbar: je trainierter, desto geringer die menstruationsbedingten Leistungseinbußen. 2006 wurde eine Studie an 241 Athletinnen verschiedener Sportarten durchgeführt, die auf nationaler und internationaler Ebene an Wettkämpfen teilnahmen. Die Ergebnisse zeigten, dass die Menstruation die Leistungsfähigkeit der Sportlerinnen nicht beeinflusste. Außerdem berichtete eine Mehrzahl von Athletinnen, dass ihre Regelbeschwerden durch die sportliche Betätigung gelindert wurden.

Das Einsetzen der Menarche (der ersten Regelblutung also) ist bei jugendlichen Spitzensportlerinnen oft durch den intensiven Sport und den meist geringeren Fettanteil verzögert (primäre Amenorrhoe). Kurzzeitige Veränderungen oder Störungen des Menstruationszyklus durch exzessiven Sport sind meist reversibel. Länger andauerndes, sportbedingtes Aussetzen der Regelblutung (sekundäre athletische Amenorrhoe) kann mit der Zeit allerdings zu einer Verringerung der Knochendichte führen und sollte vom Arzt abgeklärt werden. Dies tritt inbesondere bei intensiv trainierenden Ausdauersportlerinnen auf, die dadurch nicht selten sogar »Ermüdungsbrüche« der Knochenstrukturen erlitten.

Bei Hobbysportlerinnen steht vor allem der Wohlfühlfaktor im Vordergrund. Auch hier berichten mehr als zwei Drittel der Frauen, dass sportliche Betätigung die Menstruationsbeschwerden lindern kann. Zurückhaltung ist aber geboten angesichts der Tatsache, dass die Verletzungsgefahr während der Menstruation geringfügig erhöht ist, wie schwedische Forscher herausgefunden haben. Schlechtere Koordination, eine verlängerte Reaktionszeit und ein verschlechtertes räumliches Vorstellungsvermögen machen Sportlerinnen während der Menstruationsphase anfälliger für Verletzungen.

NATÜRLICHE HORMONE WIRKEN WIE DOPING

Doping durch Hormone wurde schon oft missbräuchlich verwendet. Aber auch der natürliche Hormonzyklus einer Frau wirkt sich auf die Leistungsfähigkeit aus. Eine neue Studie der Ruhr-Universität Bochum zeigt nun, dass die unterschiedlichen Hormonkonzentrationen vor und nach dem Eisprung das Trainingsergebnis beeinflussen. Der Östrogenspiegel steigt vor dem Eisprung an und sinkt danach ab. Das Hormon Progesteron hingegen erreicht erst in der zweiten Zyklushälfte, also nach dem Eisprung, seine maximale Konzentration. Die Studie liefert nun Hinweise, dass Trainingsimpulse, die in der ersten Hälfte des Zyklus gesetzt werden, vom Körper besser toleriert und umgesetzt werden. So verbesserten sich Maximalkraft, Muskeldicke und der Durchmesser der drei Muskelfasertypen stärker, wenn die Trainingsimpulse hierzu in der ersten Hälfte des Zyklus, also unter verstärktem Östrogeneinfluss erfolgten.

Es könnte also in Zukunft sinnvoll sein, Trainingspläne individuell an den Monatszyklus der Sportlerin anzupassen, um den maximalen Trainingseffekt zu erzielen.

FAZIT: Für die Zeit der monatlichen Regelblutung gibt es viele Ratschläge und Tipps, was »frau« tun und lassen soll. Es bleibt festzuhalten, dass die Menstruation bei Leistungssportlerinnen keinen Einfluss auf die Leistungsfähigkeit hat. Bei Hobbysportlerinnen kann angemessene sportliche Betätigung während der Regelblutung sogar eine Linderung der Beschwerden herbeiführen. Man sollte jedoch die leicht erhöhte Verletzungsgefahr beachten. Es gibt eben keine unsportlichen Tage im Monat.

TOP-MYTHEN ZU Q10

Das Coenzym Q10 (Ubichinol) erfüllt eine wichtige Funktion bei der Energiegewinnung in den »Kraftwerken« jeder Körperzelle, den Mitochondrien. Hier wird Nahrungsmittelenergie in Stoffwechselenergie umgewandelt. Q10 ist aber auch eines der wichtigsten Antioxidantien im Organismus, das heißt, es schützt die Zellwände vor aggressiven Molekülen, den Radikalen. Ubichinon kommt in besonders hohen Konzentrationen in Muskeln und Organen vor, die viel Energie verbrauchen, wie dem Herzen, der Leber, den Nieren und dem Gehirn. Einleuchtend also, dass es somit auch dem Sportler zugute kommt.

Im Normalfall ist dies richtig, denn der Körper besitzt eigenes Q10, und jeder nimmt es durch die Nahrung in Form von Fleisch, Fisch und Nüssen, aber auch durch Kohl und Spinat zu sich. Werbeaussagen betonen, dass Q10 den Blutdruck senken, das Immunsystem stärken, bestimmte Herzerkrankungen verbessern kann und bei Krebs, Parkinson, Falten, Diabetes, Parodontose und vielen anderen Problemen hilft. Letztlich alles unbewiesene Werbeaussagen. Unbestritten ist allerdings nur eines: Die Konzentration dieses Coenzyms nimmt im Alter ab. Obwohl Ubichinon eine entscheidende Rolle bei der Erhaltung von Körperfunktionen spielt, bleibt allerdings weiterhin die Frage unbeantwortet, ob ein niedriger Coenzymspiegel eine Krankheit verursacht oder ob die Einnahme eines Coenzym-Q10-Präparats eine solche verhindern oder behandeln kann. Eine Nahrungsmittelergänzung mit Coenzym Q10 gerade bei Sportlern forciert hingegen nicht die Energieproduktion und steigert somit auch nicht die Leistungsfähigkeit. Das Bundesinstitut für gesundheitlichen Verbraucherschutz und Veterinärmedizin hat in einer Stellungnahme bereits 2001 erklärt: Für Coenzym Q10 lässt sich feststellen, dass bezüglich der Zufuhr dieses Stoffes als Nahrungsergänzungsmittel keine signifikanten positiven Wirkungen auf die Funktion des menschlichen Körpers nachgewiesen werden konnten.

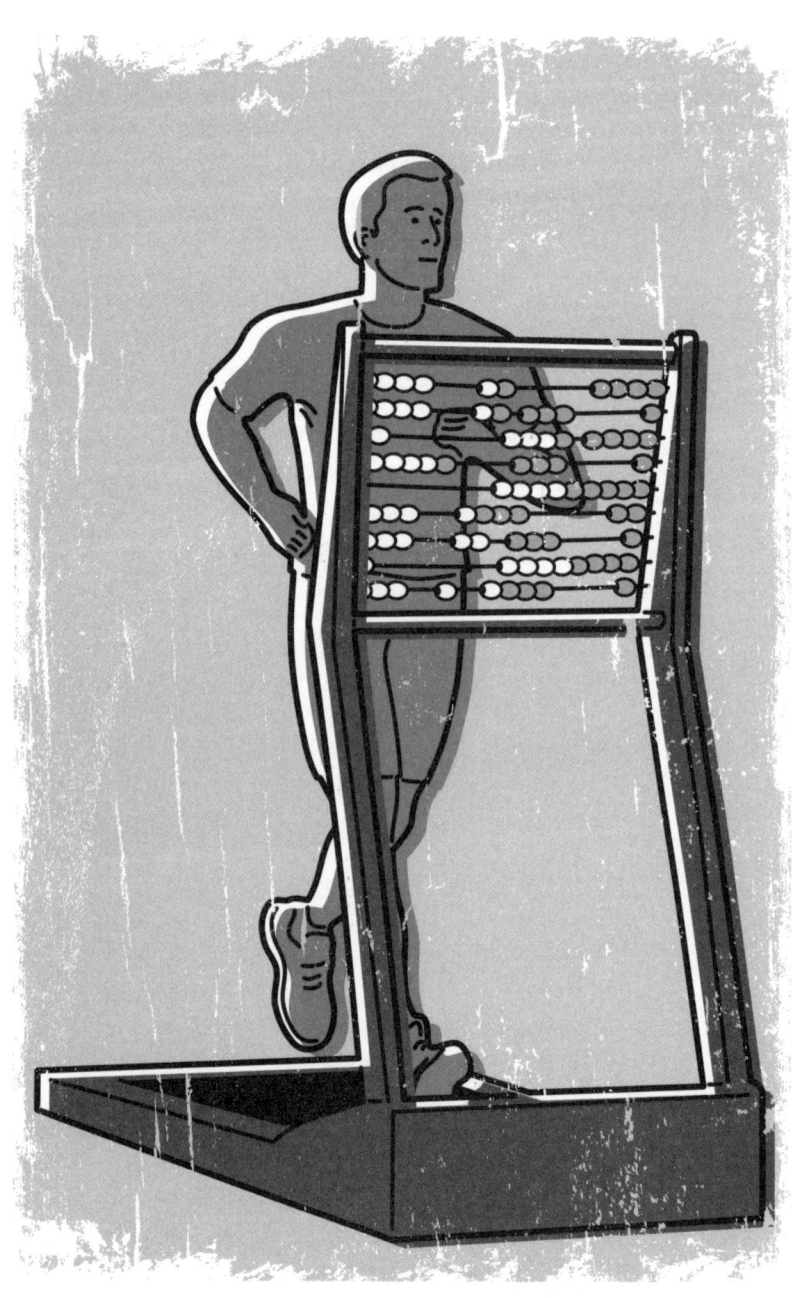

34. DER TRAININGSPULS LÄSST SICH ERRECHNEN

Fettverbrennungspuls, Trainingspuls, Wettkampfpuls …
Solche Begriffe prägen die Diskussionen der letzten Jahre.
Und fast jeder Sportler kennt seinen optimalen Trainingspuls,
der exakt den gewünschten Trainingsbereich trifft. Formeln
wurden hierzu entwickelt, sodass ein jeder seinen optimalen
Trainingspuls leicht und ohne viel Aufwand errechnen kann.
Dazu gibt es verschiedene Möglichkeiten, teils einfache, teils
aufwendige Verfahren. Eine Form stellt beispielsweise die
Ermittlung nach der Karvonen-Formel dar:

Individueller Trainingspuls = Ruhepuls + (220 − ²/₃ Lebensalter) x Fitnesskategorie

Auch andere Berechnungen von 180 oder 220 minus Lebens
alter und vieles mehr sind dazu geeignet, den Trainingspuls
herauszufinden. Dieser kann dann mithilfe von Herzfrequenz
messern, also einer Pulsuhr oder einem Pulsmesser, kontrolliert
werden.

Doch das stimmt so leider nicht! Jeder Mensch, jeder Körper
und jeder Organismus ist verschieden. Und somit auch das
Herz-Kreislauf-System. Es lässt sich nicht einfach mit Formeln
berechnen und festlegen, sondern die Regulation auf einen
Reiz ist bei jedem Menschen individuell. Hinzu kommen der
Unterschied zwischen Mann und Frau und dementsprechend
der hormonelle Einfluss auf die Leistungsfähigkeit. So verfügen Frauen beispielsweise über eine geringere Körper- und
Muskelmasse, eine geringere Testosteronproduktion sowie
ein geringeres Blutvolumen, womit insgesamt eine vermin-

derte Fähigkeit einhergeht, den Sauerstoff im Blut zu transportieren. Weitere Unterschiede zeigen sich bei der Herzfrequenz. Frauen haben ein kleineres Herz, wodurch ein geringeres Schlagvolumen des Herzmuskels und eine höhere (Ruhe-)Herzfrequenz bedingt werden. Diese sinkt erst, wenn das Herz durch Ausdauertraining an Volumen zunimmt und sich ein »Sportherz« herausbildet. Die geschlechterspezifischen Unterschiede im Pulsverhalten von Männern und Frauen werden in Herzfrequenz-Formeln nicht berücksichtigt.

NICHT JEDE SPORTART IST GLEICH

Darüber hinaus ist der optimale Trainingspuls in Abhängigkeit zu der ausgeführten Sportart zu sehen. Beim Schwimmen oder Radfahren führt die unterschiedliche Belastungsform zu einer veränderten Herzfrequenz und Herz-Kreislauf-Regulation. Beim Radfahren werden 60 – 70 Prozent des Körpergewichts vom Sattel getragen, wodurch es zu einer veränderten muskulären Arbeit kommt. Da der Körper weniger Halte- und Stützarbeit erbringen muss, werden circa zehn Schläge pro Minute im Vergleich zum Joggen addiert. Beim Schwimmen wird eine veränderte Frequenz durch den Tauchreflex verursacht. Beim Eintauchen wirkt der hydrostatische Druck des Wassers auf den Organismus und damit auch auf die Blutgefäße und wird bei zunehmender Wassertiefe größer. Es kommt zu einer Umverteilung des Blutes aus der Peripherie des Herzens, da die an der Oberfläche liegenden Blutgefäße komprimiert werden. Der Blutrückfluss wird verstärkt, wodurch eine hohe Vordehnung des rechten Vorhofes bewirkt wird. Weiterhin führt dies zu einer Erhöhung des Schlagvolumens und einem Abfall der Herzfrequenz (Tauchbradykardie). Es kommt zu einer Frequenzsenkung von etwa fünf bis zehn Schlägen in der Minute, die auch im Training berücksichtigt werden muss.

Hieraus wird deutlich, dass die Formeln zwangsläufig sehr ungenau sind und nur einen groben Richtwert bieten. Darüber hinaus sind sie ursprünglich für den Leistungssport entwickelt worden und daher oft nicht für untrainierte Sportler geeignet, sodass gerade für diese Gruppe rein rechnerische Bestimmungen völlig unzureichend sind.

DIE BESSEREN METHODEN

Viel exakter sind andere Methoden. Die seit vielen Jahren bekannte Laktatmessung zum Beispiel hat das Ziel, die Ausdauerleistungsfähigkeit zu beurteilen und zu steuern und somit die Herzfrequenz unter Belastung zu ermitteln. Bei intensiven Belastungen entsteht Laktat (oder auch Milchsäure) als Nebenprodukt der Energiegewinnung. Eine vermehrte Laktatbildung, und der Muskel »übersäuert« – dies deutet darauf hin, dass die belastete Muskulatur nicht in der Lage ist, ausreichend Sauerstoff zur Energiefreisetzung zu nutzen, was dazu führt, dass Glukose abgebaut wird. Der Laktatleistungstest wird meist in Form eines Stufentests durchgeführt. Dabei kann das Testdesign je nach Sportart und Leistungsstand des Sportlers unterschieden werden. Zu den Methoden zählen insbesondere das Fahrrad- oder Laufbandergometer, aber auch Radfahren, Schwimmen, Laufen, Skilanglauf oder Nordic Walking. Nach jeder erreichten Stufe wird der Laktatwert im Blut ermittelt. Diese Werte sind wichtige Marker des Stoffwechsels, an denen die »aerobe« beziehungsweise »anaerobe Schwelle« festgemacht werden kann. Bei allen Ausdauerbelastungen, die länger als drei Minuten dauern, muss die Energie durch sauerstoffreiche Verbrennung erzeugt werden; es handelt sich also um aerobe Ausdauerbelastungen. Die Leistung ist durch die Kapazität von Atmung, Kreislauf und Energiestoffwechsel limitiert. Bei kürzeren Belastungen, etwa einem 800-Meter-Lauf, kann der Energiebedarf so groß werden, dass er die Kapazität der aeroben Verbrennung überfordert. In solchen Fällen können die Muskelzellen mittels biochemischer Prozesse, die keinen Sauerstoff erfordern, rasch Energie zuschießen – allerdings nur für kurze Zeit. Eine derartige Energieerzeugung ohne Sauerstoff heißt anaerob. Zwischen der aeroben und anaeroben Schwelle beträgt die Laktatkonzentration 2 bis 4 mmol/l. Die Höhe der Herzfrequenz in diesem Bereich gibt an, in welchem Rahmen sich der Trainingspuls befinden soll, um einen entsprechenden Effekt zu erreichen.

Die Spiroergometrie ist eine noch exaktere Methode. Wie bei der Laktatmessung handelt es sich dabei um einen stufenweise ansteigenden Belastungstest, der je nach Sportart mit einer speziellen »Atemmaske« durchgeführt wird. Neben den am häufigsten verwendeten Anlagen des Laufbands und Radergometers gibt es weitere für Schwimmer, Ruderer, Kanufahrer, Skifahrer und so weiter. Über die Maske vor Nase und Mund werden unter Belastung die Atemgase analysiert. Neben den Parametern Herzfrequenz und Laktat kann die Atemgasanalyse weitere Informationen über Sauerstoff-Aufnahme und Kohlendioxid-Abgabe, Atemfrequenz, Atemvolumen, Herz-Kreislauf-Funktionen sowie über den Energiestoffwechsel des Körpers liefern. Wichtig ist das Verhältnis des ausgeatmeten Kohlendioxids (CO_2) zum Sauerstoff (O_2). Der sogenannte respiratorische Quotient (RQ) gibt Aufschluss darüber, wie weit Kohlenhydrate und Fette am Energieumsatz beteiligt sind, und somit über die Arbeitsökonomie der Muskulatur. Mit steigendem RQ nimmt die Fettverbrennung ab. So kann individuell herausgefunden werden, bei welcher Herzfrequenz die Fett- beziehungsweise Kohlenhydratverbrennung hoch ist. Daraus lässt sich der optimale Trainingspuls bestimmen.

FAZIT: Zusammenfassend lässt sich festhalten, dass die Berechnung des Trainingspulses nur einen groben Richtwert liefert, jedoch keinen genauen Aufschluss über den optimalen Puls gibt. Wenn man also sichergehen möchte, sollte man auf die aufwendigeren Verfahren wie die Laktatmessung oder Spiroergometrie zurückgreifen.

Es geht aber auch ganz einfach: Achten Sie auf Ihre Atmung – Freizeitsportler sollten beim Laufen/Walking auf vier Schritte einmal ein- und auf die nächsten vier Schritte einmal ausatmen. Dann ist die Belastung richtig: also laufen, ohne zu schnaufen!

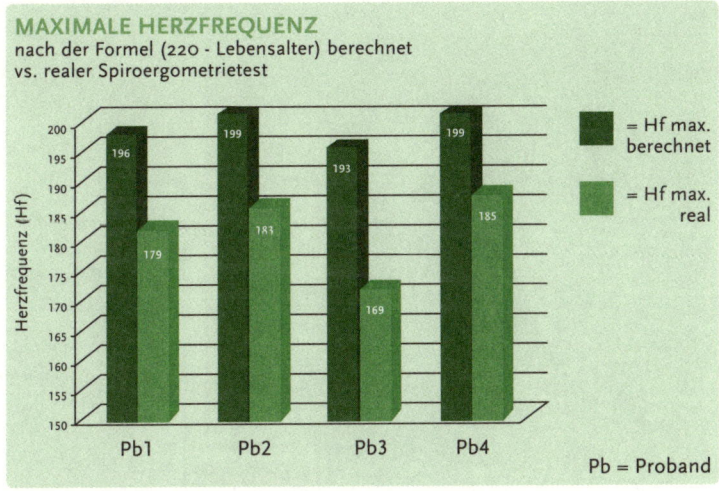

MAXIMALE HERZFREQUENZ
nach der Formel (220 - Lebensalter) berechnet
vs. realer Spiroergometrietest

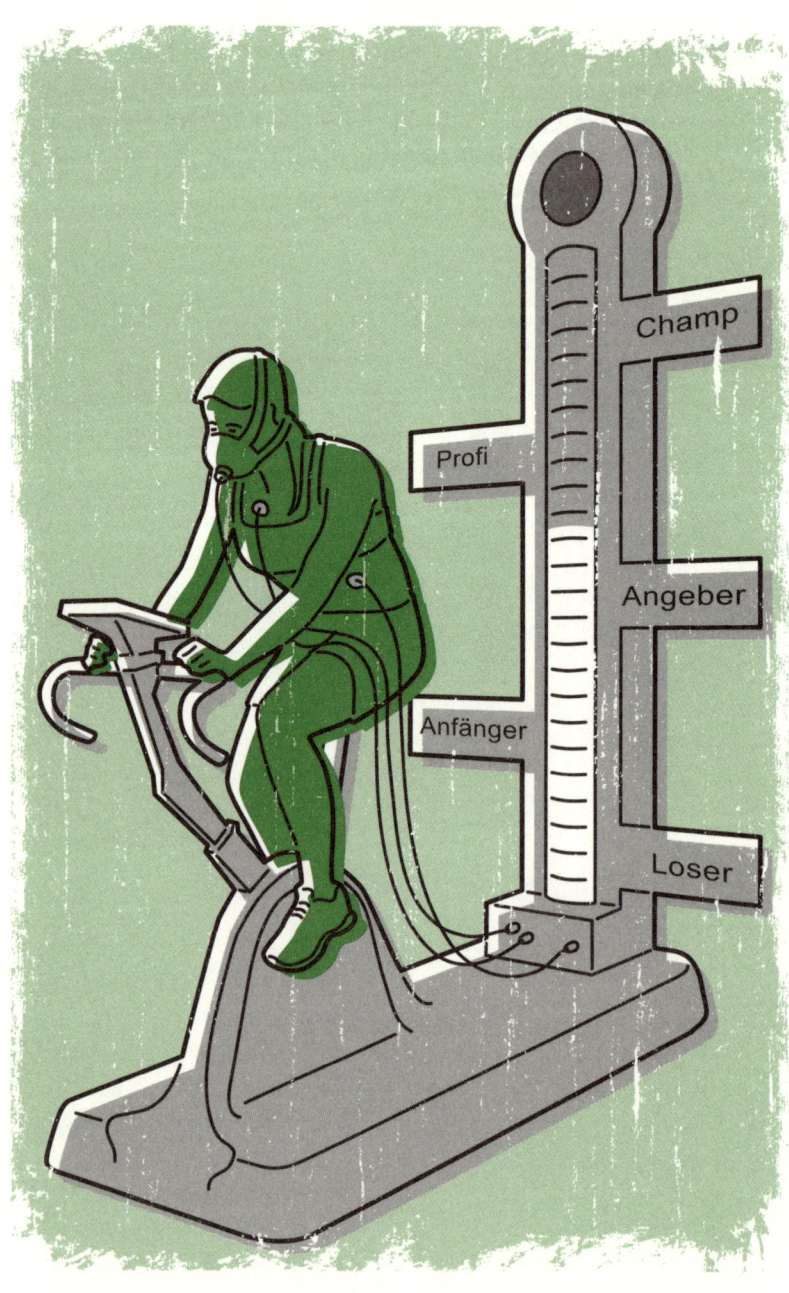

35. FAHRRADERGOMETER MESSEN DIE LEISTUNGSFÄHIGKEIT

? *Viele von uns kennen das Prozedere vom Arzt. Die Leistungsfähigkeit wird mithilfe eines Belastungstests auf einem »standardisierten« Fahrradergometer bestimmt. Dabei strampelt man gegen einen zunehmend schwerer werdenden Widerstand, bis einem die Puste ausgeht, die Herzfrequenz in ungeahnte Höhen schießt und die Arzthelferin dann den Test abbricht. Die jeweilige Leistung wird dabei in Watt gemessen. Normale Nichtsportler erreichen Werte, die ungefähr zwei bis drei Watt pro Kilogramm Körpergewicht ausmachen. Profi-Radrenner erreichen kurzfristig bis zu 500 Watt. Dieser Test hat sich nicht nur für ärztliche Untersuchungen der Herz-Kreislauf-Funktionen als Standard entwickelt, sondern auch für fast alle Sportler, da er die Leistungsfähigkeit kontrolliert und misst. Wer auf dem Fahrradergometer bessere Werte erreicht, ist auch in seiner Disziplin meist vorn im Wettkampf dabei. Massen von Sportlern werden seither so »gequält«, und nicht selten wird an die Werte sogar die Zugehörigkeit zum Mannschaftskader oder eben nicht geknüpft.*

Vor einigen Jahren schon hat man erkannt, dass dieser Weg nicht der richtige war. Denn ein und dieselbe Person erreicht, wie wissenschaftliche Studien belegen konnten, oftmals ganz andere Wettkampfergebnisse, als der Test vorausgesagt hat. Gemeinsam mit dem Krankenhaus für Sportverletzte in Hellersen haben wir die Daten von Leistungsschwimmern analysiert und feststellen können, dass die erzielten Wettkampfergebnisse nicht mit den Resultaten des Fahrrad-Ergometertests übereinstimmen. Irgendwie logisch ist das ja, denn Schwimmer brauchen mehr als nur ein »starkes« Herz und eine große Lunge. Die Technik, die Koordination, die Beweglichkeit, die Taktik und auch die Psyche erst ermöglichen es, dass der Schwimmer seine Leistung zeigt. Alle physischen und psychischen Merkmale eines Sportlers sind gemeinsam für die Leistung verantwortlich. Eine Beschränkung nur auf die Funktion von Herz und Lunge ist dabei viel zu wenig aussagekräftig.

Auffällig ist auch, dass Sportler auf den verschiedenen Ergometern, die es mittlerweile gibt, völlig unterschiedliche Resultate erzielen. So kann man Ergebnisse auf dem Laufbandergometer, bei dem das eigene Körpergewicht eine große Rolle spielt, nicht mit den Resultaten auf einem Radergometer vergleichen. Denn bei Letzterem werden 60 bis 70 Prozent des Körpers vom Sattel getragen, woraus sich völlig andere Steuerungs- und Regulationsmechanismen des Körpers ergeben. Auf dem Radergometer werden folglich immer weitaus höhere Werte erzielt.

Als man dies erkannte, hat man versucht, völlig unterschiedliche Ergometer für einzelne Sportarten zu entwickeln: Ruderergometer, Skilanglauf-Simulatoren, ja sogar Rollstuhlergometer. Doch auch diese haben natürlich ihre Grenzen, weil die echten Probleme der Sportarten mit einem Ergometer nur sehr eingeschränkt erfasst werden können. Selbst bei Radrennern sind der Siegeswille und die Bereitschaft, den »inneren Schweinehund« zu überlisten, immer noch viel entscheidender als alle messbaren Ergebnisse.

EIN WORT ZUM FUSSBALL

Und immer gewinnt Bayern München ... Es ist schon komisch, aber irgendwie wird man das Gefühl nicht los, dass Bayern ständig die Nase vorn hat. Sämtliche Spieler der Bundesliga trainieren und verbessern ihre Leistungsfähigkeit. Alle anderen Klubs investieren Unmengen in Leistungsdiagnostik und neueste Trainingsmaßnahmen. Es wird geschuftet und gearbeitet – aber der Sieger steht meist schon vorher fest. Und es ist anzuzweifeln, dass das allein an der Fitness der Spieler liegt. Die Ergometer-Ergebnisse der Bayern sind sicher nicht besser als die Resultate in den anderen Vereinen. Wie kann das sein?

Die Weltgesundheitsorganisation (WHO) hatte diesbezüglich eine pfiffige Idee. Sie entwickelte die International Classification of Functioning (ICF), die darauf gründet, dass eben nicht nur die Funktion von Organen trainiert und gemessen wird, sondern dass es auf die Umsetzung in die Realität ankommt. Die ICF spricht in diesem Zusammenhang vom Begriff der »Aktivität«: Die Ballbeherrschung, die Schusstechnik, das Dribbeln, der Kopfball, die taktischen Elemente und auch das Spielverständnis, Ballgefühl und Selbstvertrauen sind schlussendlich entscheidend für den Erfolg. Und da sind die Bayern den anderen wohl eben immer eine Nasenlänge voraus. Die Leistungsfähigkeit hängt also von einer Vielzahl relevanter Sport- und Persönlichkeitsmerkmale ab. Und diese lassen sich wahrlich nicht mit einem Fahrradergometer bestimmen.

Wir möchten damit aber nicht den Eindruck entstehen lassen, dass wir die Fahrradergometrie verdammen wollen. Sie hat durchaus ihren Sinn. Jedoch ist es wichtig, ihren Aussagewert zu relativieren und nicht zu pauschalieren. Die Wissenschaft muss neue Systeme entwickeln, die weitaus komplexer sind, auch wenn man sich damit zwangsläufig von einer allgemeingültigen Messbarkeit der Funktionen entfernt. Aber die sagen letztlich sowieso nicht viel über die echte Leistungsfähigkeit aus.

FAZIT: Fahrradergometer sind zur Bestimmung der Funktion und Leistungsfähigkeit von Herz und Lunge und eingeschränkt auch vom Stoffwechsel durchaus ein probates Mittel. Sportler gilt es jedoch in ihrer jeweiligen Disziplin zu analysieren, also Ruderer im Ruderergometer, Läufer auf dem Laufband, Schwimmer im Schwimmergometer und so fort. Die Testsituation muss der Anforderung der Sportart möglichst nahe kommen, sonst hat der Test kaum einen Wert. Und selbst dann sind so simple Probleme wie die Motivation, die Wetterempfindlichkeit oder die Stimmung der Sportler nicht zu erfassen. Aber diese entscheiden über Sieg oder Niederlage.

TOP-MYTHEN ZU KOFFEIN

Genießen Sie Ihren Kaffee oder Tee auch als Sportler, denn seit 2004 steht Koffein nicht mehr auf der Dopingliste, wird aber dennoch als leistungssteigernd angesehen. Koffein, das in über 63 Pflanzenarten vorkommt, wirkt stimulierend und vertreibt vorübergehend die Müdigkeit, erhöht aber nicht automatisch den Blutdruck. Nur etwa zehn Prozent der Kaffeetrinker reagieren koffeinsensitiv, der Blutdruck steigt kurzfristig an – wenn auch nicht mehr, als er es bei ein paar Treppenstufen tun würde. Die Wirkung hält bis zu fünf Stunden an, nur nicht bei Rauchern, die bauen das Koffein dreimal schneller ab. Deshalb gehören der Kaffee und die Zigarette zusammen. Der Raucher vermisst die anregende Wirkung deutlich früher. Starker Kaffeekonsum schafft auf Zähnen zwar unschöne Beläge, sorgt aber anscheinend wegen der enthaltenen Bitterstoffe für einen Schutz vor Karies. Und wenn Sie das Gefühl haben, nach dem Kaffee auf die Toilette zu müssen, so liegt das an seiner anregenden Wirkung auf den Darm. Vielleicht aber trinken Sie Kaffee nicht so häufig oder eher selten – das würde die mögliche Wirkung auf die Nierenfunktion und Harnausscheidung erklären. Entgegen der immer noch verbreiteten Meinung entzieht Kaffee dem Körper jedoch kein Wasser, denn der Körper bildet bei regelmäßigem Genuss eine Toleranz aus. Erst bei zwölf Milligramm Koffein, je nach Stärke also sechs bis elf Tassen am Tag, muss auch der erfahrene Bohnenexperte wieder mehr »müssen«. Da hilft dann dem Vieltrinker wieder das Modell Italien: Zum Espresso oder Kaffee ein Glas Wasser trinken. Das beugt dem Flüssigkeitsverlust vor.

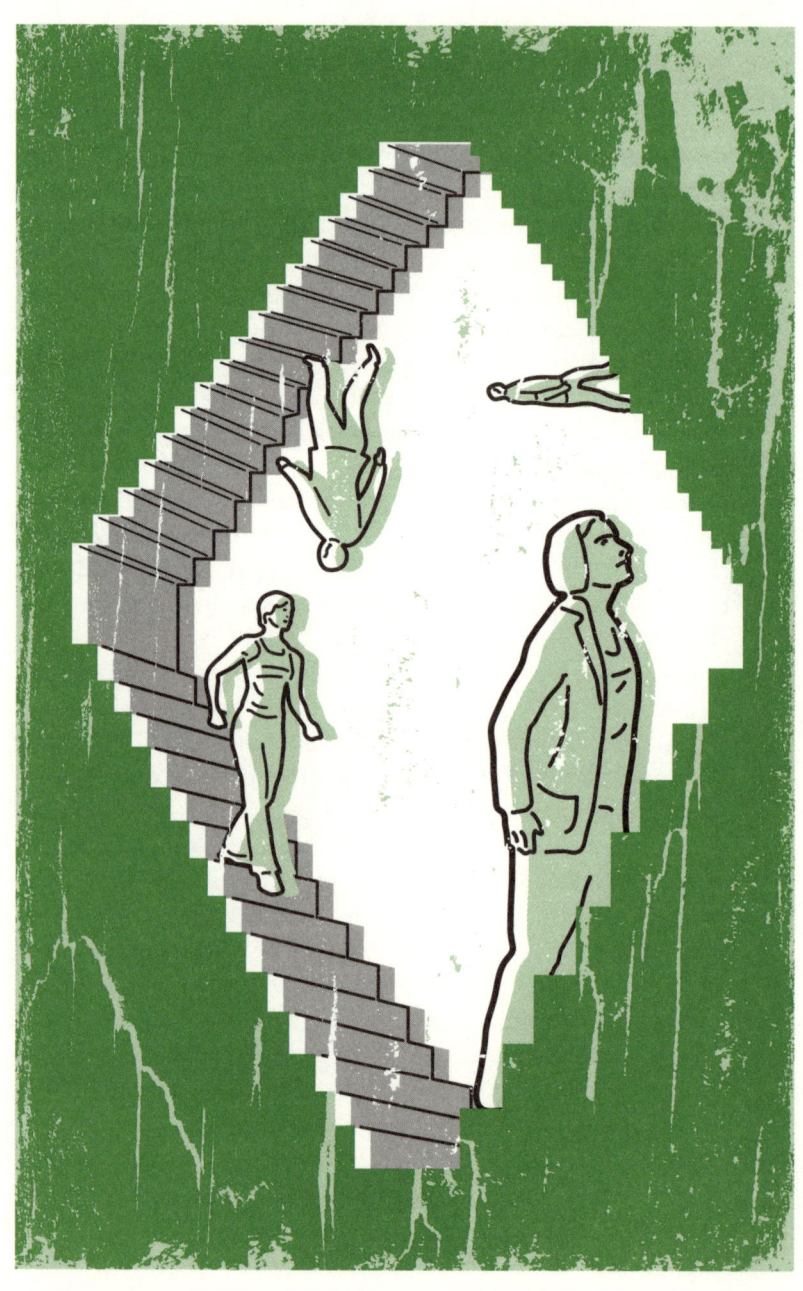

36. SPAZIEREN-GEHEN BRINGT NICHTS

? *Wenn Frauen schnatternd durch den Stadtwald walken,
so werden sie zumindest von ambitionierten Läufern
gern belächelt. Denn nur wer sich beim Sport auch anstrengt,
hat langfristig etwas davon. Spazierengehen wird dagegen
vielmehr als Bewegungsform für »Rentner« und Bewegungsmuffel angesehen, da es keine gesundheitlich relevanten Stoff-
wechsel- und Herz-Kreislauf-Reaktionen in Gang setzt. Und
warum, in Gottes Namen, verankern immer mehr Kranken-
kassen Alltagsbelastungen in ihren Präventionskonzepten und
Gesundheitskongressen und stehen Schrittzähler-Studien hoch
im Kurs?*

Betrachtet man die international anerkannten Richtlinien zur
körperlichen Aktivität des American College of Sport Medi-
cine (ASCM) oder des Centers for Disease Control and Pre-
vention (CDC), so wird man innerhalb der letzten Jahrzehnte eine fast »evolutionäre Entwicklung« erkennen. Hieß es
vor etwa 20 bis 30 Jahren noch, dass intensive und kürzere
körperliche Belastungen zu bevorzugen seien, so vollzieht
sich der Trend seither eindeutig zu den sogenannten nieder-
schwelligen Bewegungsformen wie dem Gehen oder Spazieren, Radfahren im Alltag und Ähnlichem. In einer groß ange-
legten wissenschaftlichen Studie zeigte sich, dass »strammes«
Spazierengehen mit einem Tempo von etwa 4,5 bis 6 Stundenkilometern die gleichen positiven Effekte wie das Joggen
in sich vereint. Dabei ist zunächst unwichtig, wie lange ein

Gang zu Fuß andauert; ausschlaggebend sind vielmehr die Regelmäßigkeit der ausgeführten körperlichen Aktivität und dass eine Summe von mindestens 30 Minuten am Tag nicht unterschritten wird. Pro Einheit sollte man darauf achten, eine Mindestbelastung von 6 bis 10 Minuten einzuhalten. Eine höhere Dosis an Bewegung ist jedoch ganz klar überlegen, was die gesundheitliche Wirkung anbelangt. Hier gilt also: Mehr ist besser als wenig!

Insbesondere Sportanfänger profitieren von der Bewegungsform des Spazierens, Walkens oder Wanderns, weil ihr Herz-Kreislauf-System schon bei moderaten Belastungen einen notwendig hohen Reiz erfährt, worauf der Körper mit einer Steigerung der Leistung reagiert, um für die folgende Beanspruchung besser gewappnet zu sein. Außerdem kommt es so viel weniger leicht zu Überforderungen, da Gelenke und Knochenstrukturen optimal beansprucht werden. Im Gegensatz zu unseren Muskeln, dem aktiven Bewegungssystem also, und unserem Nervensystem gehören Knochen, Sehnen und Bänder zu unseren passiven Strukturen, die sich nur langsam an neue Beanspruchungen anpassen. Daneben profitiert selbst das Herz-Kreislauf-System von gemäßigten Belastungen wie dem Gehen. Nur zwei bis vier Wochen dauert es, bis das Herz sich der Belastung anpasst, ökonomischer arbeitet und mehr leisten kann. Ruhepuls und Blutdruck sinken.

Und auch der Stoffwechsel profitiert: So wurde im Zentrum für Gesundheit der Deutschen Sporthochschule eine fünfzehnwöchige, groß angelegte Studie an 153 berufstätigen Probanden im Alter von 23 bis 59 Jahren durchgeführt, die den Einfluss von »3.000 Schritten mehr am Tag« auf insbesondere die Blutfettwerte eindeutig nachweisen konnte. Ausgestattet mit einem Schrittzähler, der die Probanden täglich begleitete, erzielten diese in ihren Eingangsaktivitätstests einen Wert von 6.647 Schritten pro Tag, den sie bis zum Ende der Studie auf 9.886 Schritte ausweiteten – eine Leistungssteigerung, die sich positiv auf ihre Cholesterinwerte auswirkte. Der Normwert für das Gesamtcholesterin, der je nach Alter etwa bei höchstens 200 bis 220 mg/dl liegt, sank während des Trainingszeitraums von auf 206 bis 211 mg/dl ab, und das LDL-Cholesterin, das populärwissenschaftlich auch als »schlechtes« oder »böses« Cholesterin bezeichnet wird, reduzierte sich von 126 mg/dl auf 118 mg/dl. HDL, auch als »gutes« Cholesterin bekannt, und die Triglyzeride blieben hingegen unverändert. Es ist auf alle Fälle erstrebenswert, das »schlechte LDL« langfristig zu senken, zumal man in wissenschaftlichen Untersuchungen der letzten 20 bis 30 Jahre herausgefunden hat, dass sich die Arteriosklerose verursachenden Ablagerungen überwiegend aus chemisch verändertem LDL-Cholesterin herausbilden. Als Richtwert sollten für das LDL daher immer Werte von unter 160 mg/dl für Frauen wie auch Männer angestrebt werden; ein Wert um oder gar über 180 mg/dl gilt als erhöht. Allerdings geht man bei Werten über 100 mg/dl bereits von einem vermehrten Risiko für Herz-Kreislauf-Erkrankungen aus. Demnach profitieren insbesondere Personen mit erhöhten Blutfettwerten vom Spazierengehen.

Weitere nennenswerte Effekte bestehen laut einer nordamerikanischen Studie in einer um etwa vier Prozent verbesserten Lungenkapazität bei Personen, die täglich rund 10.000 Schritte gehen. Die Lunge kann größere Luftmengen pro Atemzug bewegen, und die funktionale Alterung der Lunge wird verlangsamt. Allerdings betonen die Wissenschaftler, dass größere Effekte von etwa zehn Prozent zu erwarten sind, wenn ein zusätzliches, intensiveres Fitnesstraining zwei- bis dreimal die Woche auf einem Fahrrad- oder Laufbandergometer bei einer Belastung, bei der man sich noch unterhalten kann, absolviert wird. Es wird daher empfohlen, eine Mischung beider Trainingsformen anzustreben, sobald man sich an die geringeren Belastungen des täglichen Gehens gewöhnt hat.

Die Ergebnisse der »Kölner Studie« lassen zudem auf eine deutliche Verbesserung der Sauerstoffaufnahme und damit der Ausdauerfähigkeit, die gerade für die Vorbeugung von zahlreichen Zivilisationskrankheiten so wichtig ist, durch niederschwellige Belastungen schließen.

Die positiven Effekte des Gehens auf das körperliche Wohlbefinden sind demnach unumstritten. Untersuchungen zeigen, dass sich dies unter anderem in einem verbesserten Schlafverhalten niederschlägt. Es ist anzunehmen, dass sich die Muskelspannung nach einer Belastung deutlich reduziert und damit auch die Entspannung im Schlaf erleichtert. Wahrscheinlich liegt dies mit darin begründet, dass man sich für das Spazierengehen gezielt Freizeit nehmen muss und dabei lernt, wie wichtig es ist, sich zum Beispiel nach der Arbeit Zeit zum Abschalten zu gönnen. Dazu kommt das »bessere Gewissen«, etwas Positives für seine Gesundheit getan zu haben.

Spazierengehen, aber auch Walken und Wandern vereinen damit zwei positive Aspekte in einem: Auf der einen Seite betätigen Sie sich aktiv und kurbeln damit sowohl das Herz-Kreislauf-System als auch zahlreiche Stoffwechselvorgänge an, und auf der anderen Seite tragen Sie gleichzeitig etwas zu Ihrer aktiven Entspannung bei, sodass sich ein Spaziergang im Gegensatz zu anderen Sportarten selbst noch relativ kurz vor dem Zubettgehen positiv auswirken wird.

Auch wer den Tag über »Meter« und Schritte« sammelt, tut schon sehr viel. Schrittzähler können Ihnen dabei helfen, Ihre »Laufzeiten« zu kontrollieren und Ihre Motivation zu fördern (siehe auch den Kasten auf Seite 239). Um allerdings abzunehmen, sind höhere Beanspruchungen vonnöten (siehe auch Kapitel 18, »Die Fettverbrennung beginnt erst nach 30 Minuten«). Denn die verbrannte Energie bei einer halben Stunde Spazierengehen entspricht etwa 200 Kilokalorien. Und das reicht nicht, um Pfunde schwinden zu lassen, auch wenn es nachher dem Jo-Jo-Effekt entgegenwirkt.

FAZIT: Heutzutage wird allgemein empfohlen, mindestens 10.000 Schritte am Tag zu gehen. Deshalb sollte der Schwerpunkt für körperliche Inaktive darin liegen, sich zunehmend mehr im Alltag zu bewegen. Dabei sind auch ganz alltägliche Situationen gefragt, wie die Treppe im Kaufhaus zu nehmen oder eine Straßenbahnstation vorher auszusteigen. Und das Gute daran ist: Sie haben beim Spazierengehen keine zusätzlichen Kosten für spezielle Ausrüstungen und Material, Beiträge für Fitnessstudios oder Vereine oder Ähnliches zu leisten. Auch die Kleidung muss nicht zwangsläufig gewechselt werden, sodass die Möglichkeit besteht, an nahezu jedem Ort zu jeder Zeit aktiv zu sein.

Möchten Sie sich selbst einmal einschätzen, wie es um Ihre körperliche Fitness steht? Dann sehen Sie sich doch einfach mal die folgenden Tabellen an.

SCHRITTE	AKTIVITÄTSTYP
weniger als 5.000 Schritte/Tag	Dauersitzer
5.000 bis 7.499 Schritte/Tag	Faulenzer
7.500 bis 9.999 Schritte/Tag	Sparflamme
10.000 bis 12.499 Schritte/Tag	Gesundheitssportler
mehr als 12.500 Schritte/Tag	Sportskanone

SO SAMMELN SIE!

AKTIVITÄT	SCHRITTE
Tischdecken für 2 Personen	100 Schritte
5 Treppenstockwerke hochgehen	200 Schritte
5 Minuten zur Bushaltestelle gehen	500 Schritte
10 Minuten spazieren gehen	1.000 Schritte
60 Minuten joggen	8.000 Schritte
2 Stunden mit dem Hund stramm spazieren	12.000 Schritte

SCHRITTZÄHLER

Ein Schrittzähler wird auch als »Motivator« zum Gehen bezeichnet. Forscher hingegen benutzen Schrittzählergeräte, um die allgemeine körperliche Aktivität von Menschen zu messen und die Anzahl der gegangenen Schritte und die damit zurückgelegte Strecke zu erfassen. Es gibt sehr kleine Geräte mit geringem Gewicht, die leicht zu handhaben sind und unauffällig an der Kleidung getragen werden können. Dazu sind die meisten Geräte sehr kostengünstig. Ein Nachteil der Schrittzähler besteht jedoch darin, dass sie andere Aktivitäten wie zum Beispiel Schwimmen, Radfahren oder Yoga nicht in Schritte umwandeln können. Sollten Sie Interesse an einem Schrittzähler haben, so ist das sieben Zentimeter kleine Gerät der Firma Omron empfehlenswert. Es kann bequem in der Hosentasche getragen oder am Bund befestigt werden. Dabei sollte darauf geachtet werden, dass die Trageposition senkrecht zum Boden ± 30 Grad eingehalten wird.

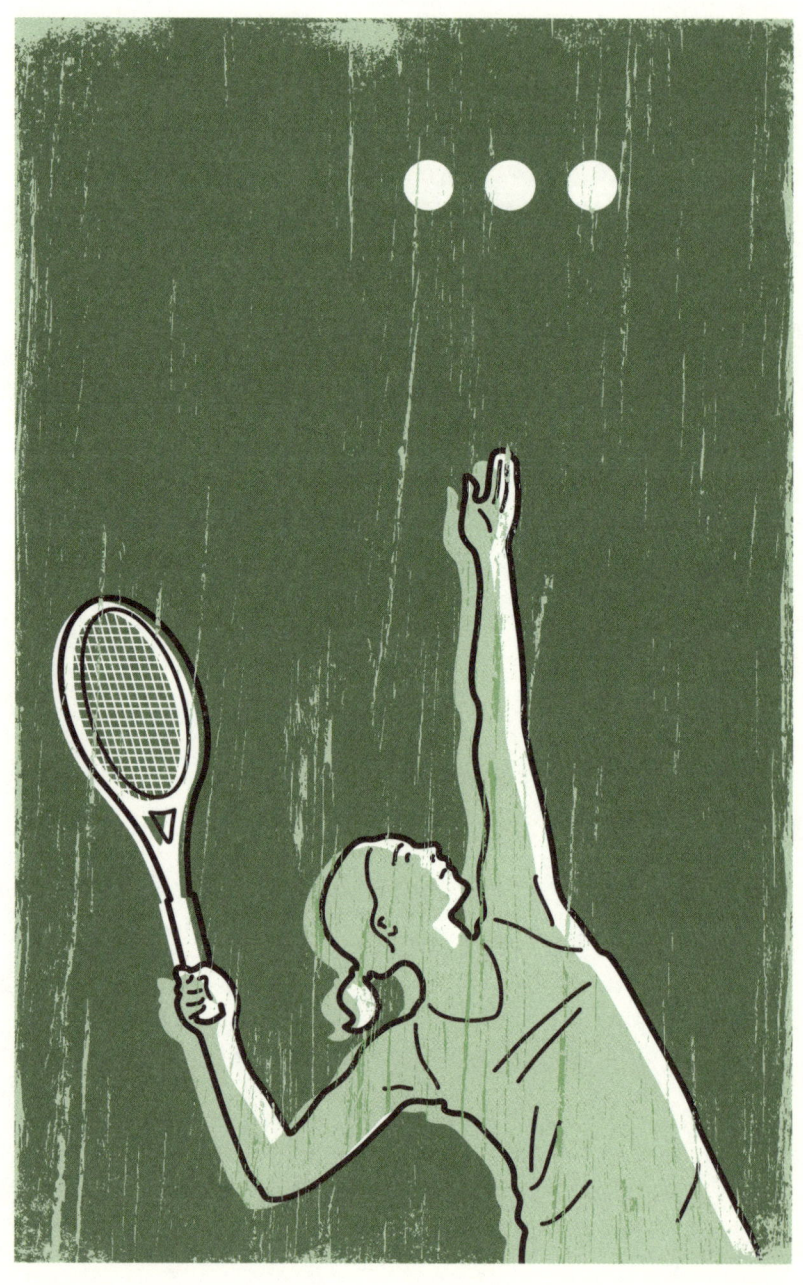

37. MÄNNER SIND IM SPORT LEISTUNGSFÄHIGER ALS FRAUEN

? *Männer stemmen höhere Gewichte, können schneller rennen, weiter springen und haben im direkten Vergleich mit ihren weiblichen Sportskolleginnen immer die Nase vorn. Deshalb überlassen es Frauen auch im Alltag gern ihren Männern, schwere Getränkekisten oder Einkäufe die Treppe hochzuschleppen. Männer sind einfach viel leistungsfähiger und die besseren Sportler – da gibt es doch absolut keinen Zweifel.*

Männer und Frauen unterscheiden sich maßgeblich aufgrund ihrer Biologie und haben damit unterschiedliche (sportliche) Voraussetzungen. Dabei unterscheiden sich Männer und Frauen hinsichtlich ihrer sportlichen Leistungsfähigkeit vermehrt eigentlich erst ab der Pubertät. Dies liegt vor allem an der verstärkten Bildung der Sexualhormone, die entscheidend für die Ausprägung des typisch männlichen oder weiblichen Körperbaus sind. Das bekannteste Sexualhormon ist das Testosteron. Jungen erfahren dadurch im Jugendalter eine Zunahme an Muskelmasse und übersteigen damit allmählich das muskuläre Leistungsniveau der Mädchen. Der Testosteronanstieg ist beim weiblichen Geschlecht zwar auch vorhanden, jedoch weit geringer ausgeprägt. Dafür nimmt bei Mädchen das Reproduktionshormon Östrogen zu, was dazu führt, dass selbst magere Athletinnen oder sogar Spitzensportlerinnen höhere Körperfettanteile aufweisen als ihre männlichen (Sports-)Kollegen.

So werden Männer meist um zehn bis 15 Zentimeter größer und um genauso viele Kilogramm schwerer, besitzen eine etwas höhere Muskelmasse (circa 15 Prozent) und einen geringeren Körperfettanteil. Im Gegensatz zu Frauen, die etwa über 30 Prozent Muskelgewebe verfügen, sind es bei Männern bis zu rund 40 Prozent. Umgekehrt sieht es beim Fettgewebe aus – hier macht der Fettanteil bei Männern nur etwa 15 Prozent aus, während selbst schlanke Frauen noch auf durchschnittlich 20 bis 25 Prozent kommen. Für die Trainingspraxis bedeutet dies: Männer können von der Körperkonstitution her höhere Kräfte und eine deutlich höhere Schnelligkeit entwickeln. Nach einem über Wochen durchgeführten Krafttraining ließ sich so in einer Studie bei Männern ein rund 30-prozentiger Kraftzuwachs beobachten, wohingegen er bei Frauen nur bei rund 16 Prozent lag. Die größere Muskelmasse und der höhere Testosteronanteil begünstigen daher die Männer.

ES GEHT AUCH ANDERS!

Neben der geringeren Körpergröße sind auch die Organe der Frau entsprechend kleiner. Folglich kommen sie auf ein rund zehn Prozent kleineres Herzvolumen und ein um 0,5 bis 1 Liter kleineres Lungenvolumen, was wiederum mit einer geringeren Atemleistung einhergeht. Die Sauerstoffaufnahmefähigkeit bei Sportlerinnen beträgt daher zehn bis 15 Prozent weniger. Eine gut trainierte Frau kann aber durchaus ein größeres Atemvolumen entwickeln als ein schlecht trainierter Mann.

Frauen verfügen über einen größeren Fettspeicher in der Muskulatur sowie über eine durchschnittlich höhere maximale Herzfrequenz, was zum einen – auch bedingt durch das niedrigere Körpergewicht – eine weniger hohe Maximalbelastung und zum anderen eine raschere Regeneration ermöglicht. Wenn man die Laufleistung von Männern und Frauen miteinander vergleicht, dann sind Frauen relativ betrachtet leistungsfähiger als ihre männlichen Sportskollegen. Und das gilt besonders dann, wenn es sich um lange Ausdauerbelastungen handelt. Je länger die Belastung, desto größer sind die Vorteile der Frauen, denn Männer verbrennen bei gleicher Belastungsintensität weniger Fett als Frauen. Das liegt daran, dass Frauen freie Fettsäuren, die für die Energiebereitstellung aus Fetten vonnöten sind, besser nutzen können als Männer, da sie sowohl eine rund 10 Prozent höhere Fettoxidationsrate aufweisen als auch bei intensiveren Belastungen noch Energie aus Fetten beziehen können. Untersuchungen weisen darauf hin, dass Männer Fette bei rund 45 Prozent ihrer maximalen Sauerstoffaufnahme optimal verbrennen, Frauen hingegen erst bei etwa 52 Prozent. Fett kann demnach von Sportlerinnen effizienter als Energieträger herangezogen werden als von männlichen Sportlern. Damit schonen Frauen ihre Reserven an Kohlenhydraten, wobei sie davon aufgrund ihrer geringeren Muskelmasse weniger speichern können. Somit sind Frauen besonders bei Ultrabelastungen im Vorteil, bei Kurz- und Mittelzeitbelastungen aber meist im Nachteil.

Dass Frauen und Männer Fette und Kohlenhydrate unterschiedlich nutzen, hat jedoch auch etwas damit zu tun, dass Frauen bei der Fettverbrennung weniger stark auf das bei Belastung ausgeschüttete Adrenalin ansprechen und normalerweise weniger schnelle Muskelfasern besitzen. Dennoch darf nie vergessen werden, dass der Geschlechtsunterschied sehr schnell schwinden kann, wenn man trainierte Frauen mit untrainierten Männern und umgekehrt vergleicht. Ein gezieltes Ausdauertraining geht bekanntlich immer mit einer Verbesserung der maximalen Fettoxidation auch bei niedrigeren bis mittleren Belastungsintensitäten einher.

Die Ausdauerleistung von Frauen kann auch dadurch beeinträchtigt werden, dass sie weniger Blutvolumen (etwa 61 ml/ kg Körpergewicht gegenüber 70 ml/kg Körpergewicht beim Mann) besitzen, wodurch ihnen in der Regel auch weniger rote Blutkörperchen und damit auch weniger eisenhaltiges Hämoglobin als Sauerstoffträger zur Verfügung stehen. Dies kann sich besonders bei Flüssigkeitsverlust oder einer starken Regelblutung bemerkbar machen, wobei die Ausdauerleistungen nachlassen. Ob Frauen von Natur aus geringere Hämoglobinwerte aufweisen, ist nicht eindeutig geklärt. Allerdings neigen sie eher – nicht zuletzt aufgrund der Regelblutung – eher zu Blutarmut oder Eisenmangel.

AUCH DIE ANATOMIE UNTERSCHEIDET SICH

Natürlich gibt es auch rein anatomische Unterschiede zwischen Mann und Frau. Im Durchschnitt haben Frauen einen leichteren Körperbau, ihr Muskelapparat ist elastischer und dehnfähiger, und sie können in ihren Gelenken größere Bewegungsradien vollziehen, wodurch sie im Allgemeinen von einer besseren Beweglichkeit profitieren. Das kommt Frauen vor allem in Sportarten wie zum Beispiel Turnen und Voltigieren zugute. Durch ihre meist geringere Größe liegt auch ihr Körperschwerpunkt tiefer, was ihnen zu einem besseren Gleichgewichtsgefühl verhilft. Frauen sind also viel beweglicher und koordinativ leistungsfähiger als Männer!

Das breitere Becken der Frauen und die in der Regel vorhandene X-Achse der Kniegelenke führen hingegen dazu, dass die Füße und Oberschenkel vermehrt nach innen zeigen, wodurch sie anfälliger für Kniescheibenbeschwerden sind. Gerade beim Joggen sieht man immer wieder Frauen, die mit X-Beinen laufen.

Interessant sind allerdings auch geschlechtsspezifische Unterschiede auf kognitiver Ebene: So haben Untersuchungen ergeben, dass Frauen in der Regel bessere verbale Fähigkeiten und eine höhere Wahrnehmungsgeschwindigkeit haben sowie in den feinmotorischen Fähigkeiten überlegen sind. Jedoch scheinen diese Eigenschaften zyklusabhängig zu sein. Männer hingegen schneiden besser bei mathematischen und räumlichen Aufgaben ab und zeigen im Allgemeinen in grobmotorischen Tests bessere Resultate.

FAZIT: Sportliche Leistungen von Männern und Frauen sind einfach unterschiedlich und daher eigentlich gar nicht objektiv miteinander vergleichbar – ähnlich wie Begabungen für einzelne Disziplinen. Britische Wissenschaftler haben jedoch eine absurd klingende Prophezeiung verlauten lassen: Da die Rekordergebnisse bei Frauen über 100 Meter Sprint deutlich schneller abnehmen als die der Männer, müssten die Frauen laut den Berechnungen in 152 Jahren den Männern mit einem Vorsprung von 8,079 Sekunden gegenüber 8,098 Sekunden buchstäblich davonrennen ... Daran ist zu erkennen, dass sich Männer und Frauen in ihren Leistungen immer mehr angleichen. Bei sportlichen Aktivitäten allerdings, in denen es auf Beweglichkeit und Koordination ankommt, sind Frauen Männern deutlich überlegen. Dicke Muskeln sind eben auch im Sport nicht alles!

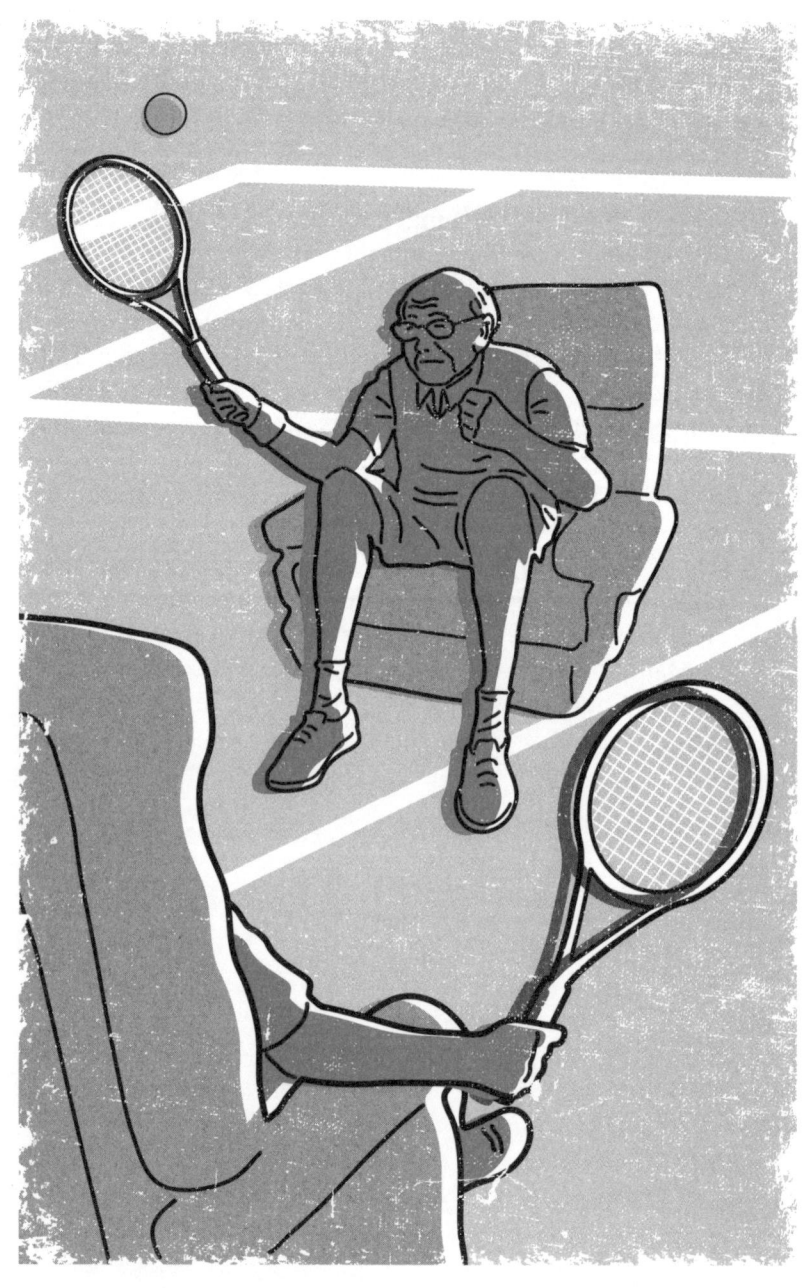

38. IM ALTER SPORT NUR NOCH IM SCHONGANG

Erst kürzlich unterhielt ich mich mit Studierenden, als ein Senior mit einem »Affenzahn« an uns vorbeilief. Der Schweiß lief ihm in Strömen herunter, und selbst jugendliche Läufer hätten bei so einem Tempo kaum Chance gehabt mitzuhalten. »Das kann doch wohl nicht richtig sein!«, lautete die einhellige Meinung der Studenten. Je älter man wird, umso weniger intensiv darf man trainieren. Alles nur noch langsam, kontrolliert und niedrig dosiert. So steht es schließlich auch in den meisten Lehrbüchern. Und viele »Alte« stürzen schneller, sind verletzungsanfälliger und vor allem nicht mehr so belastbar. Im Alter also nur noch Sport im Schongang, lautet die Devise!

Mit zunehmendem Alter fallen körperliche Aktivitäten immer schwerer. Wissenschaftler sprechen im Durchschnitt von zehn Prozent Leistungsnachlass pro Dekade, was die körperlichen Fähigkeiten anbelangt. Doch das muss nicht sein, wenn wir uns die »fitten Alten« anschauen. Diese Zahlen gelten nur für Inaktive und haben mit den sportlichen Senioren gar nichts zu tun.

Beispiel Muskeln: Werden wir inaktiv, so bauen sich unsere Muskeln kontinuierlich ab – getreu dem Motto: Was nicht genutzt wird, wird auch nicht gebraucht und somit nach und nach abgebaut. Unsere Muskeln wissen jedoch gar nicht, wie alt wir sind. Sie besitzen keine biologische Uhr und erneuern sich alle 15 Jahre vollständig. Ihre Muskeln sind also immer noch recht jugendlich. Und das sollten Sie nutzen. Denn innerhalb von zwölf Monaten können Sie in jedem Alter Ihre Muskelkraft um mehr als 100 Prozent steigern. Dadurch wächst nicht nur Ihre Leistungsfähigkeit insgesamt, sondern vor allem die Mobilität, wodurch eine Selbstständigkeit im höheren Alter viel länger erhalten werden kann.

Aber das geht natürlich nicht ohne Aufwand und schon gar nicht im Schongang. Je älter Sie werden, umso wichtiger ist es, an sich zu arbeiten, und umso mehr müssen Sie tun. Den Erfolg macht nämlich nur die Dauerhaftigkeit. Morgens täglich zehn Minuten Gymnastik reichen Anfängern aus, um den Muskeln einen erhaltenden oder sogar aufbauenden Reiz zu verpassen. Trainierte brauchen auch im Alter höhere Reize. Ein regelmäßiges Kräftigungstraining wirkt sich dabei nicht nur positiv auf die Zunahme Ihrer Leistungsfähigkeit aus, die sich vielleicht dadurch ausdrückt, dass Sie die vielen Treppenstufen zu Ihrer Wohnung wieder leichter meistern können. Es schützt auch Ihr Knochengerüst vor vorzeitigem Abbau, der sogenannten Osteoporose, und einer damit verbundenen Gefahr von Knochenbrüchen, wie etwa Oberschenkelhalsbrüchen oder Wirbelbrüchen. Gewichtsbelastende körperliche Aktivitäten, worunter auch Alltagsaktivitäten wie Putzen, Heben oder das Tragen von Einkäufen zählen, haben einen stimulierenden Effekt auf den Knochenbau, denn die Gesamtkraft, die auf einen bestimmten Skelettabschnitt wirkt, setzt sich auch aus den inneren Kräften, das heißt der Anzahl Ihrer Muskelkontraktionen, zusammen. So ist nicht nur die Dauer, sondern auch die Häufigkeit der Übungen in Kombination mit einer gewissen Intensität verantwortlich für Höhe der Wirkung.

ABER AUCH DIE AUSDAUER IST WICHTIG!

Lang andauernde, wenig intensive Belastungen wie die klassischen Ausdauersportarten Spazierengehen, Walken, Radfahren und Schwimmen haben zwar ihre Berechtigung und Sinnhaftigkeit im Alter, müssen sich jedoch mit intensiveren Einheiten wie einem Muskeltraining abwechseln. Ein strammer Spaziergang ist der beste Garant dafür, dass Sie lange fit bleiben. Neben den wiederholt erwiesenen positiven Effekten auf das Herz-Kreislauf-System profitiert auch Ihr Gehirn davon. Schließlich wird Sauerstoff in die Gehirnzellen geschafft, und neue Nervenzellen bilden sich aus. Bewegung macht also nicht nur frisch – Bewegung macht auch schlau (siehe auch Kapitel 11, »Ausdauertraining ist gesünder als Krafttraining«). In einer kalifornischen Studie, bei der Mediziner über einen Zeitraum von 21 Jahren 500 Jogger im Alter von 50 Jahren oder älter (bei Studienbeginn) begleiteten, wurde festgestellt, dass die aktiveren Teilnehmer der Untersuchung auch im Alter von 70 oder sogar 80 Jahren wesentlich geringere körperliche Beschwerden hatten als die weniger aktive Vergleichsgruppe. Obwohl auch bei der aktiven Gruppe die Beschwerden innerhalb der zwei Jahrzehnte zunahmen, stellten sich diese bei den Joggern im Vergleich zu den Sportabstinenzlern erst rund 16 Jahre später ein. Zur Verblüffung der Forscher zeigte sich darüber hinaus, dass die Läufer auch später verstarben als die Teilnehmer der Vergleichsgruppe: Von den Nicht-Läufern waren nach 19 Jahren 34 Prozent verstorben, wohingegen es bei den Läufern lediglich 15 Prozent waren. So nahm bei den Läufern vor allem die Anzahl an Herz-Kreislauf-Erkrankungen, aber auch an Krebserkrankungen, neurologischen Erkrankungen und Infektionen deutlich ab. Der vermeintliche Irrglaube hingegen, dass ältere Läufer eher zu orthopädischen Erkrankungen wie Arthrose neigen und damit häufiger einen Kniegelenkersatz benötigen würden, konnte bisher durch keine Studie belegt werden.

WEITERE SPORTARTEN

Nicht nur klassische Gymnastik und Ausdauersport zeigen wirkungsvolle Effekte im Alter. Auch bei anderen Sportarten wie etwa dem Tanzen konnten Wissenschaftler herausfinden, dass sie viele wichtige koordinative Fähigkeiten schulen. Beim Tanzen verbesserten sich zum Beispiel die Gleichgewichtsfähigkeit, das Tastempfinden wie auch die Konzentrations- und Denkleistungen. Gerade das Training des Gleichgewichts nimmt im Alter einen besonders hohen Stellenwert ein, da es wesentlich zur Verminderung der Sturzgefahr beiträgt. Aus diesem Grund sind bereits einige Projekte angelaufen, die besonders allein lebende Senioren mit zusätzlichen Gangunsicherheiten ansprechen sollen. Nach Angaben der Ärztekammer Nordrhein kann man davon ausgehen, dass hierzulande pro Jahr etwa die Hälfte der über Achtzigjährigen, die zu Hause leben, stürzen. In etwa fünf von 100 Fällen tragen die Personen Knochenbrüche davon. Dabei kann das Sturzrisiko durch eine Verbesserung der Kraft- und Gleichgewichtsfähigkeit bereits um 25 Prozent reduziert werden.

SO FANGEN SIE AN

Die gute Nachricht: Es ist nie zu spät, mit dem Sport zu beginnen! So lassen sich noch in jedem Alter Trainingserfolge und Fortschritte festmachen. Allerdings sollte vor dem Beginn des Trainings eine ärztliche Eignungsprüfung erfolgen, um mögliche Risiken für das Herz-Kreislauf-System abzuklären. Zum Einstieg eignen sich vor allem Spazierengehen, Walken, Wandern, Joggen (sofern nicht bereits ernsthafte Gelenkbeschwerden vorliegen), Radfahren, Tanzen oder auch Schwimmen. Sollten Sie zunächst Schwierigkeiten haben, eine bestimmte Strecke zu absolvieren, so können Sie die Strecke auch in mehrere kleine Einheiten unterteilen und zwischendurch einfach ein bis zwei Minuten langsam weitergehen. Steigern Sie die Strecke langsam, bis Sie in der Lage sind, etwa 30 Minuten am Stück zu bewältigen. Achten Sie jedoch darauf, dass Sie sich während des Gehens oder Laufens noch unterhalten könnten. So wird sichergestellt, dass Ihre Muskulatur mit ausreichend Sauerstoff versorgt wird und sich zahlreiche Gesundheitseffekte (wie zum Beispiel die Reduktion des Gesamtcholesterins, Regulation des Blutdruckes, bessere Durchblutung des gesamten Organismus und eine ökonomischere Herz-Kreislauf-Tätigkeit) einstellen können.

Für das Training der Muskulatur wird hingegen empfohlen, sich auf alle Fälle fachmännisch anleiten zu lassen – zumindest bis die Übungen selbstständig und sauber in ihrer Ausführung beherrscht werden. Versuchen Sie, wenn möglich, zweimal die Woche Muskeltraining und mindestens viermal die Woche über eine halbe Stunde eine Ausdaueraktivität am besten an der frischen Luft durchzuführen.

FAZIT: »Je oller, je doller!« – So sollte es eigentlich korrekt heißen. Denn gerade mit zunehmendem Alter muss man immer mehr tun, um seine »jugendliche« Leistungsfähigkeit zu erhalten. Alles im Schongang und immer nur niedrige Belastungen sind der gänzlich falsche Weg. Da sich (fast) all unsere Körperzellen ständig erneuern, können Sie Ihrem Organismus und besonders auch den Muskeln regelmäßig neue Aufgaben stellen.

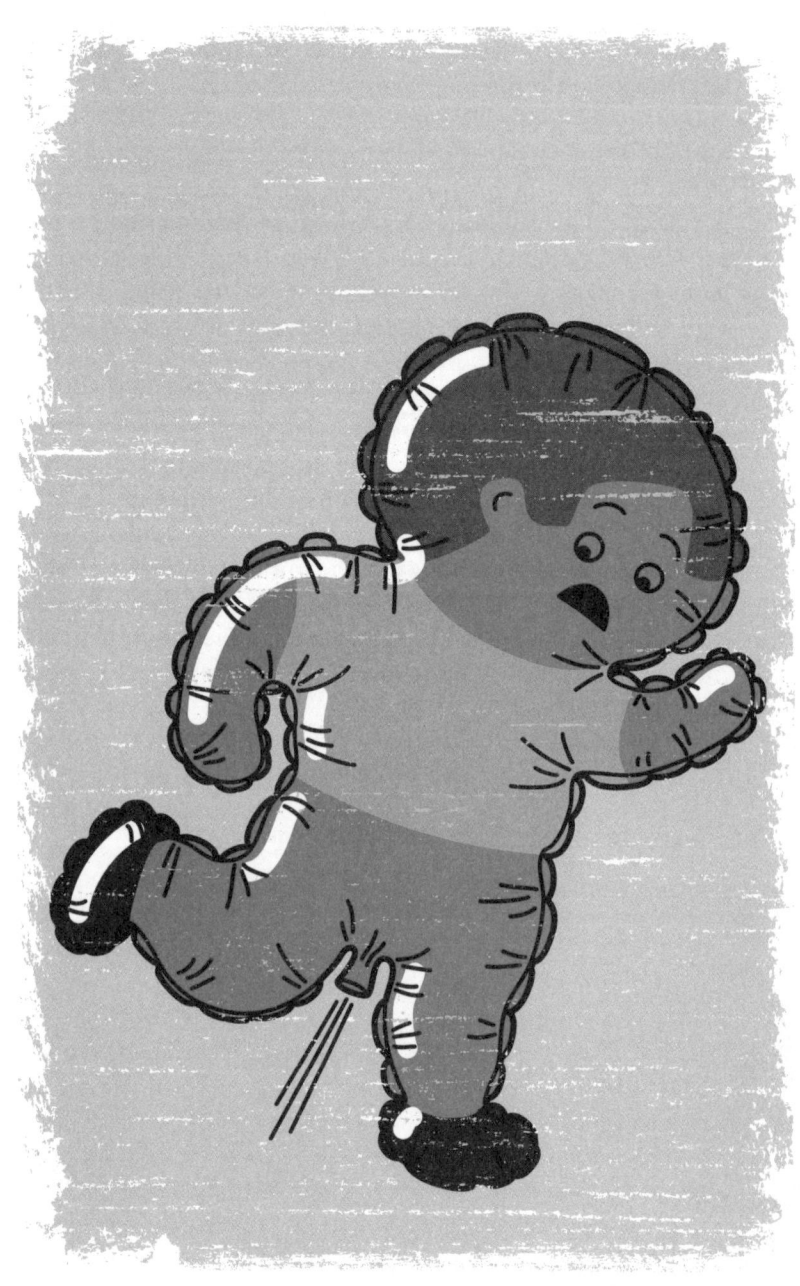

39. SEX MACHT SPORTLER SCHLAPP

? »Kondommangel im olympischen Dorf«, lautete eine der Top-Schlagzeilen bei den Olympischen Sommerspielen von Sydney im Jahr 2000. Glaubt man den Athleten, so gilt das Motto »Dabei sein ist alles« auch für den Kontakt untereinander. Kein Wunder, denn Sportler sind nach Untersuchungen aus Amerika sexuell aktiver und haben ein Drittel mehr Sex als Sportmuffel. Sport kurbelt die sexuelle Leistungsfähigkeit an und steigert damit das Vergnügen am Sex. Zusätzlich bestätigten nicht nur italienische Wissenschaftler: Gerade bei Männern steigt durch sexuelle Aktivität der Testosteronspiegel und weckt den Wunsch nach mehr. Kein Wunder also, dass Sportler von ihren Trainern vor sportlichen Auseinandersetzungen häufig den Befehl bekommen: Kein Sex vor dem Wettkampf! Auch die Bundestrainer der deutschen Fußballnationalmannschaft Sepp Herberger und Helmut Schön hielten ihre Spieler vor wichtigen Spielen unter Verschluss. Herberger empfahl seinen Jungs zur Ablenkung sogar ein Extra-Kopfball-Training, wenn sie sexuelle Bedürfnisse verspürten. Sex vor dem Wettkampf macht nämlich schlapp und vermindert die Leistungsfähigkeit.

»Sex vor dem Spiel lehne ich strikt ab. Schließlich teile ich vor den Spielen immer das Zimmer mit Salou.« Dieses nette Zitat von Jan Aage Fjörtoft, einem norwegischen Stürmer einst aus den Reihen von Eintracht Frankfurt, macht deutlich: Natürlich spielt zumindest der Gedanke an Sex auch bei Sportlern eine große Rolle. Nur sollte es doch der richtige Partner oder im Falle des norwegischen Witzbolds die richtige Partnerin sein.

Auch die Praxis selbst ist gar nicht so schlimm, wie manch ein besorgter Trainer immer noch denken mag. Nach neuesten wissenschaftlichen Erkenntnissen hat Sex vor dem Wettkampf nämlich vorwiegend positive Effekte auf die Leistungsfähigkeit der Sportler. So erkannte Dr. Ian Shrirer, Präsident der kanadischen Akademie für Sportmedizin, dass die körperliche Bettertüchtigung in der Nacht vor dem Wettkampf nicht die Körperfunktionen beeinflusst, sondern eher beruhigt und Aggressionen abbaut. Neben der physischen Leistungsfähigkeit ist nämlich bei vielen Disziplinen die Konzentrationsfähigkeit der Sportler sehr wichtig. Bei Zielsportarten wie zum Beispiel Schießsport, Bogenschießen, Snooker oder Curling ist ein ruhiges Händchen gefragt. Hier kann die sexuelle Entspannung im Vorfeld gute Dienste leisten. Das gilt aber auch für zu aggressive Sportler, die Gefahr laufen, übermotiviert in den Wettkampf zu gehen. Etwas anders sieht es aus, wenn man über Sprintdisziplinen oder Kampfsportarten redet. Während des Liebesaktes wird bei Männern nämlich das Hormon Testosteron abgebaut, das auch für die Aggressivität des Menschen zuständig ist. Dies könnte durchaus eine Minderung der Wettkampfleistung für männliche Athleten bedeuten. Für Schnellkraft-Sportler mag es sich also eher empfehlen, kurz vor dem Wettkampf enthaltsam zu sein, um den Testosteronspiegel hochzuhalten. Das gleiche Prinzip wird übrigens auch unter Bodybuildern angewandt. Um eine natürliche und unschädliche Konzentration von Testosteron vor Wettkämpfen aufzubauen, verzichtet »Mann« zwei Wochen und länger auf Orgasmen, stimuliert sich aber mehrmals bis kurz vor die Ejakulation. Diese Praktik, umgangssprachlich auch »Anwixen« genannt, braucht allerdings viel Willenskraft, und der Nutzen ist ebenfalls umstritten.

Da haben es die Frauen schon besser, glaubt man einem israelischen Mannschaftsarzt, der das Olympia-Team 2000 in Sydney betreute. Er fand heraus, dass Frauen, die in der Nacht vor dem Wettkampf einen Orgasmus hatten, schneller liefen und sprangen als sonst. Frauen scheinen in dieser Hinsicht anders zu funktionieren als Männer. In der Tat produzieren Frauen beim Sex Testosteron und werden dadurch aggressiver. Der Geschlechtsverkehr verändert also vor allem unseren Hormonhaushalt. Es kommt außerdem zu einer vermehrten Ausschüttung der stimmungsaufhellenden Glückshormone Endorphin und Dopamin. Sie heben die Laune, sorgen für Entspannung und lassen die Aufregung verschwinden. Liegt dagegen ein Mangel an diesen Hormonen vor, können sogar Depressionen auftreten. Sex hat also auch einen antidepressiven Charakter, erhöht die Stimmung, kann zusätzlich akute und chronische Schmerzen lindern und das Immunsystem stärken. Und: Laut einer Studie der Universitätsklinik Genf bleiben die beim Sex produzierten Hormone maximal zehn Stunden im Körper. So kann ein Wettkampf am Nachmittag »danach« ohne wesentlichen Einfluss stattfinden.

Es scheint also insgesamt eher positiv zu sein, sich des Nachts noch zu »entspannen«. Von 2.000 befragten Teilnehmern am London Marathon waren die am Vorabend sexuell aktiven Läufer im Schnitt fünf Minuten schneller als die enthaltsamen.

Einen Aspekt aber haben wir noch vergessen. Sex bedeutet nicht nur Vergnügen, sondern auch körperliche Beanspruchung. Grundsätzlich erhöht sich dabei die Stoffwechselaktivität, erkennbar an einem Anstieg der Körperkerntemperatur, der Herzfrequenz, des Blutdrucks und der Atmung. Der Energieumsatz beim Sex liegt durch den erhöhten Stoffwechsel bei circa 150 bis 200 Kalorien. Die Auswirkungen dieses Energieverlustes sind allerdings nicht als leistungsmindernd zu bewerten. Dennoch sollte das Liebesspiel am Vorabend nicht übertrieben werden. Dann kann man die Turnübung im Bett vielleicht auch als eine letzte Trainingseinheit vor dem Wettkampf ansehen. Oder es halten wie der frühere Weltfußballer Ronaldo. Der schwörte am Tag vor einem wichtigen Spiel auf passiven Sex und entspannte so heftig beim Nichtstun.

Schlechte Nachrichten übrigens am Ende für alle Athleten, die am Abend vor dem Wettkampf zwar standfest sein wollen, aber nicht können. Angesichts einiger Indizien, dass Viagra und sein Wirkstoff Sildenafil wegen der gefäßerweiternden Wirkung durchaus dopingrelevant sein könnten, beobachtet die Welt Anti Doping Agentur die Entwicklung der »Einsätze«. Entspannungswillige Sportler müssen also in Zukunft vorsichtig sein.

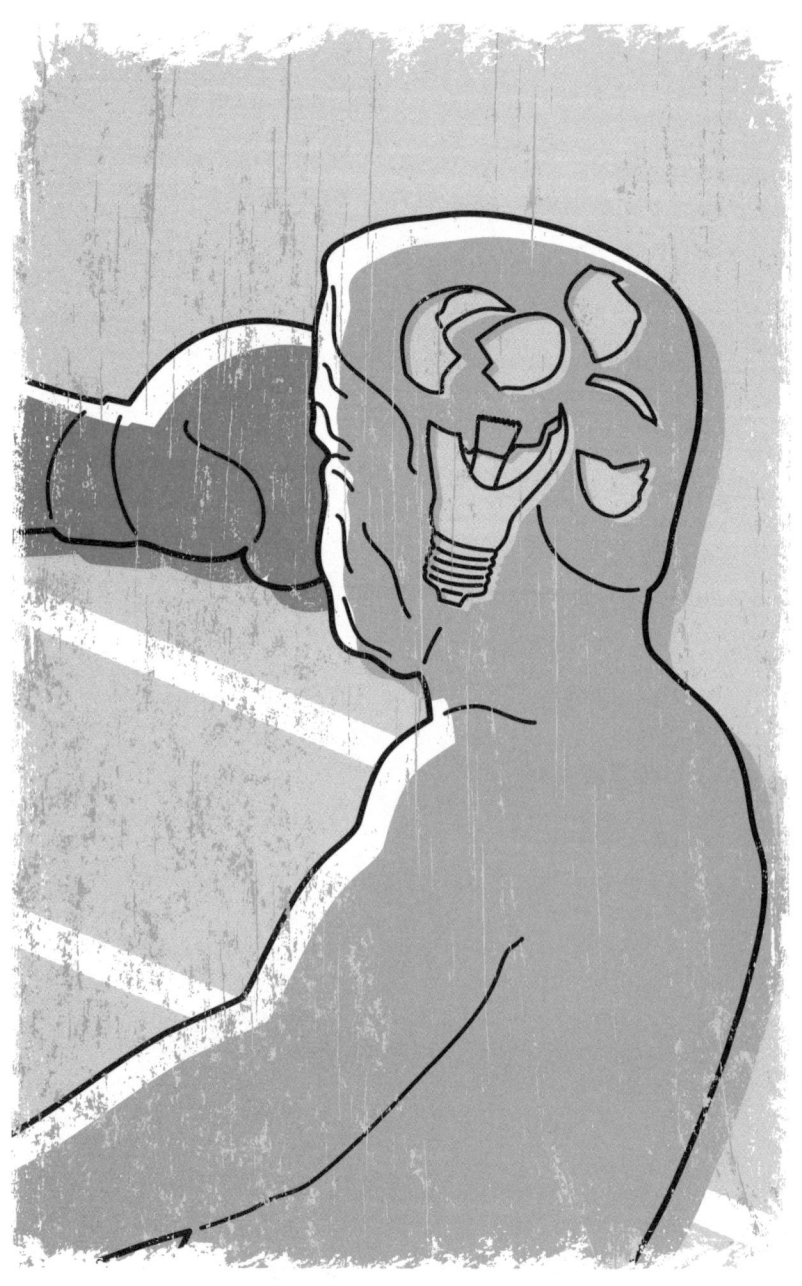

40. KOPFBÄLLE UND BOXEN MACHEN DUMM

? *Eine Universität in Kalifornien brachte es auf den Punkt. Kopfballstarke Fußballer sind im späteren Leben nicht die stärksten Denker. Und mehr noch: Auch das Reaktionsvermögen erlahmt aufgrund der starken Belastungen für Schädel und Hirn. Nicht nur Spötter behaupten, dass Probleme mit dem Denkvermögen auch schon viel früher eintreten können. Denn allein die Aussagen kopfballgewaltiger Stürmer während ihrer aktiven Laufbahn lassen tief blicken. So lobte das »Kopfballungeheuer« Horst Hrubesch sich und seinen Kollegen Manfred »Manni« Kaltz mit den Worten: »Manni Bananenflanke, ich Kopf, Tor«, beschwerte sich Toni Polster darüber, dass man »die Leute mit Tatsachen aufhetzt, die nicht der Wahrheit entsprechen«, sein Landsmann Hans Krankl forderte, man müsse unbedingt gewinnen, »alles andere sei primär«, und versprach Sean Dundee, er bleibe »auf jeden Fall wahrscheinlich beim KSC«. Oder wie würde Bruno Labbadia jetzt sagen: »Das wird alles von den Medien hochsterilisiert.« Nichts dergleichen. Betrachtet man das Parkinson-Schicksal von Muhammad Ali und die Aussage von Axel Schulz nach dessen katastrophaler Niederlage gegen Brian Minto 2006 (»Ick hab schön vorn Kopp jekriegt«), dann wird eindeutig bewiesen: Kopfbälle und auch Boxen machen doof!*

Betrachten wir als Erstes die Boxer. Ja, es stimmmt. Axel Schulz hat bei seinem Comeback-Boxkampf richtig Prügel bezogen. Inakzeptabel war sein Fitnesszustand, zu verlockend allerdings die 1,5 Millionen Euro als Entschädigung. Und es hätte schiefgehen können, denn nach dem Kampf wurde bei Schulz ein leichter Schlaganfall diagnostiziert; angeblich gab es schon zwei Monate vor dem Kampf einen ähnlichen Befund. Wahrscheinlich hätte Schulz gar nicht boxen dürfen, aber ist die Diagnose tatsächlich eine Folge des andauernden Faustkampfs? Wissenschaftler sind sich da gar nicht einig. Zum einen fand eine Studie der Universität Heidelberg im Rahmen einer Untersuchung an 42 Amateuren bei statistisch unbedeutenden drei Boxern sogenannte Punktblutungen im Hirngewebe, die als Vorläufer von Morbus Parkinson oder Demenz betrachtet werden können. Zum anderen zeigte eine Studie von Forschern der Universität Göteborg, dass selbst bei Amateurboxern die Rückenmarksflüssigkeit sieben bis zehn Tage nach einem Kampf erhöhte Werte von Substanzen enthielt, die auf Nervenverletzungen hinweisen. Dies sind besonders Eiweiße, die bei neuronalen und axonalen Störungen erhöht sind. Außerdem fanden Forscher ein weiteres Protein, das auf Schäden von Nervenzellen hinweist, und zwar besonders dann, wenn Boxer viele Schläge einstecken mussten. Neurologische Untersuchungen hatten bei den untersuchten Boxern keine Anzeichen auf Hirnverletzungen ergeben. Nicht gefunden wurden diese Proteine hingegen von denselben Forschern aus Göteborg bei Fußballern im Rückenmark, die zehn bis 20 Bälle volley mit dem Kopf annehmen mussten. Außer eventuell langfristig auftretenden Problemen im Halswirbelbereich diagnostizierten die Forscher keine Veränderungen. Der Grund: Beim Boxer wird offenbar beim Schlag mehr kinetische Energie auf den Kopf übertragen als beim Kopfball. Der Fußballer hat mehr Zeit, sich auf den Aufprall mit dem Ball vorzubereiten, sodass der Kopf besser stabilisiert wird.

Aber dennoch: Obwohl das Gehirn durch die Schädelknochen gut geschützt ist, dort sozusagen wie in einem Wasserbett schwimmt, wirken auf den Kopf und das Hirn Kräfte ein, die einem Gewicht von einer halben Tonne entsprechen. Eine Studie aus Holland schien also schon 1998 böse Vorahnungen zu bestätigen. Stellte sie doch an 53 Erstligaspielern fest: Regelmäßige Kopfbälle führen zu Gedächtnisstörungen, denn das Kurzzeitgedächtnis und die Konzentrationsfähigkeit waren schlechter als bei Vergleichspersonen. Ähnliches fand Andreas Schmid, damals noch Oberarzt für Sportmedizin der Universitätsklinik Freiburg, heraus. Anhand von neurologischen Tests mit »Vielköpfern« ermittelte er, dass »Kopfbälle über einen längeren Zeitraum zu messbaren Funktionsveränderungen im Gehirn« führen können. Kopfbälle würden also auf Dauer die Gehirnleistung verändern. Allerdings schränkte Schmid ein, die Kraft, die auf den Kopf einwirke, sei nicht so groß, dass man akute Verletzungen erwarten müsse. Denn bei einem anderen Test diagnostizierte man bei Männern und Frauen keine großen Veränderungen in puncto Merkfähigkeit, Denkgeschwindigkeit und Erinnerungsvermögen, sondern lediglich Symptome einer leichten Gehirnerschütterung. Darüber klagen die Top-Fußballer mit Kopfballwucht in der Regel aber nicht. Denn für den richtigen Umgang mit dem anfliegenden Ball gibt es Maßnahmen, jegliche Probleme mit dem Hirn zu vermeiden. So lässt sich durch richtige Technik, das Üben des Timings mit dem Ball und durch eine Stärkung der Schulter-Rücken- und Nackenmuskulatur das Risiko stark vermindern, sodass die Bemerkung »Kopfbälle machen dumm« der Vergangenheit angehören sollte.

Ähnliches gilt für das Boxen. Vielleicht setzt sich auch im Profibereich demnächst der Kopfschutz durch, wie im Amateursport vorgeschrieben. Aber auch der scheint kein Garant für die Gesundheit zu sein. Schwedische Forscher der Universität Göteborg konnten nachweisen, dass auch bei Amateurboxern nach Kopftreffern Veränderungen im Gehirn eintreten, die auf eine Zerstörung von Nervenzellen hindeuten. Bei ersten Untersuchungen nach einem Kampf waren die

Werte eines Proteins signifikant erhöht, was auf Schäden im Bereich der Nervenzellen und des umliegenden Gewebes im Gehirn hindeutet. Zudem fanden die Wissenschaftler einen Zusammenhang zwischen Zahl und Härte der Kopftreffer. Je öfter der Boxer sehr harte Kopftreffer »einstecken« musste, umso höher war auch die Menge des gefundenen Proteins.

Entscheidend sind also der Fitnesszustand des Boxers, die Technik und Fähigkeit zur Antizipation und, vielleicht am bedeutendsten, die Verantwortung der Trainer, einen Kampf vorzeitig zu beenden, sowie die Beurteilungsfähigkeit, wann der richtige Zeitpunkt ist, seine Karriere zu beenden.

So ganz nebenbei haben übrigens Rudi Völler und Oliver Bierhoff jede Menge Kopfbälle fabriziert und sind heute intelligent und erfolgreich im Fußballmanagement unterwegs, macht ein Henry Maske auf dem diplomatischen Parkett eine eloquente Figur – und wurde nicht Max Schmeling gesprächig und charmant über neunzig Jahre alt? Sie sehen: Man wird also auch durch Kopfbälle oder Boxen nicht automatisch dumm.

TOP-MYTHEN ZU CHOLESTERIN

Cholesterin ist ein fester und unentbehrlicher Bestandteil jeder einzelnen Körperzelle. Organe wie das Herz enthalten Cholesterin, die Nebenniere sogar zu 50 Prozent. Und so scheint dieser Stoff eben nicht der Hauptbösewicht in Sachen Herzinfarkt zu sein. So ließ sich in Untersuchungen beobachten, dass die Hälfte der Infarktopfer, die eine Verkalkung der Arterien aufwiesen, einen vollkommen unauffälligen Cholesterinwert hatten, ebenso viele Patienten mit hohen Cholesterinwerten aber keine Ablagerungen in den Gefäßen. Auch vermindert ein sinkender Cholesterinwert nicht die Gefäßverkalkung. Experten vermuten, dass Gefäße eine Vorschädigung brauchen, damit Blutfette zum Risiko werden können. Ein niedriger Cholesterinspiegel ist also keine Lebensversicherung, Ei, Sahne und Wurst zum Frühstück auch kein ernährungstechnisches Todesurteil. Es sei nicht belegt, so die Forscher, dass die Menge des Cholesterins, die wir mit der Nahrung zu uns nehmen, tatsächlich ursächlich verantwortlich ist für Erkrankungen. Vermutlich helfen zur Vorbeugung von Herz-Kreislauf-Erkrankungen nicht cholesterinfreie Produkte, sondern eher Gewichtsreduktion und viel Bewegung. Auch wenn es uns die Industrie anders erzählt. Über Ernährung bekommt man den Cholesterinspiegel nicht gesenkt. Studien sprechen von einem nur vierprozentigen Einfluss. Und dies lässt sich wahrlich vernachlässigen. Andererseits lässt er sich über »falsche« Ernährung aber auch nicht erhöhen. Das zeigen uns Daten von Naturvölkern, die dieses Problem gar nicht kennen. Etwas anderes scheint viel wichtiger zu sein, nämlich die Gene! Und die bekommt man auch mit Medikamenten und Ernährung nicht verändert.

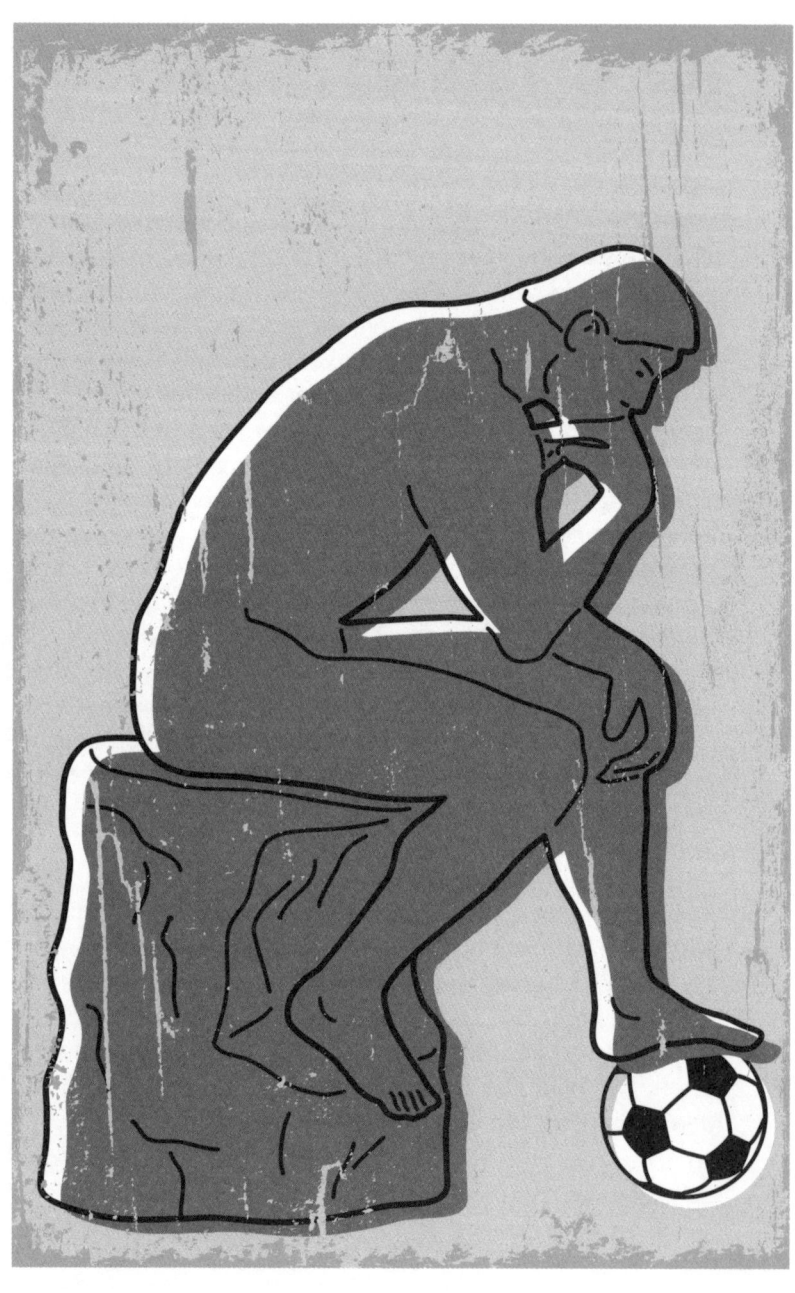

41. DUMM KICKT GUT

? Diesen Spruch, der von einem anderen weit verbreiteten Vorurteil abgewandelt wurde, würden wahrscheinlich die meisten von Ihnen sofort unterschreiben. So gibt es schließlich genügend Kickerweisheiten, die diesen Ausspruch eindrucksvoll bestätigen. Fußballfans freuen sich diebisch, wenn Nationalspieler Städte in Europa nicht eindeutig zuordnen können (»Mailand oder Madrid, Hauptsache Italien«, Andi Möller) oder bei Vertragsverhandlungen weniger statt mehr Geld einfordern (»Ein Drittel mehr Geld? Nee, ich will mindestens ein Viertel«, Horst Szymaniak). Für die meisten ist klar: Das lässt eindeutige Rückschlüsse auf die Intelligenz zu. Fußball ist eben ein Proletensport und so gesehen durchsetzt mit Kickern aus »bildungsfernen Schichten«. Da sind grammatikalisch und rechnerisch falsche Aussagen überhaupt kein Wunder, sondern eine zwangsläufige Folge mangelnden Schulbesuchs. Und überhaupt: Eine höhere Bildung hätte vermutlich fatale Folgen. So beschwerten sich schon vor langer Zeit Fußballtrainer, mehr als drei Studenten in der Mannschaft seien der Tod eines jeden Teams. Oder wie drückte es der Trainer Uwe Klimaschewski aus, als sein Team einmal eine bittere Niederlage hinnehmen musste? »Meine Spieler sind Intellektuelle, die haben Maos Tod in der letzten Woche noch nicht verkraftet.«

Wir Männer lachen zu Recht, wenn Thorsten Legat vor dem Spiel behauptet, die Chancen stehen 70 zu 50. Und natürlich ist es komisch, wenn derselbe Sportsfreund nicht glaubt, dass der Verein ihm »Steine in den Vertrag legt«.

Aber Frauen sind, und damit soll unsere Wahrheit beginnen, was Fußballer angeht, inzwischen ein echter Gradmesser. Laut Psychologenaussage hält fast jede zweite Frau die Kicker für attraktiv, und das wiederum stört jeden dritten Mann: Er ist genervt, dass seine Partnerin auf das Äußere schaut statt aufs Spiel. Meist geht es in der Beurteilung in erster Linie um optische Attribute, zum Beispiel um Real Madrids Christiano Ronaldo und seine zugegeben gut strukturierte Bauchmuskulatur. Erstaunlich in diesem Zusammenhang, wenn sich NDR-Kultmoderatorin Ina Müller um die geistige Beschaffenheit der Balltreter kümmert. Sie scheint vermeintlich unterbelichteten Fußballern wie den oben zitierten durchaus persönlich zugeneigt und widmete ihnen in ihrem Song »Dumm kickt gut« folgende Zeilen:

Ich bin umgeben von Intellektuellen,
die immer versuchen, sich dumm zu stellen.
Wo sind die einfachen Männer hin,
die schlichten Gemüter mit dem kräftigen Kinn,
etwas unterbelichtet, aber cool und so nett,
die nicht ganz so helle sind, aber recht gut im Bett.
Spielen die wirklich alle, spielen die wirklich alle Fußball?

Leider passt die aktuelle Lage nicht mehr zum Wunschmann von Frau Müller. Fußballer passen sich heute eher den eigenen Fans an, die wie zum Beispiel die Bewunderer der Hamburger Fußballkunst selbstbewusst singen: »Wir sind schlau, wir sind Fans des HSV.«

Na also. Dann auch die Spieler. Ein hoher Anteil, auch von Nationalspielern wie Lehmann, Ballack und Lahm, haben Abitur und sind damit anscheinend voll im Trend. So gab die Vereinigung der Vertragsfußballer (VdV) im Fachmagazin »Kicker« im Jahre 2006 im Rahmen eines Berichts über Abiturienten im Profifußball an, dass 58 Prozent ihrer Mitglieder Abitur oder Fachabitur haben und noch 32 Prozent die mittlere Reife.

Auch bei Amateurfußballern sieht das nicht anders aus. Unter 600 von der Universität Münster befragten Kickern hatten exakt 57 Prozent Abitur und 26,5 Prozent mittlere Reife. Interessant in diesem Zusammenhang: Es gibt eine signifikante Verbindung zwischen Bildungs- und Leistungsniveau. So nimmt die Zahl der Abiturienten von 77 Prozent in der Oberliga/Verbandsliga bis hin zu 46 Prozent in der Kreisliga ab, wobei von den Abiturienten über 25 Prozent Studenten sind, 12 Prozent Akademiker und fast 29 Prozent Angestellte. Auch Lernforscher bestätigen, dass Sportler, also auch Kicker, deutlich höhere Bildungsabschlüsse erzielen. So fördert Sport unter anderem Teamgeist, Disziplin, Durchhaltevermögen und Selbstbewusstsein. Alles Eigenschaften, die man auch in der Schule braucht, um erfolgreich zu sein. Dies würde Studien stützen, die behaupten, dass der Fußballer umso besser wird, je höher die Schulbildung ist. Guido Kellermann als Sozialwissenschaftler bestätigt dies: »Die Anforderungen an eine gymnasiale Karriere sind anders. Man lernt langfristig zu denken, was man auch im Sport braucht. Und man lernt, mit dem Konkurrenzdruck umzugehen. Je höher man kommt, desto weniger Plätze sind da.« Ähnlich sieht das auch Dr. Heiner Langenkamp, Sportpsychologe und unter anderem Betreuer der deutschen Leichtathleten bei der WM 2009 in Berlin. Es brauche eben bestimmte intellektuelle Fähigkeiten, um beispielsweise die Belohnung für harte und lange Trainingsarbeit vorauszusehen und trotz Rückschlägen weiterzumachen. Wer also nach zehn Jahren Rundenlaufen erstmals eine olympische Medaille in den Händen hält, hat einen langen sogenannten »Belohnungsaufschub« hinter sich. Das ist bei einer höheren Schullaufbahn ähnlich.

Die komplexen Spielsysteme im Fußball beinhalten heutzutage hohe Anforderungen an die Spieler, und abseits des Plat-

zes versorgt Bundestrainer Joachim Löw seine Spieler am
Abend schon mal mit einer Ethikvorlesung eines Philosophieprofessors. So geschehen vor dem Länderspiel gegen Südaf-
rika. Geistige Anregung, um flexibel zu bleiben, auch auf dem
Platz. Da ist, so Guido Kellermann, der Spieler heute ein
kreativer Positionsmanager. Ansonsten ist das mit dem Proletensport auch eher ein Märchen. Denn Fußball war nicht
nur in britischen Eliteschulen des 19. Jahrhunderts ein probates Mittel, aus der adeligen Jugend echte Führungspersönlichkeiten zu machen, sondern auch in Deutschland wurde
einst Fußball an Gymnasien als Erziehungsinstrument eingesetzt, um dem Sittenverfall des akademischen Nachwuch-
ses vorzubeugen. Danach blieb der Fußball lange eine bür-
gerliche Angelegenheit, gefördert und gespielt von
ehemaligen Gymnasiasten. Erst nach dem Krieg, mit dem
Phänomen der Industriegesellschaft, so der Soziologe Dr.
Guido Kellermann, wurde Fußball als Massenphänomen von
der arbeitenden Bevölkerung dominiert, hat aber seine Anhänger in den bürgerlichen Kreisen weiter behalten.

Noch einmal zurück zur Bildung. Die bisherigen Erkenntnisse bedeuten natürlich nicht automatisch, dass jeder gute
Fußballer in der Schule unbedingt eine Leuchte gewesen sein
muss. Auch Meistertrainer Ottmar Hitzfeld scheint das zu
bestätigen. Er sagt von sich, er sei nie der beste Schüler gewesen, es habe aber immer gereicht. Für ihn gibt es beim Fußball intelligente und weniger intelligente Menschen, wie im
richtigen Leben auch. Für den Erfolg auf dem Platz spielt das
sowieso eher eine untergeordnete Rolle. Da zählt unter anderem die Spielintelligenz, und die bemisst sich nicht an der
korrekten Nutzung der deutschen Sprache, sondern im Ide-
alfall an der Anzahl der geschossenen Tore. Für Lukas Podol-
ski, nach außen hin eher ein schlichtes Gemüt, ist die Gedankenlosigkeit fast ein Erfolgsrezept und wissenschaftlich
belegt. Sich bei einer Aktion im Fußball, besonders vor dem
Tor, zu viele Gedanken zu machen, wirkt sich oft kontrapro-

duktiv aus, verhindert oder behindert den Erfolg. Zielstrebige Gedankenlosigkeit also, ein Zeichen eines spielintelligenten Instinktfußballers, der in vielen Situationen »Entschlussfreudigkeit« zeigt. Der eine Weg zum Erfolg. Den anderen repräsentiert der Manager des deutschen Nationalteams, Oliver Bierhoff, der selbst in 70 Spielen im deutschen Dress 37 Tore erzielte und in Deutschland und Italien ein gefeierter Torjäger war. Er absolvierte nebenbei konsequent sein BWL-Studium und galt und gilt seither als ausgesprochen eloquent. Zwei Beispiele für Erfolg auf dem Platz mit unterschiedlichen Voraussetzungen.

Generell scheinen verschiedene Positionen im Spiel verschiedene Anforderungsprofile zu haben, fand eine sportwissenschaftliche Untersuchung der Universität Mainz heraus, die es sich zum Ziel setzte, Zusammenhänge zwischen Intelligenz und fußballerischer Klasse herzustellen. Spielmacher grübeln länger über Alternativen zu ihren Spielzügen als Instinktstürmer in Tornähe. Bedenkenträger schießen weniger Tore, so eine Erkenntnis. Gute Aktionen haben also weniger mit Intelligenz als mit Intuition und Auffassungsgabe zu tun. Das wusste man anscheinend schon 1958, als die Brasilianer ihre Mannschaft psychologisch untersuchen ließen. Weltklassespieler Garrincha wurde als debil eingestuft. Im Intelligenztest unterdurchschnittlich, hielt das ihn aber nicht davon ab, mit tollen Leistungen Brasilien zum Weltmeistertitel zu führen. Also doch: Dumm kickt gut? Ausnahmsweise schon.

Ansonsten aber gibt es einen eindeutigen Trend. Gute Bildung, so der ehemalige Hockey-Nationaltrainer Bernhard Peters, jetzt Sport- und Nachwuchsdirektor bei 1899 Hoffenheim, fördere strategisches Denken und die Fähigkeit zur Selbstreflexion, bilde Führungspersönlichkeiten aus und führe im Fußball Intelligenz, auch Bewegungsintelligenz, kognitive Intuition und Spielfreude zusammen. »Wer intellektuell gefordert ist, bildet Kompetenzen aus, die auch für den Fußball in Zukunft noch entscheidender werden. Was nicht heißt, dass auch Instinktfußballer weiter ihren Weg machen werden. Aber mit dem gegenseitigen Befruchten zwischen kognitiven und koordinativ-motorischen Beanspruchungen werden in Zukunft systematische Erfolge bei einzelnen Spielern erzielt werden können.«

Die Zukunft des Fußballs scheint also unaufhaltsam intelligent zu sein.

Schade nur für Frau Müller. So muss sie ihren Traummann doch woanders finden.

»Es ist immer ein schönes Gefühl, den Olli hinten drin zu haben.« (Sebastian Kehl, Abiturschnitt 2,4)

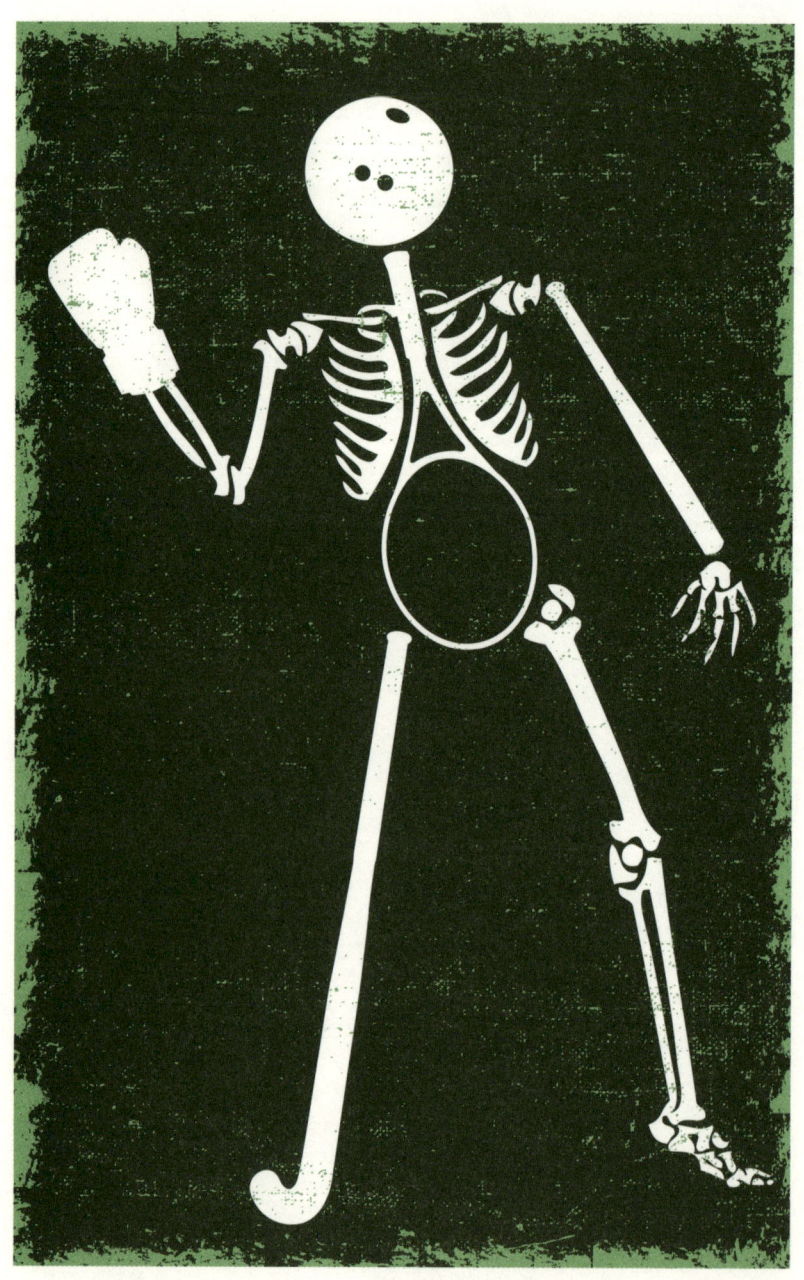

42. DAS SPIEL STECKT IN DEN KNOCHEN

Nach einem anstrengenden Fußballkick am Wochenende klagen nicht nur Hobbyfußballer häufig über Schmerzen. Alles tut weh, und nicht mal das normale Gehen will so recht funktionieren. Fragt man nach dem Grund wochenanfänglicher Wehleidigkeit, so lautet die Antwort folgerichtig: »Das schwere Spiel vom Sonntag steckt noch in den Knochen«, man schleppe seine müden Knochen nur von Stuhl zu Stuhl.

Unsere Knochen sind feste Strukturen, die in aller Regel in unserer Kindheit und Jugend fertig ausgebildet werden und sich im Alter nur noch langsam anpassen können. Menschliche Knochen sind so hart wie Granit und nicht weniger zugkräftig wie Gusseisen, und trotzdem wiegen sie nicht viel. Unser Skelett besteht aus etwa 206 Knochen und macht circa zwölf Prozent unseres Körpergewichts aus, was bei einem durchschnittlichen Mann von 1,75 Meter und 75 Kilogramm etwa 7 Kilogramm Knochenmasse bedeutet. Dieses Knochengewicht ist bei allen gleich, es gilt also bei Übergewicht nicht die Ausrede, man hätte eben »schwere Knochen«.

Knochen sind lebendige Substanz, nämlich Zellgewebe. In dieses Gewebe ist Calzium eingelagert, das den Knochen ihre hohe Festigkeit gibt, sodass sie die lebenswichtigen Körperorgane schützen und stabilisieren können. Der Knochen setzt sich zu 10 Prozent aus Wasser, zu 20 Prozent aus organischen Materialien und zu 70 Prozent aus anorganischen Stoffen zusammen. Und: Er kann tatsächlich schmerzen. Etwa ein Drittel aller Kinder zwischen drei und zwölf Jahren verspüren Wachstumsschmerzen, meist nachts, da in dieser Zeit kein Druck auf die Knochen ausgeübt wird. Außerdem können Knochen- und Gelenkentzündungen Beschwerden bereiten, ebenso bösartige Knochentumore.

Es gibt allerdings keine im Wortsinn »müden Knochen«; dennoch können gerade bei Leistungssportlern sogenannte Ermüdungsbrüche auftreten. Davon spricht man, wenn Knochen lang andauernd und ständig wiederholend falsch belastet werden. In diesen Fällen kann sich das Knochengewebe über einen längeren Zeitraum verändern und Risse und Spalten ausbilden. Deshalb wird der Ermüdungsbruch auch Dauerbruch genannt. Wird er frühzeitig erkannt, reicht meist eine vorübergehende Einstellung der sportlichen Aktivität. Dann kann sich der Knochen selbstständig regenerieren.

Im Fall unserer Kicker sind es aber nicht die Knochen, sondern vielmehr die Muskeln, die nach der Belastung schmerzen und so ihre Erschöpfung signalisieren.

Ist unsere Ausdauer gut trainiert, werden die Muskeln lange mit ausreichend Sauerstoff versorgt; man spricht hierbei von aerober Ausdauer. Strengen wir uns mehr an und belasten unser Herz-Kreislauf-System intensiver, ist unser Körper nicht mehr in der Lage, genügend Sauerstoff in die Muskulatur zu transportieren, und wir befinden uns im anaeroben Bereich. Bei dieser Form von Muskelarbeit wird Laktat gebildet, unsere Muskeln »übersäuern«. Je stärker und öfter wir diesen Prozess provozieren, desto erschöpfter fühlen wir uns. Die muskuläre Ermüdung provoziert eine Art »Schweregefühl« in der Muskulatur; so jedenfalls beschreiben Sporttreibende ihre Missempfindungen. Es gibt zwei Wege, um sich am nächsten Tag trotzdem »fit wie ein Turnschuh« zu fühlen. Zum einen kann man seine Ausdauerleistungsfähigkeit steigern, indem man regelmäßig trainiert. So passt man seinen Körper an die Belastungen an und zögert das Eintreten der Sauerstoffmangelversorgung heraus. Dies besorgen die Kraftwerke der Zellen, die Mitochondrien. Sie sorgen dafür, dass innerhalb unserer Skelettmuskulatur genügend Sauerstoff verteilt wird. Erhöht man also durch Ausdauertraining seine Mitochondrienzahl, entsteht eine bessere Sauerstoffversorgung, und man fühlt sich länger fit. Außerdem erreicht man durch regelmäßige Trainingseinheiten eine verbesserte Kapillarisierung der Muskulatur. Über die Kapillaren werden die Muskeln mit Sauerstoff aus dem Blut versorgt. Gibt es mehr Kapillaren auf einer Muskelfläche, wird das umliegende Gewebe besser mit Nährstoffen aus dem Blut versorgt. Zum anderen kann man auch »den Tag danach« zur verbesserten Regeneration nutzen. Entgegen der weit verbreiteten Meinung, »Ruhe sei die beste Erholung«, ist der »Sport nach dem Sport« oftmals die bessere Alternative. Ein lockeres Auslaufen oder Walken, Dehnen und trotz Muskelkater die Treppen statt den Aufzug zu nehmen, helfen dem Körper, sich besser zu erholen. Außerdem kann man mit Massagen, Saunabesuchen und geeigneter Ernährung seine Müdigkeit vertreiben. Auch sollte man nach sportlicher Anstrengung vor allem leicht verdauliche, kohlenhydrat- und flüssigkeitsreiche Kost zu sich nehmen, um die Energiespeicher wieder aufzufüllen. So wird das nächste Match zum Vergnügen, und das Spiel bleibt nicht »in den Kochen stecken«.

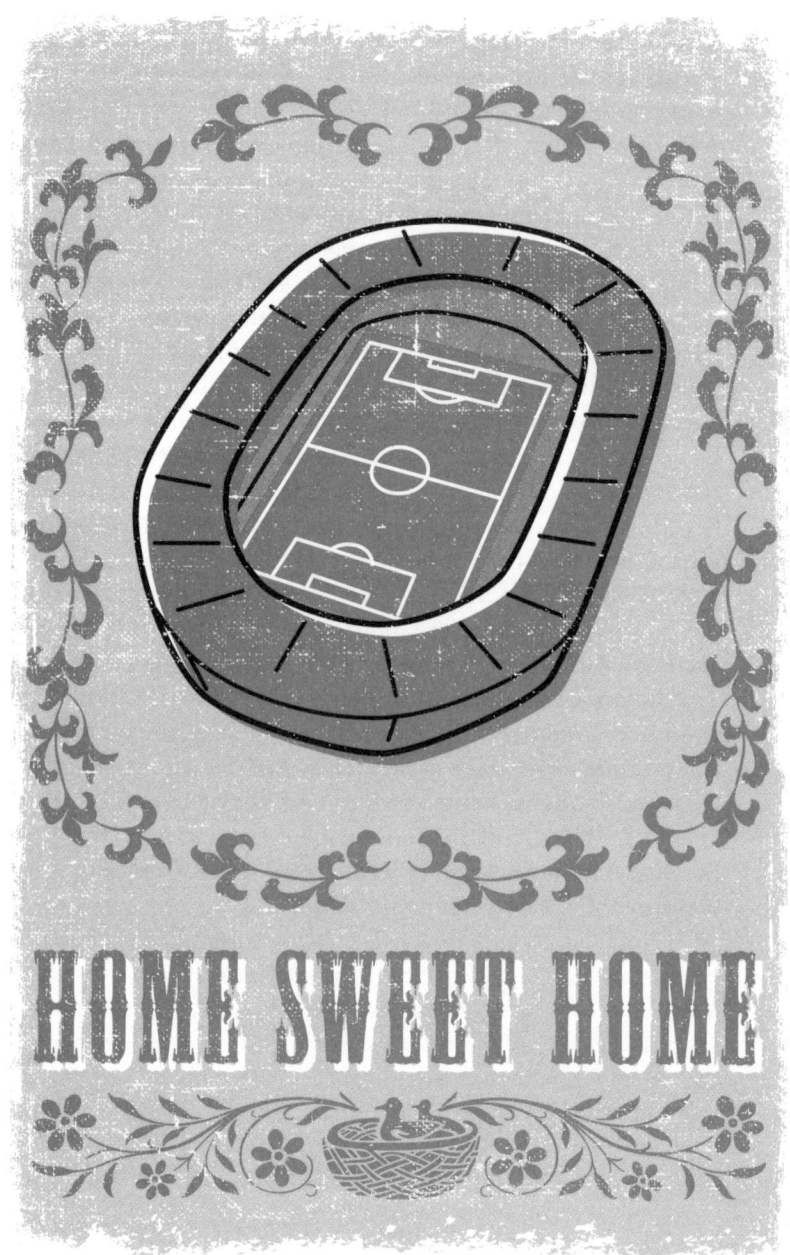

HOME SWEET HOME

43. IM FUSSBALL GILT DER HEIMVORTEIL

? *Gehen Sie gern zum Fußball? Auch wenn nicht, Sie kennen sicher Leute, die das tun. Bewaffnet nicht nur mit zahlreichen Fan-Utensilien, sondern auch mit jeder Menge Zuversicht, machen sie sich auf den Weg in das heimische Stadion. Schließlich will »Mann« und neuerdings immer öfter auch »Frau« den Lieblingsverein siegen sehen. Das ist aus Sicht der Fans völlig verständlich – wer erwartet schon eine Niederlage seines Teams? Doch im Fußball ist eben alles möglich, auch Niederlagen oder ein Unentschieden. Dieses fußballfantechnische Grauen ist beim Heimspiel aber im Regelfall auszuschließen. Denn so sorgen unter anderem schon die Fans dafür, dass er sich bewahrheitet, der Heimvorteil im Fußball. Unser Stadion, unser Verein, unsere Fans, was soll da schiefgehen? Daheim sind die Profiteams eine Macht. Beispiel gefällig? In der Meistersaison 2008/09 blieb der VfL Wolfsburg zu Hause ungeschlagen, 16 Siege, ein Unentschieden, schoss 51 Tore und kassierte nur 13. Ist das eine Bilanz! Aber eben dem Heimvorteil geschuldet. Denn in fremden Stadien schaffte der VfL Wolfsburg nur fünf Siege, fünf Unentschieden, kassierte sieben Niederlagen und schoss dabei nur 29 Tore. Eindrucksvoller kann man das nicht beweisen. Der Heimvorteil ist im Fußball eine feste Größe.*

Wir könnten es uns ja auch einfach machen. In derselben Bundesligasaison 08/09 schaffte Arminia Bielefeld zu Hause nur zwei Siege, acht Unentschieden und verlor sieben Spiele, schoss 16 Tore, sechs weniger, als sie in Auswärtsspielen erzielten. Und schon ist die Legende vom Heimvorteil zerstört. Natürlich gibt es auch einen Zusammenhang zwischen Spielstärke und Ergebnis. Schließlich stieg die Arminia am Ende der Saison als Tabellenletzter ab. Vielleicht aber wird es spannender, wenn man sich das Abschneiden von Borussia Dortmund anschaut. Die haben zwar wie Wolfsburg kein Heimspiel verloren, aber nur acht gewonnen, bei neun Unentschieden. Auch wenn es die Anhänger des Revierclubs vielleicht anders sehen: Ein durchgesetzter Heimvorteil ist etwas anderes. Schließlich könnte man behaupten, Borussia habe mehr Spiele nicht gewonnen als gewonnen. Vielleicht nicht ganz richtig, aber auch nicht wirklich falsch. Schaut man sich die Veröffentlichungen und Untersuchungen zum Thema Heimvorteil an, so erfährt man einiges über mögliche Gründe. So argumentiert der Evolutionsbiologe Nick Neave mit urzeitlichen Instinkten des Mannes. Die hätten nämlich Besitzansprüche und wollten sie auch verteidigen. Offenbar gilt es für Fans wie für Spieler des Heimteams, wenn sie nach Aussagen des Forschers das eigene Stadion als ihr Revier betrachten: »Wie andere Tiere, die ihr heimatliches Revier bewachen und beschützen, sind Fußballspieler energiegeladener, aktiver und selbstsicherer, wenn sie von auswärtigen Gruppen bedroht werden.« Festgemacht hat Neave diese These an der Konzentration von Testosteron im Blut der Spieler. Die war vor Heimspielen deutlich höher als bei Auswärtsspielen. Dieses aggressive Verhalten, sollte es tatsächlich existieren, könnte sich allerdings ins Gegenteil umkehren. Denn übermäßige Aggressivität sorgt nicht immer für eine flüssige Spielweise, sondern mitunter für rote Karten und aufgebrachte Fans. Und auch die können eine Rolle spielen beim Heimvorteil – oder in diesem Fall beim Heimnachteil. Denn glaubt man dem Sportpsychologen Strauß, so spielt die Heimmannschaft umso schwächer, je mehr Fans im Stadion sind. Viele Fans bedeuten mehr Druck, und der kann Niederlagen auslösen. Vor den gleichen Ball treten Wissenschaftler der Uni Münster: Der Gruppendruck der Zuschauer könne den Heimvorteil umkehren. Das musste zum Beispiel Borussia Dortmund erleben, als die Mannschaft zwei Spielzeiten lang vom heimischen Publikum bei Fehlpässen schon nach fünf Minuten ausgepfiffen wurde und von den Fans der legendären Südtribüne bei schwachem Spiel den Chor »So ein Tag, so wunderschön wie heute« serviert bekam. Die Folge: Heimspiele waren Zitterspiele mit einer völlig verunsicherten Mannschaft, Versagensängste gab es vermutlich schon vor dem Spiel. Der Einfluss des Publikums scheint also auch negativ gegeben zu sein.

Doch was ist ein möglicher Heimvorteil wert? Wissenschaftler der Technischen Universität Hannover rechneten aus, dass der Gastgeber eigentlich schon mit 0,6 Toren in Führung liegt, noch bevor das Spiel überhaupt angepfiffen wird. Grund sei das Heimpublikum. Am Beispiel Dortmund aber hat man gesehen, dass eine Mannschaft beim Heimspiel durchaus auch mit 0,6 Toren im Rückstand liegen kann. Natürlich vor dem Spiel.

Ansonsten gibt es viel Statistik, die wie immer einen großen Spielraum für Interpretationen lässt. So sollen, zählt man die Ergebnisse sämtlicher Bundesligaspiele von 1963 bis 2008 zusammen, immerhin 52 Prozent aller Bundesligapartien von den Heimmannschaften gewonnen worden sein und nur 22 Prozent von den Auswärtsmannschaften. Auf internationaler Ebene seien dagegen etwas mehr Auswärtssiege zu verzeichnen. Dabei schossen in 12.000 Bundesligapartien die Heimmannschaften im Schnitt 0,7 Tore mehr als in der Fremde.

Klingt erst einmal überzeugend. Doch die Diplom-Statistikerin Eva Heinrichs, selbst ein großer Fußballfan, legte zahlenmäßig noch einmal eine Schüppe drauf. Sie fütterte den Computer mit den Ergebnissen von 71.000 Spielen, unter anderem seit 1963 alle Spiele der Bundesliga und der Ersten Ligen in

Spanien, Italien und England. Dazu kamen die Spiele der Zweiten Liga seit 1974. Und hoppla, der Heimvorteil scheint doch ein Mythos geworden zu sein. Denn noch bis zur Saison 1987/88 gingen durchschnittlich 55,8 Prozent der Siege an die Heimteams; danach aber sank der Wert rapide ab, und zwar auf 47,8 Prozent. In der Saison 2006/07 wurde ein absoluter Tiefpunkt erreicht: Nur in 43,6 Prozent der Fälle siegte das Team, das im Stadion Heimrecht hatte. Die Tatsache, dass weniger als die Hälfte aller Spiele im heimischen Stadion noch gewonnen werden, ist für Heinrichs ein klares Indiz, dass vom Heimvorteil keine Rede mehr sein kann.

Sie werden sicher fragen: Und was ist mit dem VfL Wolfsburg, der, wie erwähnt, 16 Heimsiege und damit 94 Prozent einfahren konnte? Für die Statistikerin Heinrichs ist das ein deutliches Beispiel dafür, dass es natürlich immer noch Mannschaften gibt, die sehr heimstark sind. Sie redet schließlich von Durchschnittswerten:

Die Zahl der geschossenen Tore pro Spiel ist insgesamt gesunken, von dreieinhalb zu Beginn der Bundesliga auf durchschnittlich weniger als drei in den letzten Jahren. Gleichzeitig sank die Zahl der im heimischen Stadion erzielten Tore, während die der Auswärtsmannschaften konstant blieben. Auch bei den Ergebnissen zeigt sich durchschnittlich ein ähnliches Bild: weniger Heimsiege, dafür mehr Auswärtssiege und Unentschieden.

Und hier noch Borussia Dortmund in Prozentzahlen: 47 Prozent der Heimspiele gewonnen, 52 Prozent Unentschieden. Somit liegt Dortmund voll im Trend. Die Heimstärke definiert sich in diesem Fall nur über die nicht erlittenen Niederlagen. So gesehen ist dies vielleicht ein neuer Definitionsversuch.

Aber das sehen die Fans sicher anders. Denn wie immer bleibt Statistik ein Fall für die Interpretation. So oder so!

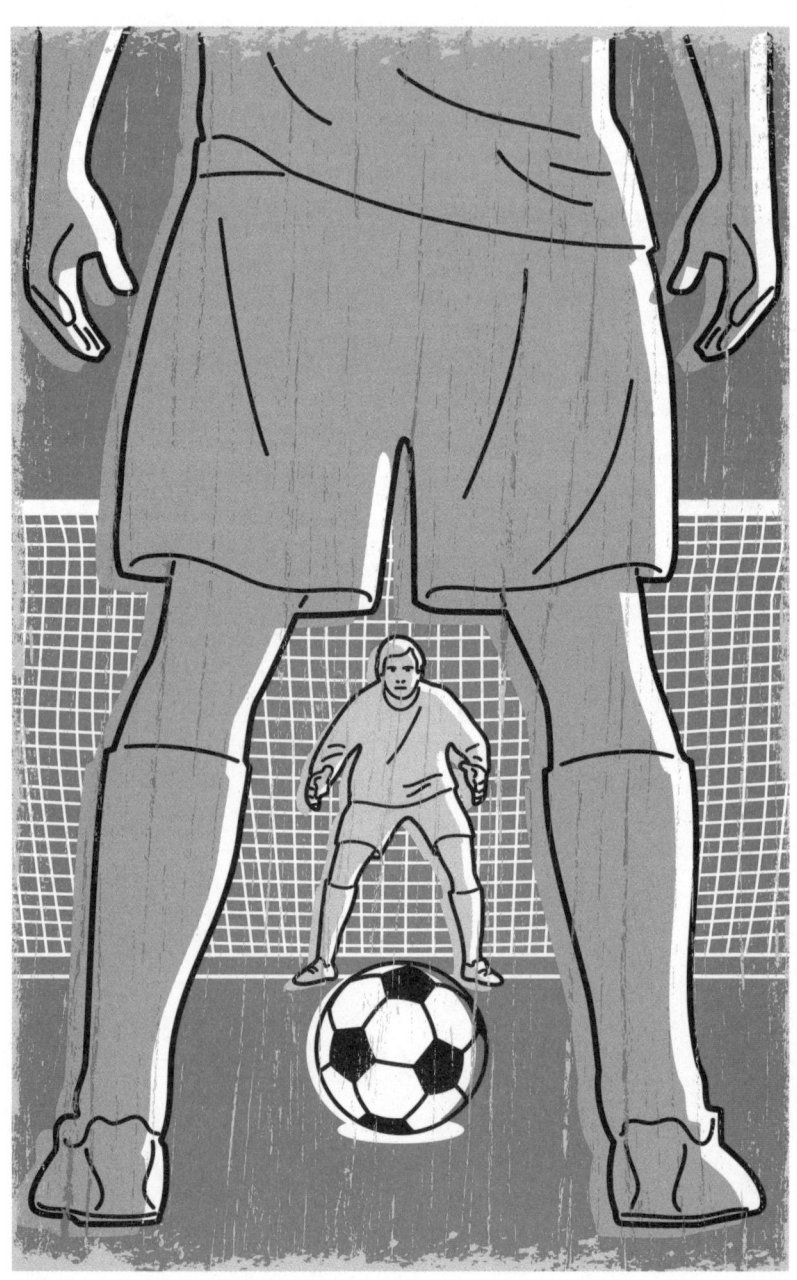

44. DER GEFOULTE SOLL NIE SELBER SCHIESSEN

? Es ist die 62. Minute im Spiel der englischen Meister-
schaft zwischen dem FC Fulham und dem FC Chelsea.
Zwar ist der Heimclub in der Tabelle einiges von den »Blues«
entfernt, aber das Spiel ist trotzdem spannend. Nicht nur,
weil diese Partie ein echtes Londoner Stadtderby ist, sondern
auch, weil es noch 1:1 steht. Das wäre ein schlechtes Ergebnis
für Chelsea, denn schließlich möchte man Kontakt halten
zur Tabellenspitze in der Premier League. Danny Murphy hat
Fulham in der 10. Minute in Führung gebracht, Kalou in der
54. Minute den Ausgleich erzielt. Und dann dies am 1. Januar
des Jahres 2008: Clint Dempsey foult Kapitän Michael Ballack
im Strafraum, der schnappt sich den Ball und vollendet eiskalt zum Endstand von 2:1. Anders als im Basketball, wo
gefoulte Spieler ihre Freiwürfe selber werfen müssen, hätte
Ballack dies nicht tun müssen. Mehr noch: Er widersetzte sich
einem im Fußball immer noch geltenden Gesetz. Deshalb
lautete auch zu Recht die Überschrift über der auf dieses Spiel
folgenden Agenturmeldung: Der Gefoulte soll ja eigentlich
nicht selber schießen! Und das stimmt auch. Denn dass Ballack traf, ist reines Glück. Das Risiko für Fehlschüsse ist nämlich bei Gefoulten ungleich höher.

Könnte ja sein! Der gefoulte Spieler ist emotional noch auf-
geladen, hat vielleicht Schmerzen, will Rache nehmen für das
Foul und am Ende der Held des Tages werden. Dies mag im
Einzelfall alles stimmen, ist aber leider nicht messbar. Sport-
psychologisch ist der Elfmeter zwar eine interessante Situa-

tion, aber weswegen der Ball am Ende im Netz liegt, ist dem Spieler, dem Trainer und den Fans dann doch egal. Hauptsache, er tut es. Und hierbei, so haben Wissenschaftler der Universität Halle Wittenberg errechnet, ist es völlig unerheblich, ob der Gefoulte oder ein anderer Spieler den Elfmeter schießt: Die Erfolgsquote liegt ähnlich hoch. Sie werteten 835 Foulelfmeter der Bundesliga-Statistik von August 1993 bis Februar 2005 aus, wovon 102 Strafstöße von den gefoulten Spielern selbst ausgeführt wurden. Das sind magere 12 Prozent, ein Beweis, dass die Regel scheinbar extrem verinnerlicht ist. Am Ende lag die Erfolgsquote bei diesen Spielern bei 73 Prozent, bei den nicht gefoulten Schützen bei 75 Prozent. Dieser Unterschied liege aber, so die Forscher, im Rahmen der zufälligen Schwankung und lasse nicht auf einen echten Effekt schließen. Im Fußball scheint also, entgegen der landläufigen Meinung von Trainern und Fans, der Zufall doch das Sagen zu haben.

Interessant ist in diesem Zusammenhang, wer von den Gefoulten antritt. Es sind nämlich häufiger jüngere und unerfahrene Spieler, die sich trauen, so wie einst Benny Lauth, der, obwohl er noch nie einen Bundesliga-Elfmeter geschossen hatte, sich den Ball schnappte und ihn in der 90. (!) Minute verwandelte. Man stelle sich vor, er hätte verschossen. Aber Profis besitzen anscheinend die Fähigkeit der »Selbstwirksamkeit«, sind in schwierigen Situationen also überzeugt davon, dass sie erfolgreich sind in dem, was sie tun. Das gilt zum Beispiel auch für den ehemaligen Nationalstürmer Michael Preetz. Der schoss in seiner Karriere fünf Elfmeter; in vier Fällen war er vorher gefoult worden. Ein anderes Beispiel sein nationaler Sturmkollege Ulf Kirsten: Der schien die alte Fußballerweisheit anscheinend so verinnerlicht zu haben, dass er nur Elfmeter schoss, wenn er nicht der Gefoulte war. Und sicher war er als Stürmer auch wegen seiner robusten Spielweise oft im Strafraum Opfer eines elfmeterreifen Fouls. Doch ob jung oder alt, den Torerfolg beeinflussen diese Fak-

toren nicht, ebenso wenig der Spielstand, die Spielminute
oder der Tabellenrang der Mannschaft.

Natürlich gibt es noch andere Zahlen. Verkürzt man zum
Beispiel den Untersuchungszeitraum um drei Jahre, betrachtet also nur die Ergebnisse bis 2003, dann verwandeln lediglich 71,3 Prozent der trotz Foul angetretenen Fußballprofis
den Elfmeter in ein Tor. In den Jahren 1993 bis 1998 hingegen
waren es 90 Prozent. So ist das mit der Statistik. Wobei wir
eine Einflussgröße noch nicht untersucht haben, die sich dem
Schützen beim Elfmeter direkt gegenüber befindet, nämlich
den Torwart. Die Wissenschaftler aus Jena stufen die Chance,
einen Elfmeter zu halten, genauso als Zufall ein, wie ihn zu
verwandeln. Den berühmten Elfmeterkiller gebe es nicht;
Bundesliga-Keeper seien in dieser Disziplin alle gleich gut
oder schlecht, wenn man den Zufall abrechne. So seien zwar
fünf gehaltene Elfmeter in Serie eine Erwähnung wert, doch
die vielleicht vorher nicht parierten sieben Strafstöße würden
gerne unterschlagen. Schließlich hat der Torwart im Prinzip
keine Chance, an den Ball zu kommen, wenn er sich nicht
schon vorher bewegt und der Spieler den Ball halbwegs gut,
also in die Ecken schießt. Denn ein Ball, der aus elf Metern
geschossen und dabei durchschnittlich etwa auf 100 Stun-
denkilometer beschleunigt wird, benötigt ungefähr 0,4 Sekunden bis zum Tor. Zieht man eine Reaktionszeit für den Torwart
von 0,2 Sekunden ab, so bleiben noch mal 0,2 Sekunden, um
den Ball abzuwehren. In dieser Zeit kann er eigentlich nur
mit den Beinen und Armen zucken, kommt aber in keine Ecke
des Tores mehr. Seine einzige Chance: sich eine Ecke auszu-
suchen und zu hoffen, dass sie stimmt. Wie bei Jens Lehmann
beim Elfmeterschießen im Viertelfinale der WM 2006 gegen
Argentinien. Er hielt zwei Elfmeter, weil er sich in die richtige
Ecke bewegt hatte; seinem argentinischen Torwartkollegen
gelang das nicht. Und dennoch waren die argentinischen
Strafstöße in einem Bereich, den Lehmann mit Spekulation
abdecken konnte. Schießt der Schütze platziert in die Ecken,

nützt auch das Spekulieren nicht mehr viel. Ein anderer Mythos, nämlich die Angst des Torwarts vor dem Elfmeter, scheint also eine Basis zu haben. Große Freude, wenn dennoch mal einer gehalten wird. Deshalb zum Abschluss die überraschende Rangliste der besten Torhüter in Elfmetersituationen, erstellt von der Technischen Universität Dortmund. Untersucht wurden alle Elfmeter seit der ersten Bundesliga-Saison:

1.   *Rudi Kargus*
2.   *Robert Enke*
3.   *Andreas Köpke*
4.   *Jean Marie Pfaff*

....

226.   *Oliver Kahn*
233.   *Jens Lehmann*
280.   *Walter Junghans*
281.   *(letzter Platz) Sepp Maier*

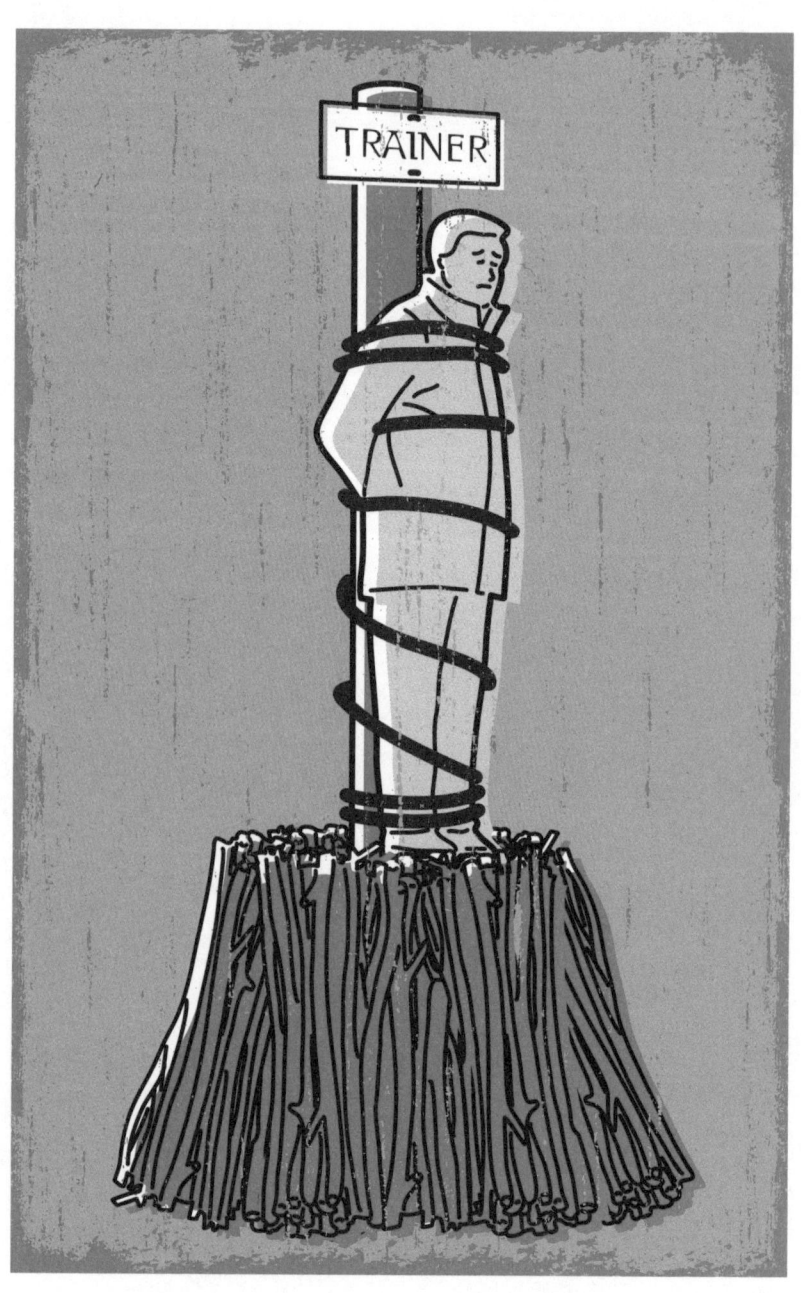

45. TRAINER-ENTLASSUNGEN RETTEN VOR DEM ABSTIEG

? *In bedrohlichen Phasen müssen Fußballvereine einen für die Trainer bitteren Weg gehen. Wenn das Abstiegsgespenst schon vor zwölf im Clubhaus sein Unwesen treibt, ist ein Opfergeschenk das Mittel der Wahl, um den Fußballgott zu besänftigen und die Leistungsfähigkeit der Belegschaft wiederherzustellen. Denn mit einem neuen Übungsleiter kehrt die längst verloren geglaubte Zuversicht zurück und damit auch der sportliche Erfolg.*

Michael Frontzek war solch ein Opfergeschenk, und zwar ein ziemlich kurioses. Denn dass ein Proficlub einen Spieltag vor Schluss den Trainer auswechselt, ist nicht unbedingt alltäglich. So geschehen aber bei Arminia Bielefeld am Ende der Saison 2008/2009 nach einem 0:6-Debakel bei Borussia Dortmund. Bielefeld stand danach auf dem 16. Rang und hatte mit einem eigenen Sieg im letzten Heimspiel gegen Hannover 96 das Ziel, diesen auch mindestens zu behalten, sodass im schlechtesten Fall ein Relegationsspiel nötig würde. Jörg Berger wurde schnell als »Retter« verpflichtet, also ein anerkannter Fachmann im Vertreiben von Abstiegsgespenstern. Die »Man in Black«-Mission endete für einen der bekanntesten deutschen Fußballlehrer allerdings schon nach wenigen Tagen. Denn die Arminia schaffte nur ein 2:2 und wurde so noch auf die rote Laterne geschoben. Platz 18, 28 Punkte, der Abstieg war perfekt, das Mittel der Entlassung unwirksam, das Ziel verfehlt. Jörg Berger reflektierte hinterher seine Mission und wusste ganz genau, dass es umso schwieriger ist, auf die Mannschaft Einfluss zu nehmen, je kürzer die Zeit ist. Was heißt aber in diesem Zusammenhang »Einfluss nehmen«? Dies könnte schließlich ein Effekt sein, der auf den neuen Trainer zurückzuführen ist. Der »Neue« kommt ohne Scheuklappen, ordnet die Hierarchie im Team neu, die Spieler selbst müssen sich wieder beweisen, zeigen sich engagierter und vielleicht auch selbstbewusster. Doch Arminia Bielefeld kannte vermutlich eine Studie der Universität Freiburg nicht. Die Forscher fanden heraus, was auch Berger spürte: je später in der Saison ein Trainerwechsel, desto unwahrscheinlicher die Rettungschancen. Nur knapp ein Drittel der Last-Minute-Wechsel führten schließlich zum Nichtabstieg. Und noch etwas erbrachte die Untersuchung von 209 vorzeitigen Trainerwechseln und Neueinstellungen. Zwar konnten 44 Prozent der Mannschaften, die den Trainer im Abstiegskampf wechselten, die Klasse halten. Doch exakt mit der gleichen Prozentzahl gelang das solchen Teams, die den Trainer nicht wechselten.

»Vorher verdrängt man das gern bei den betreffenden Klubs, nach dem Motto: Es sind noch genug Spiele, da kann noch einiges passieren. Wenn man unten drinsteckt, stehen auch etliche Existenzen auf dem Spiel. Vom Kapitän bis zum Mitarbeiter in der Geschäftsstelle zittern die Betroffenen um ihre Zukunft. Da ist man als Trainer dann der Verantwortliche, der alle Hoffnungen auf sich vereint.« (Jörg Berger)

Professor Bernd Strauß aus Münster belegt, dass neue Besen kurzfristig besser kehren als die alten. Der Wissenschaftler untersuchte mehr als 10.000 Bundesliga-Spiele zwischen 1963 und 1998. Hier interessierten besonders die Ergebnisse zwölf Tage vor und nach dem Trainerrauswurf. Dabei stellte er fest, dass ein Wechsel kurzfristig durchaus bei den Spielern Kräfte freisetzt. Doch das Glück ist nur von kurzer Dauer. Denn schon zwölf Spieltage nach der Entlassung war die

Mannschaft wieder auf altem Niveau angekommen. Und: Vereine, die den Trainer gefeuert hatten, stiegen signifikant häufiger ab als diejenigen, die am Coach in der Abstiegsnot festhielten. Es gibt also eigentlich kein Argument für unüberlegte Handlungen. Keiner aber möchte in den Vereinen den Vorwurf zu hören bekommen, dass man in brenzligen Situationen nicht handlungsfähig sei.

»Wichtig ist, dass man als Trainer ruhig, souverän und überzeugend bleibt. Und man muss positiv denken, selbst wenn die Situation noch so ausweglos erscheint. Ich habe dann immer gesagt: Wir versuchen das Mögliche, um das Unmögliche zu erreichen. Die Mannschaft hat jetzt kein Alibi mehr.« (Jörg Berger)

Ein Verein scheint, glaubt man anderen Untersuchungen, langfristig doch von solchen Maßnahmen zu profitieren. In ihrer Diplomarbeit zur Effizienz von Trainerwechseln in Liga 1 und 2 stellten zwei Studenten bei 455 Trainerwechseln von 1981 bis 2005 fest, dass der neue Trainer nach 20 Spielen eine Positionsverbesserung erreichen kann. Auch führen Trainerwechsel offenbar zu unterschiedlichen Effekten bei Heim- und Auswärtsspielen. Juan de Dios Tena und David Forrest wiesen für den spanischen Profifußball im Zeitraum von 2002 bis 2005 nach, dass die untersuchten Klubs nach einem vorzeitigen Trainerwechsel bei Heimspielen signifikant besser spielten, bei Auswärtsspielen allerdings nicht. Dieser Unterschied macht deutlich, dass ein »neuer Besen« keine unmittelbare Verbesserung der Mannschaft bewirkt. Eine echte Verbesserung müsste ja bei Heim- und Auswärtsspielen gleichermaßen spürbar sein. Die Erklärung für den nur bei Heimspielen wirksamen Trainerwechsel liefert ein indirekter Effekt. Es zeigt sich nämlich, dass ein vorzeitiger Trainerwechsel bessere Fans erzeugt. Deren Unzufriedenheit wird durch die Vereinsmaßnahme besänftigt, sie unterstützen deshalb ihre Mannschaft im eigenen Stadion wieder mit mehr Enthusiasmus.

Dies wirke sich, so die Forscher, positiv auf die Leistung des Heimteams und negativ auf die Leistung der Gastmannschaft aus. Durchschnittlich gewinnen Mannschaften durch diesen Heimeffekt in den sieben Spielen nach einem vorzeitigen Trainerwechsel 2,42 Punkte mehr, als sie ohne Trainerwechsel gewonnen hätten.

Vor diesem Hintergrund wird verständlich, weshalb vor allem Vereine, die in Abstiegsgefahr geraten, zu vorzeitigen Trainerentlassungen neigen. Bei diesen Klubs ist nicht nur das Besänftigungspotenzial am größten. Sie erzielen auch den größten wirtschaftlichen Vorteil aus dem vorzeitigen Trainerwechsel. Die zusätzlichen 2,42 Punkte können, so die Forscher, schließlich über den Klassenerhalt entscheiden. Da mit einem Abstieg Erlöseinbußen im zweistelligen Millionenbereich einhergehen, lassen sich die Abfindungskosten für den geschassten Trainer leicht kompensieren.

»Im Training ist jetzt eh nicht mehr viel zu ändern. Alles dreht sich um die Dinge, die sich im Kopf abspielen. Da sind die Trainer als Psychologen gefragt. Ich habe es immer so gehalten, dass ich die Mannschaft aufgebaut und an ihre Stärken erinnert habe. Draufzuhauen bringt in solchen Situationen rein gar nichts. Resignation ist das Alibi der Schwachen. Im Sport steht diese mentale Ausrichtung gerade im Abstiegskampf zu 90 Prozent im Vordergrund. Wer nicht psychisch stark ist, hat keine Chance.« (Jörg Berger)

Auch das könnte ein Erklärungsmodell sein. Eine wissenschaftliche Studie hat nämlich belegt, dass eine Trainerentlassung die Leistung der Spieler nicht steigert, somit auch nicht mehr Erfolg in der Folgezeit aufweisen kann. Dazu wurde die holländische Ehrendivision fünf Jahre lang beobachtet. Man fand heraus, dass es im Durchschnitt zu keiner Leistungssteigerung kommt, aber zu weniger Gegentoren wegen eines insgesamt defensiveren Verhaltens. So könnte man den

Eindruck einer Leistungssteigerung gewinnen. Dennoch gab es keinerlei Unterschiede zwischen den Ergebnissen des alten und neuen Trainers. Leistungssteigerungen führt man eher auf den immer weiter steigenden Druck der Presse oder der Fans zurück.

»Solche Entlassungen sind eben wie Würfeln, das kann positiv oder negativ ausgehen,« sagt Professor Bernd Strauß.

Egal, was die Studien so schreiben, für Vereine gilt: Vielleicht ist man ja die Ausnahme der Regel. Und so lange werden Retter wie Jörg Berger weiter missionarisch tätig sein, im Namen des Nichtabstiegs.

TOP-MYTHEN
ZU FREIEN RADIKALEN

Bei unzähligen chemischen Prozessen im Körper und ganz besonders bei der Atmung, aber auch durch innere und äußere Faktoren wie starke UV- oder Röntgenstrahlung, Ozon, Smog, Medikamente, Rauchen, Drogen, Schwermetalle und einige mehr entstehen ständig einzelne, partnerlose Sauerstoff-Elektronen, die frei im Körper herumschwirren. Wenn nun Teile eines solchen Sauerstoffmoleküls, die sogenannten freien Radikale, in Kontakt mit Geweben des Körpers kommen, stehlen sie den Gewebemolekülen ein Elektron, um selbst wieder ein stabiles ganzes Molekül zu werden. Sie verändern und schädigen damit die Gewebemoleküle wie auch ganze Körperzellen. Da das angegriffene Molekül in der Folge selbst zum freien Radikal wird, beginnt eine »zerstörerische« Kettenreaktion. Doch erst wenn sie überhandnimmt, sprechen wir von »oxidativem Stress«, der für den Tod vieler Körperzellen und damit für die Alterungsprozesse und für sehr viele andere Erkrankungen verantwortlich gemacht wird. Ein gesunder Körper verfügt in der Regel über ausreichend eigene Antioxidantien, wie zum Beispiel Vitamin A, C, E, Flavonoide, Polyphenole, Coenzym 10 und andere, die ein Elektron an freie Radikale abgeben und sie auf diese Weise entschärfen. Alterungsprozesse können dadurch sogar in umgekehrter Richtung beeinflusst werden – »Anti-Aging« ist hier das Zauberwort.

Freie Radikale sind zwar durchaus schädigend, wenn es zu viele werden, aber sie können unserem Organismus auch nutzen und uns sogar vor Krankheiten schützen: Sie unterstützen durch ihre Reaktionsfreudigkeit die weißen Blutkörperchen und die Fresszellen des Körpers im Kampf gegen Bakterien, Viren und andere Fremdstoffe.

Im Sport werden vermehrt freie Radikale gebildet, aber laut vielen Forschungsergebnissen sind diese lediglich bei besonders intensiven sportlichen Tätigkeiten mit einer entsprechend erhöhten Sauerstoffaufnahme zu erwarten – im Hochleistungssport bis zu 600 Prozent mehr. Doch selbst bei derartig hohen Belastungen entwickelt der Körper auf Dauer besonders durch Ausdauertraining eine Anpassungsfähigkeit gegenüber freien Radikalen über eine Zunahme antioxidativer Enzyme. Die Mitochondrien wie auch die weißen Blutkörperchen scheinen zudem deutlich weniger freie Radikale während einer Trainingseinheit zu produzieren. Also macht die Dosis auch hier das Gift ...

Verzichten Sie also auf die Einnahme von Radikalfängern vor dem Sport. Denn sonst stellt der Körper seine eigene Produktion ein.

DUMM KICKT GUT
REGISTER

A

Abnehmen s. *Schlankwerden*
Abwehr 47, 57 ff.
aerob 59, 120, 225 f.
Alkohol 99 ff., 152, 157, 204
anaerob 59, 120, 225 f.
Apfelschorle 169 ff.
Asthma 70 ff., 89
Atmung 70 f., 165, 226 f., 296
Ausdauer (-training) 49 ff., 60,
75 ff., 108 ff., 113 ff., 126, 186

B

Ballack, Michael 268 f., 285
Barkley, Charles 17 f.
Bauchmuskeln 189 ff.
Berger, Jörg 291 ff.
Beweglichkeit 41 ff., 66, 93 ff., 246
Bewegungsgrundmuster 42, 93
Bierhoff, Oliver 264, 271
Blutdruck 14, 115, 152, 236
Boxen 142 f., 261 ff.

C

Calcium 154, 170
Cellulite 89, 203 ff.
Cholesterin 152, 237, 259
Churchill, Winston 11 ff., 29

D

Diabetes 29, 89, 148 f., 152, 190, 210
Dehnen 63 ff., 277
Doping 8, 17, 157 ff., 218
Durchblutung 19, 50, 67, 78,
108, 129, 205 f.

E

Eiweiß 133 ff., 139, 152 f.
Elfmeter 285 ff.
Endorphin 50 f., 257
Energie 120 ff., 177 ff., 184,
200, 220, 226
Essen 35 ff., 145 ff., 151 ff.,
157 ff., 177 f., 259

F

Fahrradergometer 229 ff.
Feinstaub 71 f., 90
Fette 119 ff., 139, 178, 203 f.
Fettverbrennung 119 ff., 175, 184
Frauen 189, 195 ff., 203 ff.,
209 ff., 215 ff., 243 ff.
Freie Radikale 47, 296 f.
Fußball 30 f., 261 ff., 267 ff.,
275 ff., 279 ff., 285 ff., 291 ff.

G

Gehirn 49 f., 78, 174, 251, 261 ff.
Gelenke 23 ff., 26 f., 81 ff., 88 ff.
Geräteturnen 13, 41 ff.
Gleichgewicht 90, 103, 251 f.
Glück 49 ff., 257

H

Heimspiel 279 ff., 291 ff.
Herz-Kreislauf 14, 29, 101,
108 f., 113, 152, 223 ff., 236, 250 f.
Hormone 50 ff., 60, 73,
218 f., 243 f., 256 f.
Hungerast 122 f.

I

Immunsystem 57 ff., 135, 220, 257
Indoorsport 69 ff.
Insulin 77, 79, 145 ff., 210
Intelligenz 261 ff., 267 ff.

J

Jogging s. *Laufen*
Jo-Jo-Effekt 180, 187

K

Kahn, Oliver 272, 288
Kalorien 121 f., 146 f., 177 ff.,
183 f., 187
Kehl, Sebastian 272
Kinder 36 f., 41 ff., 46, 70,
135, 276
Knochen 75 f., 88, 250, 275 ff.
Koffein 143, 159, 165 f., 233
Kognitive Veränderungen 45, 49
Kohlenhydrate 122 f., 139, 153,
170 ff.
Krafttraining 75 ff., 79,
110 f., 186
Krämpfe 35 f., 130 f., 160
Krankheit 57 ff., 72, 160 f.
Kreatin 120, 143, 200 f.
Krebs 47, 60, 72, 142

L

Laktat 102, 104 f., 120, 225 f.
Laufen / Joggen 23 ff., 72,
183 ff., 205
L-Carnitin 175
Lehmann, Jens 268 f., 287 f.
Leistungsfähigkeit 17 ff., 36 f.,
46 f., 53, 59 f., 101, 111, 151 ff.,
157 ff., 216 f., 229 ff., 243 ff.,
249 f.
Lymphe 203 ff.

M

Magnesium 130 f., 140, 163, 170
Männer 189 f., 195 ff., 243 ff.
Maske, Henry 264
Menstruation 215 ff.
Muskulatur 18 ff., 43 f., 63 ff.,
76 f., 90f., 130 f., 133 ff., 179,
195 ff., 276 f.

N

Nährstoffe 139 ff., 151 ff.
Nahrungsergänzungsmittel
139 ff.
Natrium 130 f., 140, 170 f.
Nikotin s. *Rauchen*
Nordic Walking 69, 81 ff., 213, 225

O

Outdoorsport 23 ff., 69 ff.
Ozon 70 f., 296

P

Puls (-messung) 184 f., 213,
223 ff., 236

Q

Q10 143, 220 f.

R

Radfahren 87 ff., 111, 165, 187, 205, 211, 250 f.
Rauchen 13, 113 ff., 152, 204 f., 296
Rücken 30, 79, 88 ff., 93 ff., 210 f., 262 f.
Ruhepuls 109 f., 223

S

Sauerstoff 14, 50, 70, 164 f., 225 f., 296
Schlankwerden 121, 177 ff., 186 f., 206
Schmerz 17 ff., 26, 64, 93 ff., 275 f.
Schrittzähler 235 ff., 240
Schwangerschaft 209 ff.
Schwimmen 35 ff., 38 f., 87 ff.
Schwitzen 99 ff., 125 ff., 130 f.
Serotonin 50 ff., 160
Sex 196 f., 255 ff.
Spazierengehen 108, 235 ff., 250 f.
Sport im Alter 70, 249 ff.
Sportmuffel 11 ff., 81, 175, 255
Sportunfälle 29 ff., 90
Stoffwechsel 36, 50, 76 ff., 108, 146 ff., 225, 236 f.

T

Todesfälle 13 f., 30, 72
Trinken 128 ff., 163 ff., 169 ff.

U

Unfälle s. *Sportunfälle*

V

Vegetarier 137, 151 ff.
Verletzungen 17 ff., 29 ff., 63 ff., 90, 249 ff., 262 f.
Vitamin B12 142, 154
Vitamin C 47, 143, 154, 204, 296
Vitamine 39 ff., 154, 163 f., 169 f., 296
Völler, Rudi 264

W

Wasser 128 f., 163 ff., 173
Wasserkreislauf 174

Z

Zink 154

»Die medizinische Forschung hat so viele Fortschritte gemacht, dass es überhaupt keine gesunden Menschen mehr gibt.«

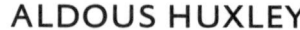

ALDOUS HUXLEY

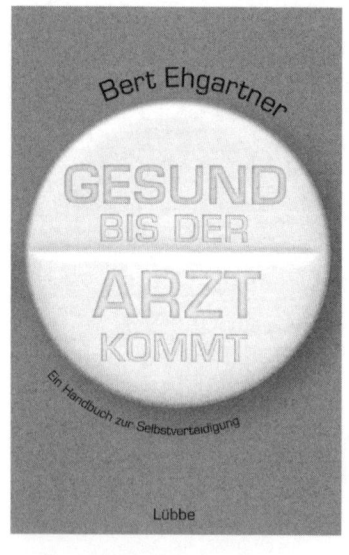

Bert Ehgartner
GESUND BIS DER ARZT
KOMMT
Ein Handbuch zur
Selbstverteidigung
320 Seiten
ISBN 978-3-7857-2398-2

Was ist für das Gesundheitssystem noch lukrativer als ein Kranker? Richtig: ein Gesunder, der krank werden könnte. Das Zauberwort Prävention nämlich rechtfertigt unzählige und vor allem unsinnige Behandlungen und vermag die Anzahl der Patienten ins Unendliche zu steigern. Dabei sind viele Therapien nicht nur nutzlos, sondern sogar schädlich. Und auch vor »echten« Kranken macht der Renditezwang nicht halt: Er führt zu falschen Diagnosen, zu falschen Medikamenten und zu bösem Pfusch.
Durchschauen Sie die Gesetzmäßigkeiten des Gesundheitswesens und erkennen Sie die Eigeninteressen der Pharmaindustrie und Medizingeräte-Hersteller, der Ärzte und Krankenhäuser. Finden Sie heraus, was wirklich sinnvoll für Ihre Gesundheit ist!

Lübbe Hardcover

Sprachlos? Hier ist der Crashkurs für ein flottes Mundwerk!

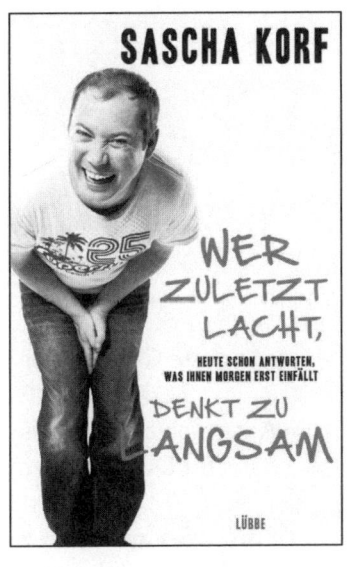

Sascha Korf
WER ZULETZT LACHT,
DENKT ZU LANGSAM
Heute schon antworten,
was Ihnen morgen erst
einfällt
200 Seiten
ISBN 978-3-7857-6033-8

In der Disco. Ein abwegig aussehender Mensch steuert Sie an. Sein unorigineller Opener: »Naaaa! Auch hier?« Ihnen fällt dazu nichts ein? Sagen Sie doch:

»Nein, bin ich nicht. Ich bin nur ein Hologramm und komme vom Planeten Manga 8. Wir studieren das seltsame Anmachverhalten der menschlichen Rasse. Du hast es gerade auf Platz eins geschafft!« Oder: »Ja! Danke, dass du mich drauf stößt, denn eigentlich sollte ich woanders sein!«

Vom Flirtdesaster übers Vorstellungsgespräch bis zum Arztbesuch: Sascha Korfs Geheimtipps machen Sie spontan!

Lübbe Paperback

Sie sind müde?
Total müde?
Gut so!

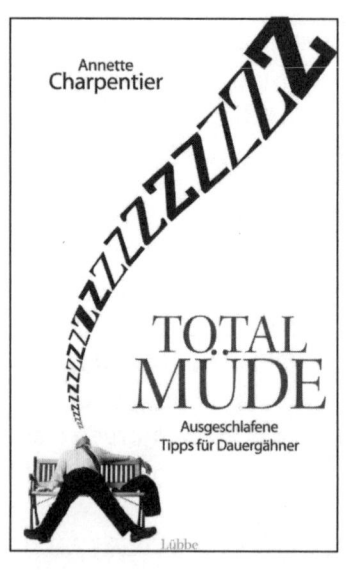

Annette Charpentier
TOTAL MÜDE
Ausgeschlafene Tipps
für Dauergähner
176 Seiten
ISBN 978-3-431-03818-7

Wie oft wünschen wir uns ins Bett oder zu einem Schläfchen aufs Sofa und halten uns dennoch mühsam wach! Müde zu sein ist lästig und passt nicht in unsere Leistungsgesellschaft. Wären wir aber nicht müde, bevor wir einschlafen, fielen wir buchstäblich in den Schlaf.
Die Schlafforschung vernachlässigt die Müdigkeit bislang. Zu Unrecht, wie Annette Charpentier zeigt. Sie schärft unser Bewusstsein dafür, wie wichtig die Müdigkeit ist, und hilft uns, unsere individuelle Müdigkeit einzuordnen. Komme ich mit vier Stunden Schlaf wirklich aus? Bin ich nur müde, weil ich mich zu sehr angestrengt habe? Zu welchem Müdigkeitstyp gehöre ich? Ist meine Müdigkeit noch „normal"?

Lübbe Ehrenwirth